XIANDAI SHENZANG NEIKE ZHENLIAO SHIJIAN

现代肾脏内科诊疗实践

主 编 张士奇 王 瑾 李 侃 等

河南大学出版社
HENAN UNIVERSITY PRESS
·郑州·

图书在版编目（CIP）数据

现代肾脏内科诊疗实践 / 张士奇等主编 . — 郑州 : 河南大学出版社 , 2019.10
ISBN 978-7-5649-3980-9

Ⅰ . ①现…　Ⅱ . ①张…　Ⅲ . ①肾疾病 - 诊疗　Ⅳ . ① R692

中国版本图书馆 CIP 数据核字 (2019) 第 244127 号

责任编辑： 阮林要
责任校对： 林方丽
封面设计： 卓弘文化

出版发行： 河南大学出版社
地址：郑州市郑东新区商务外环中华大厦 2401 号
邮编：450046
电话：0371-86059750（高等教育与职业教育出版分社）
0371-86059701（营销部）
网址：www.hupress.com
印　　刷： 北京虎彩文化传播有限公司
版　　次： 2019 年 10 月第 1 版
印　　次： 2019 年 10 月第 1 次印刷
开　　本： 880 mm × 1230 mm　1/16
印　　张： 10.75
字　　数： 348 千字
定　　价： 66.00 元

编　委　会

主　编　张士奇　王　瑾　李　侃　李星锐
王喜凤　朱　平　肖　俊

副主编　张永强　梁照志　刘　燕　袁　娜　周　峰
何　剑　郭晓方　汤　娜　胡　晔

编　委（按姓氏笔画排序）

王　瑾　　酒泉市人民医院
王喜凤　　郑州市第三人民医院
朱　平　　三峡大学第一临床医学院 宜昌市中心人民医院
刘　燕　　内蒙古自治区人民医院
汤　娜　　湖北医药学院附属襄阳市第一人民医院
李　侃　　兰州大学第一医院
李星锐　　河南省中医药研究院附属医院
肖　俊　　南昌大学第一附属医院
何　剑　　重庆市开州区人民医院
张士奇　　济宁医学院附属医院
张永强　　锡林郭勒盟中心医院
周　峰　　南阳市中医院
胡　晔　　长春中医药大学附属医院
袁　娜　　长春中医药大学附属医院
郭晓方　　郑州人民医院
梁照志　　新乡市中心医院

前　言

肾既是排泄器官，也是内分泌器官，对维持机体功能稳定有着非常重要的作用。肾内科疾病是威胁人类健康的常见病，它严重危害了人们的身体健康，极大影响了人们的生活质量，已经成为危害全世界人民健康的公敌之一。近年来，随着自然科学各领域的快速发展，肾内科疾病在其基础研究及替代疗法方面取得了很大进展。肾内科临床医师既要具备扎实的医学基础、深厚的专科知识和过硬的技术水平，又必须具备更广阔的科学视野、更完善丰富的知识结构，才能更好地适应医学发展的时代潮流，肩负起治病救人、救死扶伤的崇高人道主义责任。为此，我们特组织了一批具有丰富临床工作经验的专家，在参考大量国内外文献的基础上，结合自身经验，编写了此书。

本书以临床为主导，突出实用性为宗旨，理论阐述力求简明扼要，系统地介绍了肾内科疾病的临床诊疗，不仅包括肾脏的正常结构与功能、肾脏病理学检查、肾脏疾病临床常见症状等基础内容，还涵盖了原发性肾小球疾病、继发性肾小球疾病、肾小管疾病、急性间质性肾炎、慢性间质性肾炎、肾血管疾病、急性肾衰竭、慢性肾衰竭、自身免疫性相关肾损害等内容。本书文字简洁、注重实用，适用于各级医院的肾内科医生，对其他专业的医生及在校学生也有重要的参考价值。

由于编者的医学水平有限，书中失误与不足之处在所难免，恳请各位同人批评指正。

编　者

2019 年 10 月

目 录

第一章

肾脏的正常结构与功能

第一节 肾脏的大体解剖结构

肾脏外形似蚕豆，位于腰部脊柱两侧，左右各一。肾脏长轴向外下倾斜，左肾上极平第 11 胸椎下缘，距正中线 4.2 cm，下极平第 2 腰椎下缘，距正中线 5.5 cm；右肾上邻肝脏，因此比左肾稍低，上极平第 12 胸椎，距正中线 4.0 cm，下极平第 3 腰椎，距正中线 5.7 cm。以肾门为准，左肾门约平第 1 腰椎，右肾门平第 2 腰椎。在腰背部竖脊肌的外侧缘与第 12 肋之间的脊肋角或称肾区，是肾病患者体检时叩击痛的反应区。肾脏在人体内的位置有个体差异（图 1–1）。

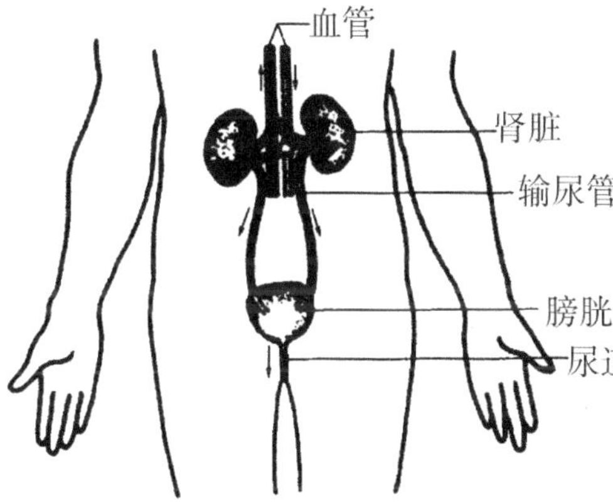

图 1–1 肾脏在体内的位置

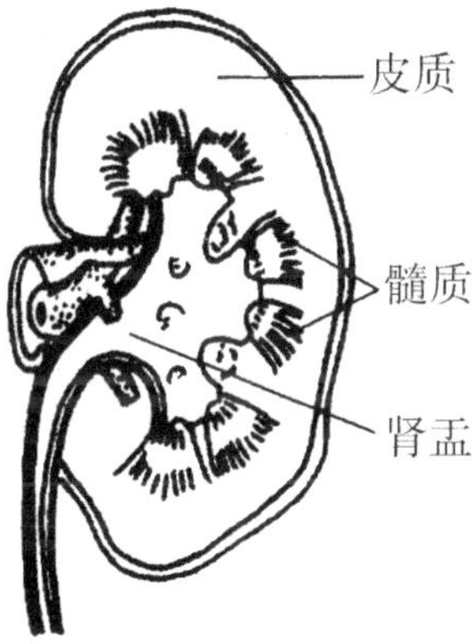

图 1–2 肾脏的实质

肾脏体积大小因人而异。一般正常成年男性肾脏，长约 10 cm，宽约 5 cm，厚约 4 cm，平均重量为 134 ~ 148 g；女性肾脏的体积和重量均略小于同龄男性。

肾表面自内向外有三层被膜，分别为肾纤维膜、肾脂肪囊、肾筋膜。肾纤维膜为贴附于肾实质表面的一层致密结缔组织膜；肾脂肪囊位于肾纤维膜外，为肾周围的脂肪层，对肾脏有弹性垫样的保护作用；肾筋膜位于肾脂肪囊外，与肾纤维膜相连，对肾脏起固定作用。肾的内侧有肾门，出入肾门的结构形成肾蒂，其位置关系由前至后分别是肾静脉、肾动脉、肾盂，由上至下分别为肾动脉、肾静脉、肾盂。左肾的前方有脾、胰、胃和结肠左曲，右肾的前方有肝、十二指肠和结肠右曲。肾的后方有膈肌、腰大肌、腰方肌、腹横肌。腰方肌的表面有肋下神经、下腹下神经和下腹股沟神经。

肾脏属于实质性器官，分为皮质和髓质两部分（图 1–2）。肾皮质位于浅层，约占肾实质厚度的 1/3。该层有丰富的血管，肉眼可观察到粉红色的颗粒，即肾小体。肾髓质位于深部，占肾脏的 2/3。该层血管较少，主要由肾小管组成。根据肾小管的组成，又分为髓质外带和内带。肾髓质的管道结构有规律地组成向皮层呈放射状的条纹，向内侧集合形成肾锥体。肾髓质由 15 ~ 20 个肾锥体组成，肾锥体的尖端为肾乳头，有时 2 ~ 3 个肾锥体合成一个肾乳头。乳头顶端有许多小孔，称乳头孔，是尿液流入肾小盏的通道。每个肾脏有 7 ~ 8 个肾小盏，肾小盏包绕肾乳头，承接由乳头孔排出的尿液，2 ~ 3 个肾小盏合成一个肾大盏。肾大盏有 2 ~ 3 个，集合形成一个前后扁平的漏斗状的肾盂。肾盂出肾门后，逐渐变细，形成下行的输尿管。

第二节　肾脏的微细结构

一、肾单位的结构和功能

肾单位是肾结构和功能的基本单位，由肾小体和肾小管组成，每个肾有 100 万 ~ 200 万个肾单位。根据肾小体在皮质内位置可将肾单位分为皮质肾单位和髓旁肾单位。皮质肾单位约占肾单位总数的 85%，其肾小体体积较小，位于皮质浅层和中层，髓襻和细段较短。这种肾单位在尿液形成中起重要作用。髓旁肾单位约占肾单位总数的 15%，其肾小体较大，靠近髓质分布，髓襻和细段较长，这种肾单位与尿液浓缩密切相关。

（一）肾小体

肾小体呈球形，又称肾小球，直径约 200μm，包括血管球及肾小囊两部分。肾小体有两个极，血管出入端称血管极，另一端与近端小管相连，称尿极（图 1-3）。

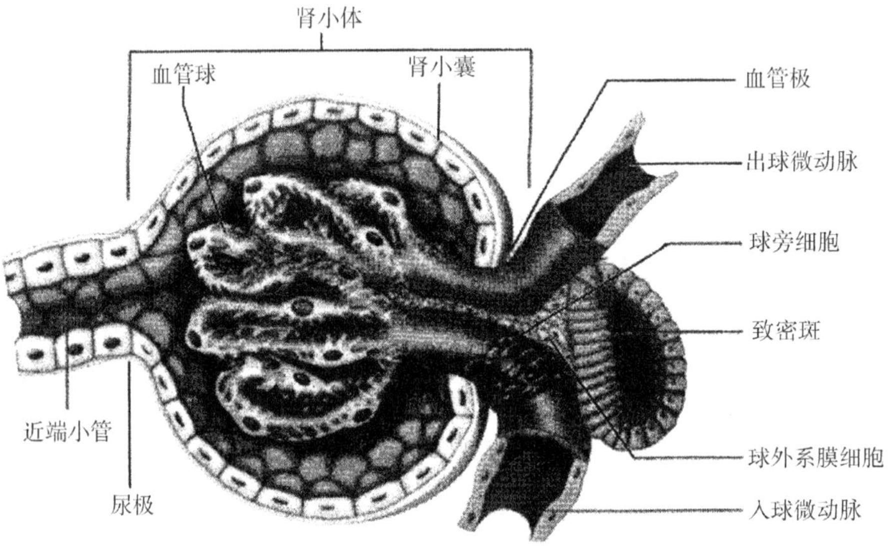

图 1-3　肾小体结构

1. 血管球　血管球是包在肾小囊内的一团盘曲的毛细血管，由入球微动脉分支而成。入球微动脉为来自肾动脉的细小分支，从血管极进入肾小囊，分成 3 ~ 5 条初级分支，每支再分成网状毛细血管襻，血管襻外面附有肾小囊脏层上皮，血管襻之间有血管系膜填充。毛细血管最终汇合成一条出球微动脉，由血管极离开肾小体。由于两端都是动脉，所以血管球为一动脉性毛细血管网。入球微动脉的管径粗于出球微动脉，故血管球内的血压高于一般毛细血管。当血液流经血管球时，大量水分和小分子物质易于通过血管壁而进入肾小囊。电镜下，血管球毛细血管为有孔型，孔径 50 ~ 100nm，孔上无隔膜，有利于滤过功能。血管内皮细胞游离面覆有细胞衣，富含带负电荷的涎酸，对血液中大分子物质的通透具有一定的选择作用。内皮外大部分包有较厚的血管球基膜，仅在血管系膜侧缺如，此处内皮细胞与系膜直接接触。光镜下，基膜为均质状，PAS 反应阳性。在电镜下，基膜由内疏层、致密层和外疏层三层构成。致密层较厚，电子密度较高；内外疏层薄，电子密度较低；基膜内主要含有Ⅳ型胶原蛋白、硫酸乙酰肝素蛋白多糖和包括层粘连蛋白、巢蛋白及纤连蛋白在内的糖蛋白成分，形成以Ⅳ型胶原蛋白为骨架的分子筛（图 1-4），骨架上附有的硫酸乙酰肝素带有许多负电荷，可阻止带负电荷的物质通过，故基膜对滤液中的大分子物质有选择性通透作用。

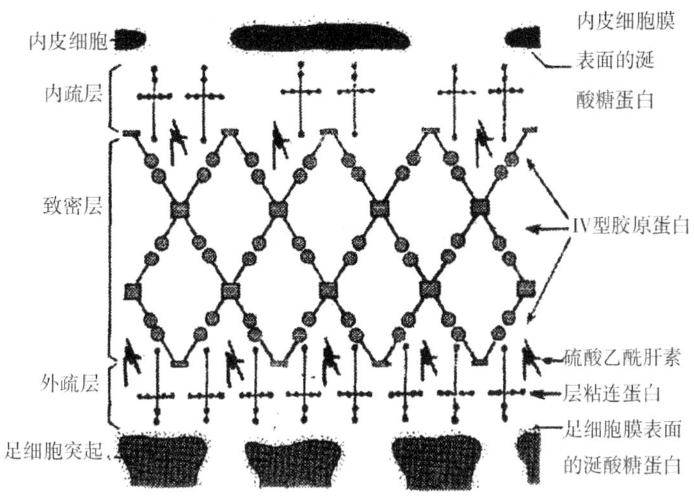

图 1-4 血管球基膜分子结构

血管系膜又称球内系膜，由球内系膜细胞和系膜基质组成。光镜下，系膜细胞与内皮细胞不易区分。电镜下，系膜细胞形态不规则，其突起可伸至内皮与基膜之间或经内皮细胞之间伸入毛细血管腔内；细胞核小，染色深，胞质内有发达的粗面内质网和核糖体，高尔基复合体明显，并可见散在溶酶体和大小不等的吞噬泡，有时还可见少量分泌颗粒；胞体和突起内有微丝、微管和中间丝。系膜细胞的功能主要是合成和分泌基质，同时还可以吞噬沉积在基膜上的大分子物质，如免疫复合物，参与基膜的更新，以维持基膜的通透性。通过微丝和微管的作用使细胞突起收缩，可以调节毛细血管的管径以影响血管球的血容量。此外，系膜细胞还可以分泌肾素和多种酶，可能与血管球内血容量的局部调节有关。正常情况下，血管系膜细胞更新缓慢，但在病理情况下（如肾炎），系膜细胞增生活跃。系膜基质填充在系膜细胞之间，富含Ⅳ型胶原蛋白和蛋白多糖，对血管球毛细血管起支持作用，并有利于液体和大分子物质滤过。血管系膜内迹可见少量巨噬细胞。

2. 肾小囊 又称 Bowman 囊，是肾小管起始部膨大凹陷而成的双层囊，囊内有血管球。肾小囊外层又称为肾小囊壁层，由单层扁平上皮细胞构成，在肾小体尿极处与近端小管上皮相延续；在血管极处，上皮向内返折成为肾小囊内层（肾小囊脏层），两层之间的腔隙为肾小囊腔，与近曲小管的管腔相通。脏层上皮细胞形态特殊，有许多大小不等的突起，称为足细胞。足细胞胞体较大，核染色浅，凸向囊腔。电镜下，胞质内粗面内质网和游离核糖体丰富，高尔基复合体体积较大，还常见内吞小泡、溶酶体等。由胞体伸出若干大的初级突起，每个初级突起又分出许多指状的次级突起，又称足突。相邻足突互相穿插成栅栏状，紧贴在毛细血管基膜外。足突之间的间隙称裂孔，宽约 25nm，孔上覆有一层薄膜，称裂孔膜，厚 4 ~ 6nm。足细胞突起内含有较多的微管及微丝，微丝收缩可使突起活动而改变裂孔的宽度。足细胞表面覆有一层糖衣，内含多种带负电荷的涎酸糖蛋白，可防止足细胞与肾小囊壁层上皮贴附，维持足突的指状镶嵌构型及足突间裂孔的宽度，并对大分子物质滤入肾小囊腔有一定的选择性通透作用。

近年来发现，在肾小囊壁层和脏层交界处，有一种特殊的细胞围绕血管极，称极周细胞，入肾的极周细胞数量少，每个肾小体有 1 ~ 10 个，其基部贴附在肾小囊基膜上，游离面有微绒毛，朝向肾小囊腔，相邻细胞间有连接复合体。细胞质具有典型的蛋白质分泌细胞的结构特征。极周细胞的确切功能尚不清楚，可能向肾小囊腔内释放某种因子，调节肾小管上皮细胞的重吸收和分泌功能。

肾小体类似一个滤过器，以滤过方式形成滤液。血管球毛细血管内的血浆成分滤入肾小囊腔，必须经过有孔内皮、基膜和足突之间的裂孔膜，这三层结构构成了滤过膜或滤过屏障。滤入肾小囊腔的液体称原尿，原尿除不含大分子蛋白质外，其成分与血浆相似。滤过膜对血浆成分具有分子大小和所带电荷属性的双重选择性通透作用。一般情况下，分子质量小于 70kDa 的物质，如水、电解质、多肽、葡萄糖和尿素等，可通过滤过膜。分子质量为 69kDa 的白蛋白可少量通过，而分子质量在 150 ~ 200kDa 的免疫球蛋白则不能通过。毛细血管内皮表面和足细胞表面带负电荷的涎酸糖蛋白，基膜内带负电荷的硫酸乙酰肝素蛋白多糖均可阻止血浆内带负电荷的物质通过，防止血浆蛋白滤出。若涎酸糖蛋白丢失或基膜内阴离子位点丧失，均会引起蛋白尿。成人一昼夜两肾可产生 180 L 原尿（每分钟 125 mL），若滤过膜受损，则血浆中的大分子蛋白质和血细胞可通过滤过膜，出现蛋白尿和血尿。

（二）肾小管

肾小管包括近端小管、细段和远端小管，管壁均由单层上皮围成，上皮外有基膜及少量结缔组织（图 1-5）。近端小管与肾小囊相连，远端小管与集合管相通。各段肾小管的管径、长度以及上皮细胞的形态结构均随功能的差异而有所不同。肾小管有重吸收和排泄功能。

1. 近端小管　近端小管是肾小管中最粗最长的一段，管径 50 ~ 60 μm，长约 14 mm，约占肾小管总长的一半，可分为曲部和直部两段。

（1）近端小管曲部。又称近曲小管，位于皮质内，迂曲蟠行于肾小体附近。光镜下观察，近曲小管管壁由单层立方或锥体形细胞围成，细胞体积较大，分界不清，核圆形，靠近细胞基底部，胞质强嗜酸性，染成红色，其游离面有刷状缘，基部有纵纹。电镜下可见，细胞游离面的刷状缘为密集排列的微绒毛。每个细胞约有 6 500 根微绒毛，极大地增加了细胞的表面积。微绒毛表面有一层糖衣覆盖，内含多肽酶、ATP 酶、碱性磷酸酶等，与细胞的重吸收功能有关。微绒毛基部之间有细胞膜内陷形成的小泡。实验表明，这些小泡与滤液中大分子物质的重吸收有关。细胞侧面有许多指状侧突，相邻细胞的侧突相互嵌合，故光镜下上皮细胞分界不清。细胞基底部有发达的质膜内褶，内褶之间有大量纵行排列的杆状线粒体，质膜内褶和线粒体共同构成光镜下的纵纹。侧突及质膜内褶增大了细胞侧面及基底面的面积，有利于与间质之间进行物质交换（图 1-5）。细胞基部质膜上含有丰富的 Na^+-K^+-ATP 酶（钠钾泵），可将细胞内钠离子泵入周围的间质。

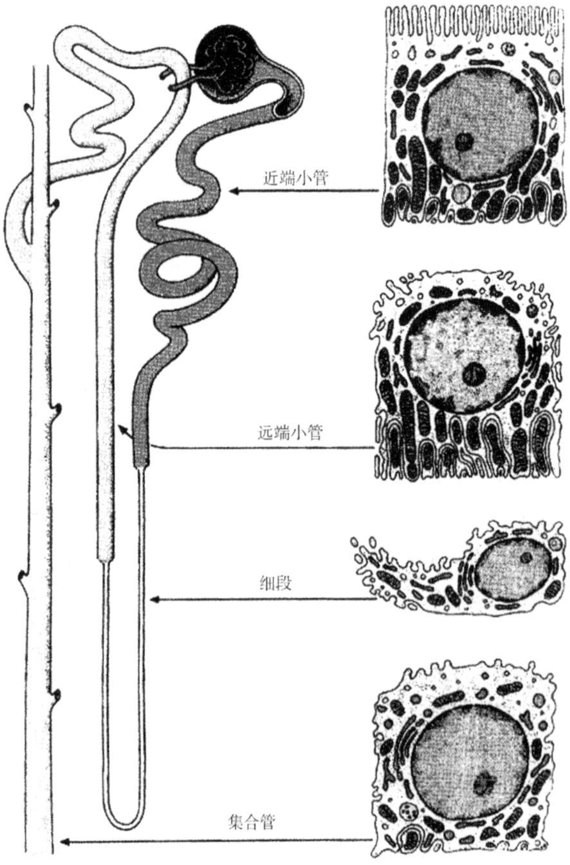

图 1-5　泌尿小管各段上皮结构

（2）近端小管直部。又称髓襻降支粗段，其结构与近曲小管相似，只是上皮细胞略矮，微绒毛、侧突及质膜内褶等不如曲部发达。

近端小管是原尿重吸收的主要场所。原尿中 85% 的钠离子和水分，几乎全部的葡萄糖、小分子蛋白质、多肽、氨基酸、50% 的碳酸氢盐、磷酸盐以及维生素等均在此处重吸收。另外，近端小管还通过分泌或排泄等方式将体内的某些代谢终产物及药物排入管腔，如氢离子、氨、肌酐、肌酸、马尿酸、青霉素、酚红等。临床上常利用酚红排泄试验判断近端小管的功能状态。

2. 细段　细段位于髓放线和肾锥体内，皮质肾单位的细段较短，参与组成髓襻降支；髓旁肾单位细段长，由降支再返折上行，又参与构成升支。细段管径细，直径 10 ~ 15μm，管壁由单层扁平上皮构成。细胞含核部分突向管腔，胞质着色浅淡，游离面无刷状缘。电镜下，细胞游离面有少量微绒毛，基底面有少量质膜内褶。细段上皮薄，水和离子易于透过。

3. 远端小管　包括远端小管直部和曲部。管壁由单层立方细胞组成，细胞体积较小，管腔较大，上皮细胞游离面无刷状缘，基底部纵纹明显。

（1）远端小管直部。即髓襻升支粗段，经肾锥体和髓放线上行至皮质。管壁直径约 40μm，长约 9 mm。管壁为单层立方上皮，核圆居中，胞质染色较浅，细胞分界较清楚，游离面无刷状缘，基底纵纹较明显。电镜下，细胞腔面有少量短小的微绒毛，基底部质膜内褶发达，有的内褶可伸至细胞顶部；内褶间线粒体细长、数量多。内褶的质膜上有许多 Na^+-K^+-ATP 酶，可将细胞钠离子泵入小管外。小管游离面和侧面的细胞膜上存在着能阻止水分子通过的酸性糖蛋白，称 TH 蛋白。该蛋白呈凝胶状，致使水不能通过管壁，故小管液呈低渗状态。重吸收的 NaCl 泵入间质，从而造成从肾锥体至肾乳头，间质内的渗透压逐步增高，有利于集合管内尿液的浓缩。

（2）远端小管曲部。又称远曲小管，位于皮质内，直径 30 ~ 40μm。其超微结构与直部基本相似，只是质膜内褶和线粒体不如直部发达。

远曲小管是离子交换的重要部位，细胞可吸收 Na^+，分泌 K^+、H^+ 和 NH_4^+，以调节机体的水盐平衡及维持体液的酸碱平衡。远曲小管的功能活动受激素的调节，醛固酮能促进其重吸收 Na^+，排出 K^+；抗利尿激素可促进此段对水的重吸收，使尿液浓缩，尿量减少。

二、集合管系

集合管系全长 20 ~ 22 mm，最长可达 30 ~ 38 mm，分为弓形集合管、皮质集合管和髓质集合管三段。弓形集合管短，位于皮质迷路内，与远端小管曲部相连，呈弧形，至髓放线折向髓质方向走行，成为皮质集合管。皮质集合管沿髓放线直行下达肾锥体，髓质集合管在肾锥体下行至锥体乳头处，改称乳头管，开口于肾小盏。集合管下行时沿途有许多远端小管汇入，管径由细逐渐变粗（40 ~ 300μm），随着管径增粗，管壁上皮由单层立方逐渐增高为单层柱状，至乳头管处成为高柱状上皮。集合管上皮细胞界限清晰，胞质着色浅而清亮，核圆居中。电镜观察，集合管上皮由亮细胞和暗细胞组成，在集合管的不同部位，两种细胞所占比例不同。亮细胞又称主细胞，其数量多，细胞游离面有少量微绒毛，外层附有糖衣，胞质内细胞器少。线粒体小，呈卵圆形，散在于胞质内，质膜内褶不发达。暗细胞又称闰细胞，单个存在于主细胞之间。皮质集合管内闰细胞数量较多，随着集合管下行，其数量逐渐减少至消失，至乳头管处已没有暗细胞。电镜下可见暗细胞游离面突向管腔，有明显的微皱褶和微绒毛，胞质内线粒体较多。

集合管也可重吸收 H_2O，排出 K^+、H^+ 和 NH_4^+ 等，对尿液浓缩和维持体液的酸碱平衡起重要作用。其功能活动也受醛固酮及抗利尿激素的调节。

三、球旁复合体

球旁复合体又称肾小球旁器，由球旁细胞、致密斑和球外系膜细胞组成，位于肾小体血管极，大致呈三角形。入球微动脉和出球微动脉为三角形的两边，致密斑构成三角形的底，球外系膜细胞位于三角区中心（图 1–6）。

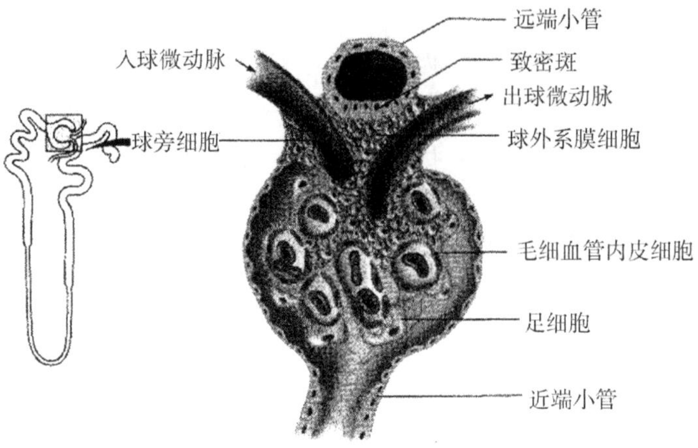

图 1-6　球旁复合体

（一）球旁细胞

球旁细胞由入球微动脉管壁中膜的平滑肌细胞转变而成。细胞体积较大，呈立方形，核大而圆。胞质弱嗜碱性，内含大量分泌颗粒。电镜下，细胞内粗面内质网丰富，高尔基复合体发达，颗粒呈均质状，内含肾素，通过出胞作用排出，释放到周围间质中。肾素是一种蛋白水解酶，能使血浆中血管紧张素原转变成血管紧张素Ⅰ，后者在血管内皮细胞分泌的转换酶作用下转变为血管紧张素Ⅱ。两种血管紧张素均可使血管平滑肌收缩，引起血压升高，血管紧张素Ⅱ的作用较血管紧张素Ⅰ更强。此外，血管紧张素Ⅱ还刺激肾上腺皮质分泌醛固酮，促进远曲小管和集合管重吸收 Na^+，同时伴有水的重吸收，致使血容量增大，血压升高。

（二）致密斑

远端小管靠近肾小体血管极一侧的上皮细胞增高、变窄，形成椭圆形的斑块状隆起，称致密斑。此处细胞呈高柱状，排列紧密；核椭圆形，靠近细胞游离面。致密斑是一种离子感受器. 可感受远端小管内 Na^+ 浓度的变化。当 Na^+ 浓度降低时，致密斑将信息传递给球旁细胞，促使其分泌肾素，增强远端小管和集合管重吸收 Na^+，以提升血钠水平。

（三）球外系膜细胞

球外系膜细胞又称极垫细胞，位于入球微动脉、出球微动脉和致密斑围成的三角形区域内。细胞体积小，有突起，与球内系膜细胞相延续。球外系膜细胞与球旁细胞、血管系膜细胞之间形成缝隙连接，因此可能起“信息”传递作用。

球旁复合体是机体调节血压、水及电解质平衡的装置，此外，还能产生促红细胞生成因子，使血液中的促红细胞生成素原转变成促红细胞生成素，诱发造血干细胞向红细胞系分化发育。晚期肾病患者出现贫血，可能与该因子缺乏有关。

四、肾的血液循环

肾动脉自肾门入肾后，分为数支叶间动脉走行在肾锥体之间，叶间动脉分支为弓形动脉走行在皮质与髓质交界处。弓形动脉分支成小叶间动脉，呈放射状走行于皮质迷路内，其终末支进入被膜，分支成毛细血管网。小叶间动脉沿途向周围不断分出许多侧支，进入肾小体，即入球微动脉。入球微动脉分支形成血管球，继而汇合成出球微动脉，离开肾小体后再次形成毛细血管网，称球后毛细血管网，分布在相应的肾小管周围。髓旁肾单位的出球微动脉除形成球后毛细血管网外，还发出若干直小动脉进入髓质，与返折上行的直小静脉形成U形血管襻，与相应的髓襻伴行，构成了尿液浓缩的结构基础（图 1-7、图 1-8）。被膜毛细血管汇合成星形静脉，下行为小叶间静脉，沿途收集皮质静脉血，注入弓形静脉、叶间静脉，最后经肾静脉离开肾。

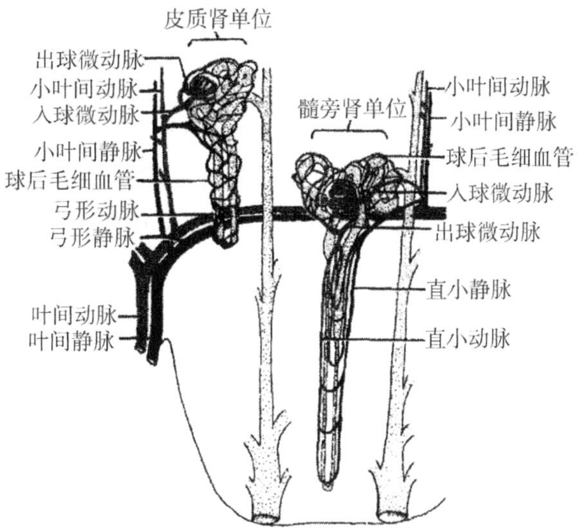

图 1-7 肾血液循环通路

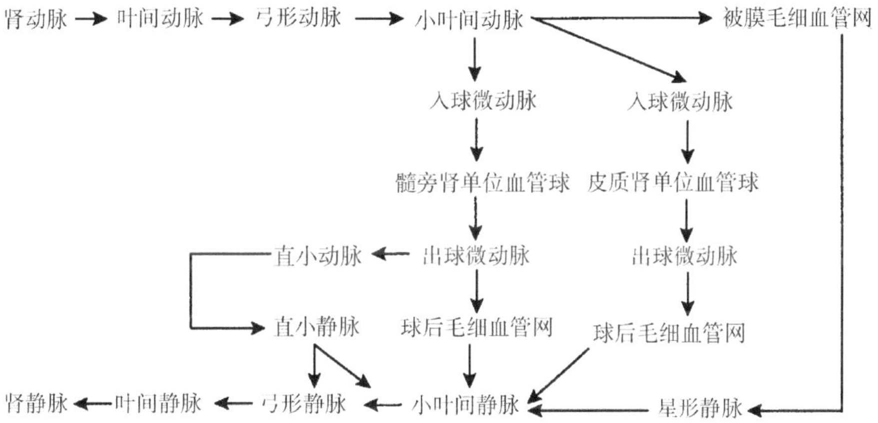

图 1-8 肾的血循环通路

肾内血液循环的特点是：①肾动脉直接起于腹主动脉，故肾内血液流量大，流速快，每 4 ~ 5 分钟人体血液就全部流经肾内而被滤过；②肾小体血管球的两端皆为微动脉，入球微动脉比出球微动脉粗，因而血管球内压力较高，有利于滤过；③肾内动脉血管两次形成毛细血管网，即入球微动脉分支形成血管球毛细血管网，出球微动脉分支形成球后毛细血管网；④髓质内存在着与髓襻伴行的 U 形血管襻，有利于尿液的浓缩；⑤肾内不同区域血液流量不同，皮质血流量大，约占肾血流量的 94%，髓质血流量小，外骨髓占 5% ~ 6%，内骨髓 < 1%，流速也慢。在急性肾衰竭时，常由于小叶间动脉发生痉挛收缩，致使皮质浅表供血减少甚至中断，引起皮质肾单位的肾小体滤过功能严重低下，甚至缺血性坏死，患者出现少尿、无尿等急性肾衰竭症状。

第三节　肾脏的血管、淋巴和神经

一、肾脏的血管

双侧肾动脉起自腹主动脉的两侧，大约平齐第一腰椎，位于肠系膜上动脉稍下方。肾动脉发出后，向外越过膈脚的前方进入肾门。右肾动脉较左肾动脉长。肾动脉进入肾门后分为前后两支，前支较粗，后支较细，后支供血范围较前支小，两支分别于肾盂的前方和后方在肾乳头凹陷处进入肾实质。两个主要分支再分为五支肾段动脉，由前支分出尖、上、中、下段动脉，由后支延续为后段动脉。每支肾段动脉分布供应的肾实质称为肾段，肾段间有缺血管带，肾段动脉之间缺乏吻合支，因此某一肾段动脉阻塞时可导致该肾段缺血乃至梗死。

二、肾脏的淋巴管

肾的淋巴循环分为肾内和肾周两组。肾内淋巴管与肾内动静脉相伴而行。肾皮质内丰富的淋巴毛细血管网围绕于肾小囊周围（不进入肾小球），进入小叶间动静脉周围的淋巴管，进而汇入弓形动静脉、叶间动静脉周围淋巴管。肾髓质的淋巴毛细血管网存在于肾小管和集合管周围，其伴随直小动静脉上升到皮、髓质交界处的弓形动静脉周围，进而汇入较大淋巴管。肾周淋巴管主要分布于肾被膜，与肾内淋巴管有广泛的吻合支，在肾门处与肾内淋巴管会合。

三、肾脏的神经

肾脏主要受自主神经支配。交感神经主要来自肾动脉上方的肾丛，交感神经纤维随肾动脉进入肾脏，逐级分布，直至肾小体周围，神经末梢可伸入到动脉管壁的肌层。交感神经纤维主要支配各级肾动脉血管，有学者认为其对肾小管也有支配作用。副交感神经来自迷走神经，只分布于肾盂和输尿管的平滑肌。

第四节　肾的功能结构和肾血流量

一、肾的功能

（1）肾是机体最重要的排泄器官，它对于净化机体内环境及维持稳态起到极其重要的作用。通过排泄过程参与体内水、渗透压、电解质、酸碱平衡的调节。

（2）合成与分泌多种生物活性物质，如肾素、促红细胞生成素、前列腺素与维生素 D 的活化等。另外，在心血管活动的调节、造血和骨代谢中起重要作用。

二、肾的功能解剖

（一）肾单位

肾单位（nephron）是尿生成的基本功能单位（图 1-9），肾单位由肾小体和相连的肾小管组成，肾小体由肾小球和肾小囊组成。肾小体的核心是一个由毛细血管网组成的肾小球，其内皮细胞与基底膜、肾小囊上皮细胞一起构成肾小球滤过膜，对流经肾小球的血浆起滤过作用。肾小球外为肾小囊的包囊，囊腔与肾小管相通。肾小管分三段。机体尿的生成依赖于肾小体、肾小管和集合管的协同作用。肾小球恰似一个超滤器，流经肾小球的血液成分除血细胞和大分子蛋白质外均被超滤入肾小囊内，形成原尿。成人一昼夜两肾可产生原尿 180 L（125 mL/min）。原尿经过肾小管与集合管的选择性重吸收，大约 99% 的水分以及一些对机体有用的物质，如钠、钾、葡萄糖、氨基酸等重新回到血液中，只有 1% 的水分和多余的无机盐成为终尿而被排出体外。同时，肾小管与集合管还通过分泌、排泄活动，将体内产生的代谢废物由血液清除到终尿中。正常人每昼夜排出尿液（终尿）1 ~ 2 L。尿生成过程包括三个环节：①肾小球滤过；②肾小管和集合管的选择性重吸收；③肾小管和集合管的分泌。

人类每侧肾有 100 万 ~ 120 万个肾单位，但实际上只要 1/3 数量的肾单位即可满足正常排泄功能之需要，故可认为肾尚有 2/3 的机能储备。急性肾小球肾炎时，因肾小球毛细血管管腔堵塞，滤过功能降低，导致少尿以至于无尿。若肾小管和集合管对水重吸收障碍（如抗利尿激素分泌减少时），会出现尿崩症，尿量每天可达 10 L 以上。虽然众多的肾单位具有很强的代偿功能，但是如果肾脏疾患使残存的功能性肾单位数量降到 30% 以下时，终将发生肾衰竭；降到 20% 以下时，生命危在旦夕。

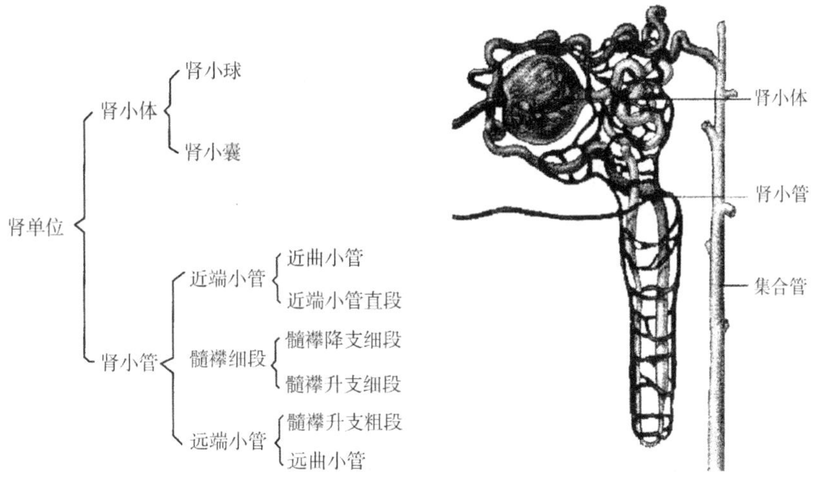

图 1-9　肾单位的构成

肾单位按其所在的部位分为皮质肾单位和近髓肾单位两种（表 1-1）。

表 1-1　皮质肾单位与近髓肾单位的区别

	皮质肾单位	近髓肾单位
位置	肾外皮质层和中皮质层	内皮质层
比例	肾单位总数的 80% ~ 90% ~	全部肾单位的 10% ~ 20%
入球出球小动脉口径比例	2 ∶ 1	1 ∶ 1
髓襻长度	髓襻甚短，只到外髓质，有的甚至不到髓质	髓襻长，深入到内髓质层，有的甚至到达乳头部
出球小动脉分支形成	小管周围毛细血管网	包绕于近曲小管和远曲小管的网状毛细血管及与髓襻平行排列的 U 形直小血管
生理作用	主要与尿生成有关	参与尿液的浓缩和稀释

（二）球旁器

球旁器（juxtaglomerular apparatus）主要分布于皮质肾单位，由球旁细胞、球外系膜细胞和致密斑（macula densa）组成。

1. 致密斑　致密斑是髓襻升支粗段的远端部分与该同一肾单位的入球小动脉和出球小动脉相接触的一些特殊分化的上皮细胞，可感受肾小管液中 NaCl 含量的变化，将信息传递给球旁细胞，调节肾素的分泌。

2. 球旁细胞　球旁细胞是指入球小动脉和出球小动脉中一些特殊分化的平滑肌细胞，也称颗粒细胞，可合成、储存和分泌肾素。

3. 球外系膜细胞　包括肾小球系膜细胞和肾小球外系膜细胞，具有吞噬功能。

（三）滤过膜的构成

血液流经肾小球毛细血管网时，其血浆通过滤过膜滤过时，进入肾小囊。滤过膜，即滤过屏障，由毛细血管内皮细胞、内皮细胞外的基底膜和肾小囊脏层足细胞的足突构成。

内层是毛细血管的内皮细胞。在电镜下观察，肾小球毛细血管内皮细胞层有许多小孔，称为窗孔。其孔径为 70 ~ 90nm，可防止血细胞通过，但对血浆蛋白的滤过可能不起阻留作用。中间层是非细胞性的基底膜，是滤过膜的主要滤过屏障。基底膜是由水合凝胶（hydrated gel）构成的微纤维网结构，水和部分溶质可以通过微纤维网的网孔。有人把分离的基底膜经特殊染色证明有 4 ~ 8nm 的多角形网孔。微纤维网孔的大小可能决定着分子大小不同的溶质何者可以滤过。外层是肾小囊的上皮细胞，上皮细胞具有足突，相互交错的足突之间形成裂隙。裂隙上有一层滤过裂隙膜（filtration slit membrane），膜上有直径 4 ~ 14nm 的孔，它是滤过的最后一道屏障。通过内、中两层的物质最后将经裂隙膜滤出，裂隙膜在超滤作用中也很重要。

近年来研究发现，滤过膜内皮细胞、足突和滤过裂隙膜上覆盖着一层带负电荷的糖蛋白，因此能阻碍带负电荷的蛋白质通过。不同物质通过肾小球滤过膜的能力决定于被滤过物质的分子大小及其所带的电荷。一般来说，有效半径小于 1.8nm 的物质，如葡萄糖（分子量 180）的有效半径为 0.36nm，它可以被完全滤过。有效半径大于 3.6nm 的大分子物质，如血浆白蛋白（分子量约 69 000）则几乎完全不能滤过。有效半径介于葡萄糖和白蛋白之间的各种物质，随着有效半径的增加，它们被滤过的量逐渐降低。以上提示，滤过膜上存在着大小不同的孔道，小分子物质很容易通过各种大小的孔道，而有效半径较大的物质只能通过较大的孔道，用不同有效半径的中性右旋糖酐分子进行实验，也清楚地说明了被滤过物质的大小对滤过的影响。有效半径小于 1.8nm 的中性右旋糖酐能自由通过滤过膜，有效半径大于 3.6nm 的右旋糖酐就完全不能通过。有效半径在 1.8 ~ 3.6nm 的右旋糖酐，其滤过量与有效半径成反比，即随着有效半径增大，滤过量就不断减少。滤过能力的值为 1.0，表示自由滤过，0 则不能滤过。滤过膜的通透性还决定于被滤过物质所带的电荷。用带不同电荷的右旋糖酐进行实验观察到，即使有效半径相同，带正电荷的右旋糖酐较易被滤过，而带负电荷的右旋糖酐则较难通过。血浆白蛋白虽然其有效半径为 3.5nm，由于其带负电荷，因此就难于通过滤过膜。肾在病理情况下，滤过膜上带负电荷的糖蛋白减少或消失，就会导致带负电荷的血浆蛋白滤过量比正常时明显增加，从而出现蛋白尿。

三、肾的神经支配

（1）肾交感神经。支配肾的交感神经自脊髓胸 12 至腰 2 节段中间外侧柱发出，与肾动脉伴行，支配入球小动脉和出球小动脉的平滑肌、肾小管和球旁细胞。肾交感神经节后纤维末梢释放的去甲肾上腺素，调节肾血流量、肾小管重吸收和肾素的分泌。

（2）迷走神经纤维。一般认为肾没有迷走神经末梢分布，至今也未能证实。肾有乙酰胆碱介导的神经性舒血管效应。

四、肾的血管分布

肾动脉由腹主动脉分出，经肾门进入肾内，然后依次分支成为叶间动脉、弓形动脉、小叶间动脉、入球动脉。入球小脉入肾小体后分支形成毛细血管网，称肾小球毛细血管网，后者再汇集成出球小动脉，出球小动脉再分支形成肾小管周围毛细血管网，后者汇入静脉。

（一）肾血流量特点

1. 血流量大　在正常成人，两肾的血流量约 1 200 mL/min，接近心排血量的 20% ~ 25%。

2. 分布不均　其中 94% 左右的血液分布在肾皮质，5% ~ 6% 分布在外髓，其中不到 1% 供应内髓。通常所说的肾血流量主要指肾皮质血流量。

3. 两级毛血管网　肾小球毛细血管网血压较高，为主动脉平均压的 40% ~ 60%，这有利于肾小球的滤过。出球小动脉又分支形成肾小管周围毛细血管网，出球小动脉口径小，阻力大，故肾小管周围毛细血管血压较低，且胶体渗透压高，有利于肾小管重吸收。

（二）肾血流量的调节

1. 自身调节 正常情况下，肾动脉灌注压在 80 ～ 180 mmHg（1 mmHg=133.3Pa）范围内波动时，肾血流量和肾小球滤过率能保持稳定。即当肾动脉灌注压降低时，肾血管阻力会相应降低；反之，当肾动脉灌注压升高时，肾血管阻力会相应增大，因此肾小球滤过率能保持恒定。上述现象在去除神经或离体肾脏中仍然存在，表明这是一种自身调节机制。

2. 神经和体液调节 支配肾的交感神经兴奋、肾上腺素、去甲肾上腺素、血管升压素和血管紧张素等体液因素均可使肾血管收缩，肾血流量减少；血管内皮细胞释放的一氧化碳和前列腺素等物质可使肾血管扩张。

第二章

肾脏病理学检查

第一节　活体组织检查

肾活体组织检查（简称肾活检）是获取肾脏病理标本的重要手段之一，是当前肾脏病诊断、治疗及判断预后的重要依据之一。

一、肾活检的意义

肾活检在近数十年来肾脏病学的迅速发展上起了重要作用。它能提供各种类型、各个病期的肾组织供研究，并提供新鲜肾组织，使开展免疫病理及超微病理等现代检查成为可能，因此，它就从广度上和深度上推动了肾脏病理学迅猛发展，使肾脏病学的整体知识不断更新和提高。

肾活检在具体临床工作上对肾脏病的诊断、治疗及预后判断也有重大意义。它能阐明相同的临床症状而有不同的病变性质和不同的病理类型，从而指导治疗方案的选择和预后的判断。它能动态观察肾脏病的病变，以利对症处理。资料证实，肾活检后疾病临床诊断的修正率达 34% ~ 36%。另外，肾活检对移植肾肾功能损害的诊断和治疗也有很高实用价值。事实说明，在肾脏病领域内病理与临床相结合的诊断治疗水平，确实远远超过了单纯临床水平。

不过，肾活检有其局限性。肾活检所取得肾小球数必须达到 5 ~ 10 个其诊断才有价值，标本中肾小球越多，可靠性越大，反之则可靠性小。

二、肾活检的种类

（一）开放肾活检

以外科手术暴露肾脏下极，可采取刀切取材、针吸取材或活体钳取材的方式，在直视下取材并止血。这种方法的优点是盲目性小、取材成功率高可达 100% 且能多部位取材。但因创伤大，术后并发症发生率达 5% ~ 10%。现在认为只有经皮肾穿刺活检绝对禁忌或穿刺取材失败，而又必须肾活检时才做。

（二）经皮肾穿刺活检（简称肾穿刺）

用肾穿刺针经背部皮肤选定穿刺点刺入肾下极取材。肾穿刺是目前国内外最普及的肾活检方法。

（三）经静脉活检

这是近 10 年发明的一种新技术。局部麻醉后将血管扩张器插入右颈内静脉、然后放入导管，在电视荧光屏直视下将导管插进右肾静脉、并楔入肾下极。再从导管腔内放入经静脉肾穿针，直至针尖抵达导管顶端。肾穿针另一端于体外连接注射器。穿刺取材时，一方面推进肾穿针刺入肾脏，一方面用注射器抽负压吸取肾组织。此法优点是若有创伤出血时，血液仍流入血循环。但肾脏体积较小时，必须避免穿透肾脏造成肾周血肿。一般若有经皮肾穿刺禁忌证而又必须作肾活检时，可考虑用这一方法。

三、适应证与禁忌证

（一）适应证

为了明确诊断、指导治疗或判断预后，而又无肾穿刺禁忌证时，内科性各种肾实质疾病皆可穿刺（表2–1）。

表 2–1 经皮肾穿刺活检的适应证

	临床诊断	肾穿刺适应证
原发性肾脏病	急性肾炎综合征	肾功能急剧转坏、疑急进行肾炎时，应尽早穿刺按急性肾炎治疗 2 ~ 3 个月病情无好转
	原发性肾病综合征	先治疗，激素规则治疗 8 周无效时肾穿刺；或先穿刺根据病理类型有区别地治疗
	无症状性血尿	变形红细胞血尿临床诊断不清时
	无症状性蛋白尿	蛋白尿持续大约 1 g/d 诊断不清时
继发性和遗传性肾脏病	临床怀疑而无法确诊时；临床已确诊，但肾脏病理资料对指导治疗或判断预后有重要意义时	
急性肾衰竭	临床及实验室检查无法确定其病因时应及时穿刺（包括慢性肾脏患者肾功能急剧转坏）	
移植肾	肾功能明显减退原因不清时；严重排异反应决定是否切除移植肾；怀疑原有肾脏病在移植肾中复发	

重复肾穿刺在了解疾病演变，评价药物疗效及估计预后上很有意义，一般认为以下疾病可考虑作重复肾穿刺。

（1）激素敏感性肾病综合征，如微小病变或轻度系膜增生性肾炎，多次复发后变为激素抵抗怀疑病理类型转变时应重复肾穿刺。

（2）重症肾小球疾病如新月体性肾炎及重症Ⅳ型狼疮肾炎，治疗好转后应重复肾穿刺，以了解肾组织恢复情况，制定后续治疗方案。

（3）狼疮肾炎的病理类型常随全身系统性狼疮的活动及治疗缓解而转型，因此有必要重复穿刺。

（4）激素治疗无效病例为追踪病变进展，估计预后也需重复肾穿刺。

（二）禁忌证

当估计肾穿刺的危险性大于它所取得效益时即应禁忌穿刺。目前公认的禁忌证如表 2–2 所示。

表 2–2 经皮肾穿刺活检的禁忌证

绝对禁忌证	相对禁忌证
明显出血倾向重度高血压； 精神病或不配合操作； 孤立肾；小肾	活动性肾盂肾炎、肾结核、肾盂积水或积脓、肾肿瘤或肾脏动脉瘤；多囊肾或肾脏大脓肿； 肾脏位置过高（深吸气肾下极也不达第 12 肋下）或游走肾慢性肾衰竭；过度肥胖；重度腹水； 其他：心衰竭，严重贫血，低血容量，妊娠或年迈

上述禁忌证中，如果出血倾向、高血压、泌尿系感染、腹水、心力衰竭、贫血及低血容量能被矫正，肾穿刺仍能进行。

四、肾穿刺方法

（一）穿刺前准备

（1）详细询问病史，特别注意有无出血性疾病史。

（2）全面体检，排除出血性疾病、全身性感染及心脏疾患，注意有否肾下垂。

（3）检查出凝血时间、血小板计数、凝血酶原时间，检查肝肾功能（肌酐清除率、血肌酐及尿素氮、转氨酶、乙型肝炎抗原等）。

（4）查血型，常规备血 200 ~ 400 mL。

（5）作 B 型超声波检查、测量肾脏大小、位置及活动度。

（6）若用静脉肾盂造影电视荧屏方法定位时，穿刺前夜应服缓泻剂以减少肠气，造影前做泛影葡胺过敏试验。

（7）术前 2 ~ 3 d 口服或肌内注射维生素 K。

（8）向患者说明操作程序、让患者练习屏气及卧床排尿，以便患者密切配合。

（二）穿刺点定位

一般均选择肾脏下极外侧缘进行穿刺取材（图 2-1）。此处已避开肾脏大血管，且不易穿入肾盏及肾盂，而且此处肾组织含皮质多，能使取材满意，术后并发症少。

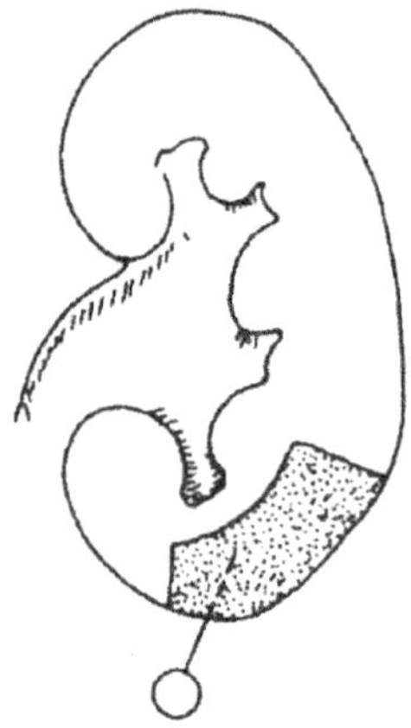

图 2-1　肾下极穿刺区

穿刺点正确定位、关系到提高肾活检的成功率及避免并发症的关键。临床上曾使用过多种定位方法包括按体表解剖定位、X 线片定位、静脉肾盂造影电视荧屏定位、核素定位以及计算机体层扫描（CT）定位等。实践证明，某些方法定位欠准，某些方法繁杂，因此，目前临床上仅常用下述定位方法，尤以 B 型超声波定位为首选。

1. 按体表解剖定位

即“有效肾穿刺点”。位置在距脊柱中线旁开 6.5 ~ 7 cm，第 1 腰椎脊突水平与第 12 肋下 0.5 ~ 1 cm 相交处。此法的优点是操作简便，无须特殊设备。缺点是患者个体差异很大，因而肾的位置常有变异，致使穿刺失败或引起严重并发症。经验证明，实际穿刺点与“有效穿刺点”符合率约 50%。为了提高这种定位法的成功率，有些医师将体表解剖定位与肾 X 线摄片或 B 型超声波检查结合进行定位。

2. 静脉肾盂造影电视荧屏定位

在 X 线电视荧屏直视下定位可观察肾影、能精确定位于肾盏的稍外下方，并可了解进针的方向和深度，同时能发现肾畸形、转位、肾盂积水等。其穿刺成功率为 90% 以上。此法缺点是不能测量皮肤至肾脏距离，造影剂有一定肾毒性、患者与术者受到 X 线照射，妊娠患者不能用此法定位。而且肾功能不良时常显影不佳从而导致穿刺失败。碘过敏者不能用此法定位。

3. B 型超声波定位

应用 B 型超声波定位可以探测肾的位置、大小（上下径、横径、厚度）。确定肾穿刺点沿肾脏长轴的纵剖面上，取下肾盏与肾下极边缘之中点，在背部定好穿刺点后，B 超探头改放到侧腹部第 12 肋下，对准肾穿针进针途监测进针（图 2-2），能提高成功率。此法简便易行、省时价廉，成功率高，还克服了 X 线静脉肾盂造影电视荧屏定位的各种缺点，尤其适合于对肾衰及碘过敏患者的穿刺。B 超探查的深度，往往小于实际穿刺深度，比例为 1 ： 1.2，即 B 超探查为 1cm 时，实际深度为 1.2 cm。患者过于肥胖时，超声声素能被脂肪过度吸收，肾脏显影不清可导致定位失败。在具体应用时需注意。

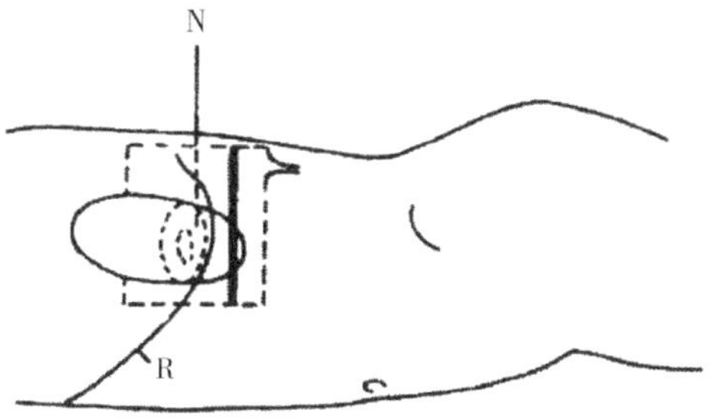

B 超探头放在侧腹部第 12 肋下（R），与肾穿刺（N）平行

图 2-2 经皮肾穿刺 B 超定位方法之一

移植肾穿刺点位可选择肾上下极中点的外侧缘或肾脏上极穿刺取材。由于移植肾表浅，常可用手触法定位。

（三）穿刺针选择及使用

1. Menghini 型穿刺针（图 2-3）

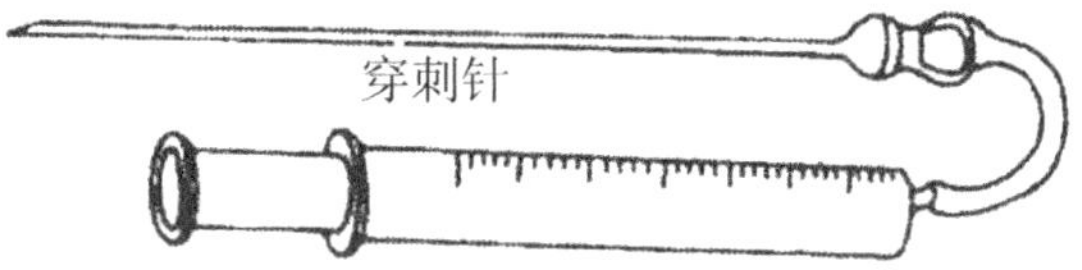

图 2-3 Mengbini 型穿刺针（与负压设备相连）

该针长 11 ～ 15 cm，外径 1.6 ～ 1.8 mm，内径 1.3 ～ 1.5 mm，内配有直径 1.0 mm、长 2.5 cm 的小内芯，用以阻挡吸取之组织。针尖斜面有锐利的刃口。针柄可与注射器的硬橡皮管相连。穿刺时在注射器内先抽吸 10 ～ 15 mL 生理盐水，当术者穿刺时由助手抽吸注射器以造成负压，肾组织被吸附在穿刺针头内并被刃口所切割。

2. Tru-Cut 型穿刺针（图 2-4）

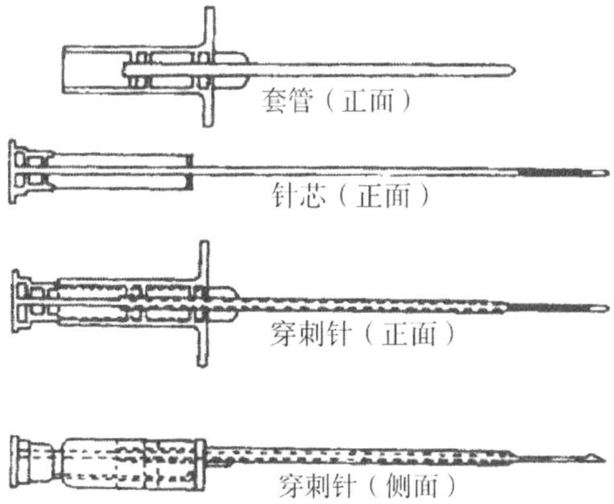

图 2-4 Tru-cut 型穿刺针

此穿刺针芯的前端为长 0.5 cm 的实体单斜面锐利针尖，其后为 2 cm 的凹陷取物槽，槽连锐利。套管针为紧套在针芯外的薄壁管，较针芯短 2.5 cm，向前推进其尖端吻合，向后退刚好露出全部取物槽。常用的是套管针长（6 英寸）15.2 cm 及（4.5 英寸）11.4 cm 两种型号。穿刺时套管连同针芯刺入，抵达肾被膜后屏气、固定套管、将针芯刺进肾脏，使肾组织嵌入取物槽；再固定针芯，推进套管将取物槽内肾组

织切下；最后，将套管及针芯一同拔出。

目前认为 Tru-cut 穿刺针较为理想，此针极少挤压组织，检获肾组织较多，穿刺成功率大于 90%。

3. Franklin-Vim-Silverman 型穿刺针（图 2-5）

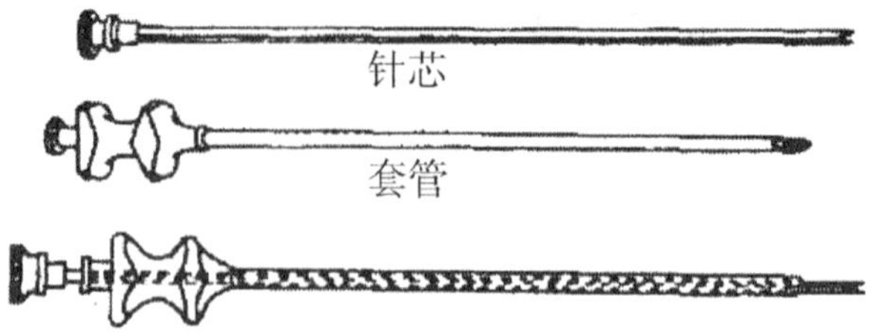

图 2-5 Franklin-Vim-Silverman 型穿刺针

穿刺针呈分叶状，全长 11 cm，分叶片长 8.5 cm 叶片薄、有利刃。套管针为 17 号针，长 9.0 cm 针连同针芯刺入，抵达肾被膜后，屏气，拔出针芯换上分叶针。然后将分叶针全部插入套管，其尖端 2 cm 即刺入肾脏，再将套管针随后刺下，使组织牢牢地夹在穿刺针两叶中、利用分叶针利刃将肾组织切下、拔针。

此型穿刺针成功率高，取得组织较粗，一条组织就能满足检查，但肾组织损伤相应也大，组织易受挤压，操作比较复杂，患者不能较长时间屏气者不宜使用。

4. Jamshidi 型穿刺针（图 2-6）

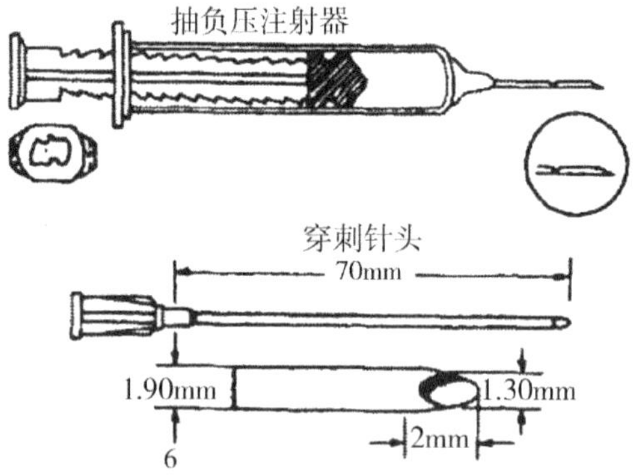

图 2-6 Jamshidi 型穿刺针

此为另一种形式抽吸式穿刺针、针长由 7、10 或 15 cm 长的穿刺针和带有锯齿状内芯的塑料注射器组成。穿刺时先将针头刺入，抵达肾被膜后，屏气，接上塑料注射器。先将注射器内 1 mL 生理盐水推入肾周，再提拉内芯造成所需负压，并旋转内芯使其锯齿卡在注射器管壁上。然后连同注射器将针头刺入肾脏约 2 cm 再迅速拔出，肾组织即被负压吸入针头管腔内。

此针操作简便，便于一人操作，标本不易破碎，且针细损伤肾脏轻，因此，适于肾衰竭时的肾穿刺。

（四）穿刺步骤

定位精确、穿刺针理想及操作熟练是肾穿刺活检成功的三要素，因此医师必须熟练掌握穿刺操作。具体穿刺步骤如下。

1. 摆好体位

患者取俯卧位，腹下垫约 10 cm 厚的枕头，将肾顶向背侧。

2. 定位、消毒及铺单

采用体表解剖定位或静脉肾盂造影电视荧屏定位时，应先定位并用龙胆紫标志，然后再用碘酒、乙醇消毒，铺无菌手术巾。采用 B 型超声定位时，应先消毒、铺单，然后于皮肤上倒上无菌石蜡油，再用消毒好的无菌穿刺探头定位。

3. 逐层局部麻醉及探测肾脏深度

用 2% 普鲁卡因溶液皮内、皮下及肌内逐层麻醉，然后换 9 cm 长腰穿针作探针逐层刺入，直至脂肪中深层被膜外（进肾囊前应让患者屏气，过肾囊壁多有穿透感，到被膜常有顶触感，此时针应随呼吸同步运动），记下针刺深度。将腰穿针拔至肾囊外，再注射 2% 普鲁卡因溶液少许，以麻醉深层软组织，然后拔针。若用 B 超穿刺探头导针直视穿刺时，用探针测深度及观察穿刺针随呼吸摆动的步骤皆可省略。

4. 穿刺取材

用手术刀切通穿刺点皮肤，将穿刺针刺入，参考腰穿针所测深度，屏气后刺入肾囊达被膜外，确实见穿刺针随呼吸同步运动后，再让患者屏气，刺入肾完成取材操作。注意在针入肾囊随呼吸摆动后，不让患者屏气决不许触动穿刺针，以确保患者安全。请助手在立体显微镜下，检查所取肾标本上有肾小球后方可结束手术，若无肾小球时应及时重复取材。

（五）肾穿刺术后处理

1. 患者观察及处理

穿刺针拔出后，助手立即将布按压穿刺部位 5 ～ 10 min，捆绑腹带，术后这段时间是形成凝血块的关键时刻，应静卧 15 min 不宜搬动，稍后再回病房卧床 24 h。密切观察脉搏、血压，鼓励多饮水并应给抗生素及止血药 2 ～ 3 d 预防感染及出血。连续留尿化验尿常规 3 次，24 h 后无肉眼血尿即可下地活动，术后出现肉眼血尿者应于补液防止血块形成堵塞尿路，并延长卧床时间直至肉眼血尿消失或明显减轻。

2. 肾组织标本处理

先将所取肾标本进行切割分成 3 份。1 份置 3% 戊二醛中数小时内送电镜室处理和检查、1 份放在生理盐水纱布上并装送冰冻切片、作免疫荧光检查。其大部分置 10% 甲醛溶液中固定，可在室温下保存送病理科检查。

五、肾穿刺的成功率及并发症

在开展经皮肾穿刺活检之初，能取材成功并作出明确病理诊断的百分率较低，根据文献报道国内外约为 50%，以后，随着定位方法及穿刺的不断改进肾穿刺的成功率已显著提高，在 73% ～ 95%，至今已达 93% ～ 100%。

但是，经皮肾穿刺活检是一种有创伤的检查，可发生以创伤出血为主的多种并发症。

（一）血尿

镜下血尿几乎每例皆有，一般均常在 1 ～ 2 d 内自行消失，可不作为并发症看待。肉眼血尿发生率在 2% ～ 12%，多数在 5% 以下。肉眼血尿的发生多与穿刺过深有关。造成肉眼血尿的最常见原因是穿至肾小盏所致。单纯肉眼血尿多数不引起脉搏、血压及血色素改变，无须输血，但应密切观察，并延长卧床时间至肉眼血尿消失。肉眼血尿多在 1 ～ 6 d 内转为镜下血尿。著肉眼血尿持续不止或发生“尿血”（排出鲜血到体外即凝结成血块），需考虑已损及大血管或肾脏撕裂伤之可能，需维持患者足够的排尿量，以防止血凝块引起泌尿道梗阻，并予以输血，若出血不止，输血也不能稳定血压时，应立即手术处理，包括结扎出血血管，部分肾切除及全肾切除。

（二）肾周血肿

肾穿刺后发生肾周血肿十分普遍，经 CT 检查证实其发生率达 48% ～ 85%。但它多是小血肿，并无临床症状，在 1 ～ 2 周内皆自行吸收。另类具有临床表现的血肿，其发生率为 1.3% ～ 7.8%，它们多在穿刺后当天发生，但有些病例可在穿刺后 10 d 或更多时间才发现。患者常有明显持续性胁痛、腹痛、腹膜刺激征、红细胞比容降低达 4% 以上，血色素降低等。

大血肿形成后，因出血量大导致血压、脉搏发生变化时需输血，经内科治疗仍不止血需手术止血、甚至切除肾脏。此外，大的血肿本身易招致细菌感染，引起肾周围脓肿，需及时应用抗菌药物以防继发感染，并应强调术后绝对卧床休息、输血等保守治疗后，3 个月内完全吸收。

（三）动静脉瘘

术后因动静脉瘘而致血尿者约占 5%，且可延迟发生。高血压和血管炎是易发生动静脉瘘的因素。典型病例术后肾区出现血管杂音，常发生高血压及持续性血尿。确诊需作动脉造影。动静脉瘘能在 3 ~ 30 个月内自然闭合，很少需外科处理，当发生大出血、高血压和心力衰竭时，以前需手术结扎动脉、部分或全肾切除，而现在多选择肾动脉分支栓塞治疗。

（四）感染

肾穿刺后感染发生率并不高，在 0.2% 以下。穿刺后感染多因无菌观念不严格，或原先的肾脏感染在穿刺后扩散所致，严重的感染可造成肾脓肿及败血症。故在穿刺后如有发热、腰痛、尿频、尿痛、尿急、白细胞高，要及时选用抗菌药物。

（五）误伤其他脏器

穿刺偶可伤及肝、脾、胰、胆囊、肠系膜动脉、主动脉、肾上腺、以及穿破肺引起气胸等。多因肝脾肿大穿刺前未能发现，或穿刺点的选择不当和进针过深所致。现在定位方法改进，已少有上述事故发生。

（六）其他

文献报道的少见并发症有肠梗阻、肾脏动脉瘤、穿通肾盂形成尿性囊肿、松动肾石导致肾绞痛，以及促进肿瘤扩散。

总之，因并发症需要外科手术者占 0.1% ~ 0.4%，肾切除为 0.02% ~ 0.06%，经皮肾穿刺的死亡率为 0% ~ 0.1%，死亡多系大出血、感染、肾脏及肾周围器官严重创伤而未能迅速恰当处理所致。

移植肾穿刺也可以出现肉眼血尿、肾周血肿、感染、动静脉瘘及淋巴瘘等并发症，其发生率与患者自身肾穿刺相似，也有个别肾切除及死亡的病例。

由于经皮肾穿刺活检是一项有创伤性检查，可发生多种并发症，因此肾穿刺均应住院进行。切忌同时穿双肾，也不许进针次数过多。

第二节　病理学检查

病理学检查是肾脏疾病的正确诊断的不可缺少的组成部分。近年来，肾脏疾病的病理学检查已有很大进展，一般包括光学显微镜检查（光镜）、免疫荧光或免疫组织化学和透射电子显微镜检查（电镜）三部作为常规病理检查，有时，还用扫描电子显微镜、免疫电子显微镜及分子病理学的诊断方法。有关各种病理学方法的详细操作和步骤，可以参阅有关病理学技术书籍和文献，本章节重点介绍其原理和注意事项。

一、标本的初步处理

目前，病理学检查的肾标本多数由肾穿刺而来，其余尚可来自手术切除、尸体解剖及动物实验。本节重点介绍肾穿刺标本的初步处理原则。肾穿刺标本具有材料少、组织新鲜的特点，如何作初步正确的处理是至关重要的。

（一）肾组织的判断

经皮穿刺活检带有一定的盲目性，必须识别真伪。真正的肾组织颜色暗红，比重较大，在放大镜或解剖镜下可见暗红色的髓质及稍浅淡的皮质，在皮质部分可见肾小球呈模糊的小红点状结构，放入固定液后必沉于瓶底。此外，穿刺的组织亦可能是肌肉、脂肪或结缔组织。一般脂肪组织呈黄白色、比重小、漂浮于固定液表面。结缔组织呈灰白色较肾组织质地柔韧，不易切割。肌肉组织的颜色与肾组织相似，比重也与肾组织差不多，但在放大镜下看不到肾组织的特点。因此，若标本不符合要求应立即重复穿刺。

（二）肾活检标本的分切

肾活检标本取后应分切成三部分，进行三种检查，因此要求穿出的标本要有足够的体积，以超过 12 mm 为好。将穿刺标本轻轻置于软木板或敷有石蜡的木板上，切忌挤压标本，首先分清皮质端（穿刺针柄端标本）

和髓质端（穿刺针尖端）。然后用锋利的剃须刀片切割。有下列四种分切方法。

（1）自皮质端切下 2 mm 作为电镜检查的标本，依次切下 4 mm 作为免疫荧光检查，其余部分作为光镜检查之用（图 2–7A）。若所得标本少于 8 mm 时全部作为光镜检查材料。

（2）自皮质端依次切割为 1 mm、2 mm 及 4 mm 的数段，结果可得十数段，1 mm 者作电镜检查，2 mm 者进行免疫荧光检查，4 mm 者作光镜检查（图 2–7B），这种分切法可以保证各种检查的标本中，均可包含肾小球。上述两种分切法适用于口径较小的穿刺针所获得的直径较细的肾穿标本（如 menghini 型穿刺针）。

（3）先将穿刺标本纵向切为两半，一半供光镜检查，另一半自皮质端切为 1 mm 和 2 mm 的数段，分别进行电镜和免疫荧光检查（图 2–7C）。

（4）将穿刺所得标本的皮质端切下约 1 mm 的一小段，供电镜检查，其余部分纵向切为两半，一半供荧光检查，一半供光镜检查（图 2–7D）。

后两种方法适用于粗针穿刺所获得的标本（如 Tru–cut 型穿刺针）。

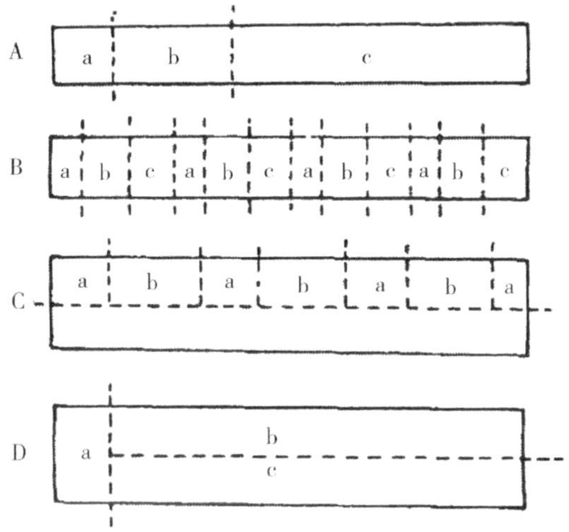

a 电镜：b 荧光：c. 光镜

图 2–7　肾活检标本的分切方法

为了使肾穿刺标本中有足够的肾小球数，在光镜检查的标本中应有 10 个以上肾小球为佳。若标本中肾小球数是 5 个其诊断准确率为 65% 若标本含 15 个肾小球则准确率可达 95%。

（三）分切后肾穿刺标本的固定与保存

为了防止组织和细胞自溶或腐败，并保持其中的抗原成分。根据三种不同病理检查的目的，应尽快将标本进行固定和保存。

作光镜检查标本，可用 Bouin 固定液或中性甲醛溶液固定。甲醛具有穿透力强、固定均匀、组织收缩小并能增加组织韧性的优点。苦味酸使组织不易变脆。而磷酸缓冲液可使组织染色更好。Bouin 固定液的配制法是饱和苦味酸 70% 乙醇溶液 85 mL+10% 甲醛溶液 10 mL+ 冰醋酸 5 mL 即可。而中性甲醛固定液配制是 10% 甲醛溶液 100 mL+ 磷酸二氢钠（$NaH_2PO_4H_2O$）4 g+ 磷酸氢二钠（Na_2HPO_4）6.5 g+ 蒸馏水 90 mL 即成。标本瓶中固定液应 10 倍于标本体积，装瓶后贴上标签，写好病员姓名、床号、标本瓶可置于室温下或 4℃冰箱内保存。

用于免疫荧光检查的标本，为了更多地保存抗原成分，肾穿刺标本切不可接触，或使用任何固定液，而应将分切的肾组织置于湿润的生理盐水纱布内或放在 4℃左右的冰盒内保存，尽早进行冰冻切片后进行免疫荧光检查，标本保存时间不能超过 24 h 为好。若作免疫组织化学检查肾穿刺标本可不必单项处理，而用光镜标本石蜡块切片后作免疫组织化学染色并在普通光镜下检查，其切片尚可较长时间保存。

用作电镜检查的肾穿刺标本可置于 2% ~ 3% 的戊二醛溶液内作初步固定，若作免疫电镜检查应放入 1% 多聚甲醛或赖氨酸作初步固定。固定的标本应置于 4℃环境下保存，若置于室温下可使标本变质，冻结时则破坏其组织结构。

在处理标本中应注意：在标本未固定时摄取标本要轻，切勿挤压，分切标本时不宜将标本暴露时间太长，要保持标本湿润且不要将标本置于强光源下烘烤。

二、光镜标本的制备

光镜下观察的组织切片，需要进行固定、脱水、包埋、切片及染色等步骤。

（一）肾组织固定

固定液要充分地漫过和浸泡标本，固定液应是标本的10倍量，标本在瓶内要震荡数次，以防标本黏附于容器壁而影响固定效果。肾标本浸泡于固定液的时间依标本体积而定。一般穿刺标本固定时间应超过4 h。

（二）肾组织的脱水、透明、包埋及切片

固定后的肾组织要经过脱水。脱水的目的是将组织中所含水分去除，以利切片时的支撑物－石蜡充分进入组织内，最常用的脱水剂是乙醇，为避免脱水过程中的组织收缩现象，必须用逐渐升高浓度的乙醇依次浸泡脱水（70%→80%→90%→95%→无水乙醇）。无水乙醇易导致组织收缩和硬化，所以在无水乙醇中以30 min为宜。脱水后肾组织要经过透明过程，需用一种既能与乙醇混合，又能溶解石蜡的媒介剂渗入组织中，以便在浸蜡包埋时石蜡能充分渗入到组织中去起到支撑作用，由于组织浸入媒介剂后，其折射指数接近于组织蛋白的折射指数，故显出透明的状态。常用的透明剂是二甲苯，组织在其中时间不宜过长，当组织透明后应立即取出，否则可使组织变脆。透明后的组织，移入熔化的石蜡中浸泡称为浸蜡，为下一步包埋做准备。浸蜡时间应超过3 h。最后将充分浸过蜡的肾组织用石蜡包裹起来，称包埋，包埋在石蜡内的肾组织具备了适当的硬度和韧性，以便于切片。包有肾组织的石蜡块可以在切片机上切片，肾组织的石蜡切片以1～3μm为最好，而一般组织切片为5～7μm，若肾切片也如此厚将会使细胞重叠而影响诊断的正确性。

（三）光镜标本的染色

肾穿刺组织切片后，应将石蜡切片中的石蜡溶解去除的过程称脱蜡，脱蜡的程序与脱水包埋的顺序相反，先将石蜡切片浸入二甲苯中使石蜡溶解，继而浸入乙醇，乙醇的浓度应从无水乙醇至70%乙醇递减，最后用蒸馏水冲洗、便可染色。染色过程是在一定的温度条件下组织成分与染色剂起化学反应而着色。肾组织的光镜检查常规染色包括：①苏木素伊红染色（hematoxin eosin，HE），是观察肾组织内细胞成分和形态特点；②过碘酸雪夫反应染色（periodic acid shiff, PAS），可以显示组织内的糖蛋白成分，使肾小球毛细血管基膜及系膜基质呈红色，PAS染色常与苏木素复染，所以细胞核显示蓝紫色，便能同时观察肾组织内的细胞成分；③六胺银染色（periodic acid-silver metheramine，PASM）能显示网状纤维及前胶原的物质其染色结果使基膜，网状纤维及系膜内纤维呈黑色；④马松三色染色（Massons trichrom stain，简称马松染色），可使细胞核呈紫红色，基膜、肾小球系膜及胶原纤维呈蓝绿色，抗原抗体复合物呈红色。

除上述四种常规染色方法外，为了显示和区分肾内的某些特殊成分，可选用相应的特殊染色方法，如用磷钨酸苏木素法（PTH法）显示血栓和纤维素，刚果红染色法显示淀粉样蛋白。

光镜标本除用石蜡包埋外还可用水溶性树脂或环氧树脂包埋后制成硬块后，切出薄切片，更利于组织形态的辨认。

三、免疫荧光标本的制备及检查

荧光的形成是由某些物质的电子吸收能量后，可由低能级电子层（内电子层）跳到高能级电子层，高能状态的电子不稳定，以辐射光量子的形成释放能量后，再回到原来的状态，便可发出波长较长的可见光，即荧光。所吸收的能量可由激发光（紫外光等）供给，所以荧光当激发光照射的停止而终止。故观察荧光时必须在荧光显微镜下观察。一种能产生荧光并能作为染料的化合物称为荧光素，在肾脏疾病的免疫荧光检查中常用的标志荧光素有异硫氰荧光素（fluorescein isothiocyanate，FITC），呈现黄绿色荧光。与四乙基罗达明（tetraethyrhodamine B_{200}，RB_{200}），呈现橙红色荧光。

免疫荧光技术是利用一种抗体只能与相应的一种抗原特异性结合的原理，将荧光素标志在已知抗体

上，用标有荧光素的已知抗体与待检肾组织中相应抗原反应，则结合为抗原－已知抗体－荧光素的免疫复合物，该复合物在具有紫外光源的荧光显微镜下观察，作为指示物的荧光素被激发放出鲜艳的荧光，即表明受检肾组织内在荧光显现的部位有与之相应的抗原存在。用此技术常用于检查肾切片上的人免疫球蛋白（IgG，IgA 及 IgM）及补体成分（C_3，C1q）等。

按照抗原体反应结合步骤的不同，能将免疫荧光检查法区分为直接法及间接法。

直接免疫荧光法是用荧光素标志的动物抗人免疫球蛋白或补体抗血清，直接与受检的肾脏冰冻切片孵育，如果肾切片上有人免疫球蛋白或补体，则将形成抗原（人免疫球蛋白或补体）－动物免疫球蛋白－荧光素复合物（图 2–8），从而被荧光显微镜检查发现。直接法的特异性较高，染色步骤简单，节省时间，但一种标志抗体只能检测一种人类免疫球蛋白或补体，因此需要多种标志抗体。

间接免疫荧光法是用无荧光素标志的甲种动物抗人免疫球蛋白或补体抗血清（第 1 抗体）与肾组织切片相作用，如果受检肾组织切片有相应的人类免疫球蛋白或补体存在，则形成含有这种动物免疫球蛋白的免疫复合物，但并无荧光显示。第 2 步再用标有荧光素的乙种抗甲种动物免疫球蛋白的抗血清（第 2 抗体）与完成第 1 步的肾组织切片作用，由于第 2 抗体可与第 1 抗体形成特异性结合，从而可形成抗原（人类免疫球蛋白）－荧光素组成的复合物（图 2–9）。间接法步骤较繁，耗费时间较多，假阳性较多，背景非特异荧光较强。

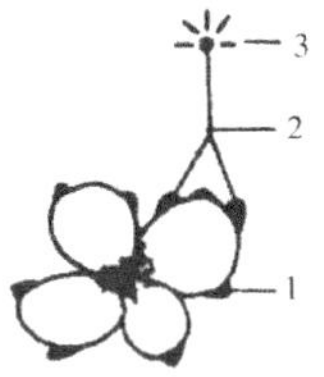

图 2–8　直接免疫荧光发原理

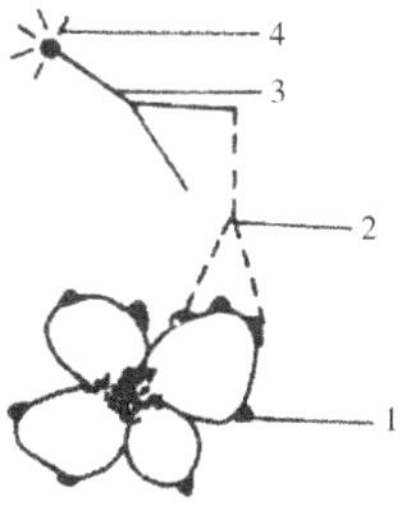

1. 免疫复合物：2. 甲动物抗人球蛋白抗体：3. 乙动物抗甲动物 IgG 抗体；4 荧光素

图 2–9　间接免疫荧光法原理

在荧光显微镜下检测肾脏荧光染色标本时，应注意以下几点：①显示抗体或补体的种类：直接法即荧光抗体的种类，间接法即第一抗体的种类。荧光显示的部位，即肾小球毛细血管壁（图 2–10A）、系膜区（图 2–10B）、肾小囊基膜、肾小管基膜、肾间质血管壁及肾间质细胞等。②荧光显示的图像：细线状（图 2–10C）、颗粒状（图 2–10A）以及团块状（图 2–10B）。③荧光强度：低倍镜下不能显示，高倍镜下似乎可见为 ±，低倍镜下似乎可见，高倍镜下可见为＋，低倍镜下可见，高倍镜下清晰可见为＋＋，低倍镜下清晰可见，高倍镜下耀眼为＋＋＋，低倍镜下耀眼，高倍镜下刺眼为＋＋＋＋。

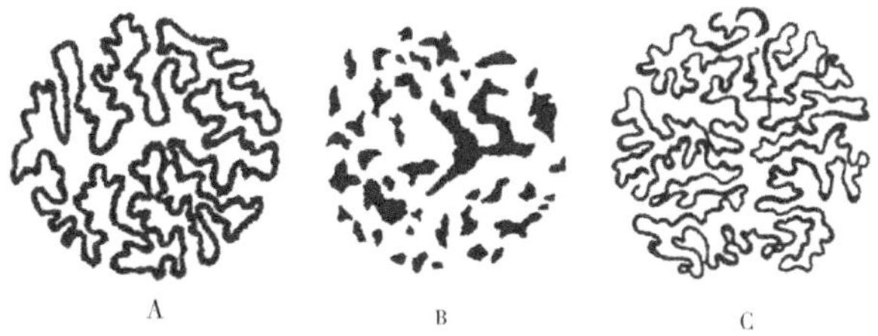

A. 沿毛细血管壁颗粒状沉积；B. 沿系膜区团块沉积；C. 沿毛细血管壁细线状沉积

图 2–10　肾小球免疫荧光图像

总之，肾脏疾病的免疫荧光检查具有特异性强，灵敏度高，操作简单，染色快速等优点，但需昂贵而复杂设备，而且荧光易于衰减，不能保存，是其缺点。

四、免疫组织化学技术诊断的应用

免疫组织化学是指利用抗体与抗原的特异性结合，标以可见的标志物，来鉴定组织或细胞原位显示抗原成分的一种技术。自 Nakane（1966）建立了免疫酶标志抗体法，进一步发展为非标志抗体酶法（包括有酶桥法及 PAP 法等），至今常用的亲和免疫组化技术包括有 ABC 法及 SP 法，本节仅介绍亲和免疫组化技术的原理及其优缺点。

（一）（卵白素－生物素－过氧化物酶联结法）（ABC 法）

ABC 法是利用卵白素与生物素特有的高度亲和力这一生物学性质，先将生物素与辣根过氧化物酶（HRP）结合，形成生物素化 HRP，然后与卵白素按一定比例混合，形成 ABC 复合物。用生物素化二抗与第 1 抗体结合，再与 ABC 复合物联结形成抗原－抗体－生物素化二抗 -ABC。最后用底物显色剂显色（图 2-11）。

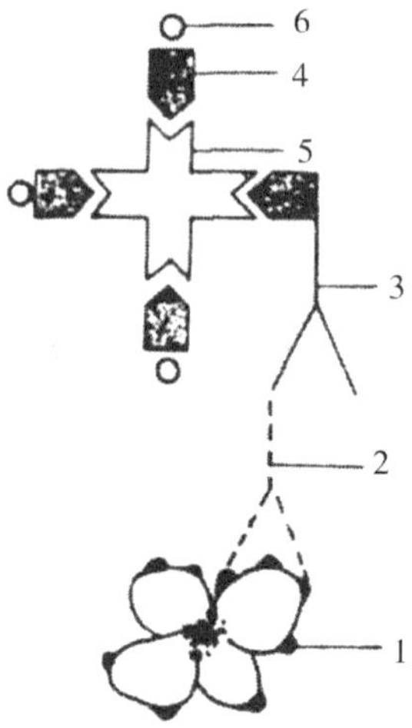

图 2-11　ABC 法原理

该法优点是较以前的免疫组化法有敏感性高、特异性强而非特异性染色减少、稳定性好。适用于石蜡包埋的肾组织切片。

（二）链霉菌抗生物素蛋白－过氧化物酶联结法（SP 法）

SP 法用链球菌抗生物素蛋白代替 ABC 复合物中卵白素蛋白而形成 SP 法。染色原理同 ABC 法，其不同处是链霉菌抗生素蛋白较卵白素蛋白相对分子质量小而等电点接近中性，前者几乎不与组织中的内源性凝集素样物质发生特异性结合，所以 SP 法具有切片染色背景清晰、灵敏度高、染色时间短、特异性强等优点。此法已被国内实验室广泛采用于肾组织石蜡包埋切片的染色。在国外其他公司亦将此法注册为 LSAB 法、LAB-SA 法和 SABC 法。

五、电镜诊断的应用

电镜通过电子束穿透细胞和组织，从而可以观察细胞内部的超微结构及某些大分子物质在肾脏病理诊断应用中又可分透射电镜和免疫电镜两种。简要介绍如下。

（一）透视电镜

在观察肾脏疾病中可以显示肾脏组织各部位的微细结构，区分细胞的类型，并能较精确定位组织损伤的部位与程度以及抗原抗体复合物、纤维蛋白、淀粉样蛋白等特殊物质。可显示这些物质在上皮下、基膜内、内皮下及系膜区的较高电子致密物。

用作电镜的标本每块以 1 mm^3 为宜其制片过程与石蜡切片相似，也需经过固定→脱水→包埋→切片→染色，但因要求微细组织结构故各步骤有其特点：①固定要求及时充分固定于 2.5% ～ 3% 戊二醛固定液中，4 h 后更换 0.05mol 磷酸缓冲液，最后在 1% 锇酸液中固定 1 h；②脱水一般用递增浓度的乙醇或丙酮；③包埋要求包埋剂能承受超薄片的要求至耐受电子束的轰击，常选用 Epoin812 为包埋剂制成硬质淡黄色包埋块；④切片光切 1 μm 半薄切片选定有肾小球的包埋块再用超薄切片机切出 80nm 的超薄切片置于铜网上；⑤染色常用醋酸铀和枸橼酸铅双重染色。制成的切片铜网可在透射电镜上观察。

（二）免疫电镜

免疫电镜是免疫组织化学和透射电镜技术相结合的检查方法，可以显现肾组织内抗原、抗体、补体和免疫复合物的存在与否并能进行定性和定位的观察。目前常用胶体金法进行免疫病理检查，以胶体金为电子标志物，胶体金是由直径 1 ～ 100nm 金颗粒组成的分散系，带有一定的电荷，能与多种大分子物质（免疫球蛋白等）相结合，由胶体金标志的抗体与相应抗原相结合，在透射电镜下根据金颗粒的分布状态，做出精确定位，颗粒可以计数作定量统计并能对抗原加以定性。一般肾标本先进行固定、脱水及包埋，做成超薄切片后再作免疫染色，此法简便可靠。

第三章

肾脏疾病临床常见症状

第一节　水肿

一、概述

内环境保持动态平衡取决于渗出压和回收压，渗出压 = 毛细血管内静脉压 – 血浆胶体渗透压 –（组织间隙压 + 组织胶体渗透压）；回收压 = 组织压 + 血浆胶体渗透压 – 组织胶体渗透压 – 毛细血管内压。当上述任何一个环节有改变均可影响水分潴留在组织间隙中，因此产生水肿有下列主要因素：①水钠潴留；②毛细血管内压力增高，如右心力衰竭时；③毛细血管通透性增高，如急性肾小球肾炎；④血浆胶体渗透压下降，如肝硬化、肾病时血浆清蛋白下降；⑤淋巴回流受阻时，如血丝虫病。水肿是一个常见症状，有功能性和器质性，器质性中以心、肝、肾疾患为最常见。

二、器质性水肿的常见病因

（一）心源性水肿

各种原因致心力衰竭后心功能下降，有效循环血量减少，肾血流量 GFR 下降，同时继发醛固酮及抗利尿激素释放，使水钠潴留，加上静脉压增高，毛细血管压力增加，组织回吸收能力下降致组织水肿。从下肢向上的水肿，伴有颈静脉怒张、肝大、肝颈反流征阳性、静脉压增高，可伴胸、腹腔积液。心源性水肿的特点是从身体下垂部位开始，体检可有心脏听诊异常。

（二）肾性水肿

分为肾炎性水肿和肾病性水肿两类。

1. 肾炎性水肿　多见于急性肾炎。肾小球免疫变态反应使肾脏滤过率下降，毛细血管通透性增高，使水钠潴留。开始常在组织疏松的部位如眼睑部出现水肿，以后发展到全身水肿，多为紧张性水肿，凹陷不明显，体重明显增加，儿童可并发心力衰竭，伴有血尿、蛋白尿、高血压。

2. 肾病性水肿　肾病综合征时大量蛋白尿，造成血浆清蛋白的低下，胶体渗透压下降，血容量下降，使肾小球滤过率下降。水肿特别明显，凹陷性，往往伴有胸、腹腔积液，除蛋白尿外还可有肾功能的损害。

（三）肝脏性水肿

任何肝脏疾病引起血浆蛋白合成障碍，使胶体渗透压下降，同时由于肝病门静脉压力增高，故往往先有腹腔积液，再出现下肢水肿，伴有肝功能减退的门静脉高压症状，如腹壁静脉怒张、胃底食管静脉曲张等。

（四）营养不良性水肿

由慢性消耗性疾病及营养障碍性疾病引起，如手术、癌肿、结肠瘘、烧伤等引起低蛋白血症而发生水肿，往往从足部开始，加上皮下脂肪少，组织松弛加重了组织液的潴留，纠正病因后即可消退。目前已少见。

（五）内分泌性水肿

鉴于甲状腺功能减退、原发性醛固酮增多症、库欣综合征或长期大剂量使用激素、丙酸睾酮等。甲状腺功能减低引起组织中黏蛋白的增多，是非凹陷性水肿，面部明显组织增厚的感觉，血 TSH 升高，同时有嗓音变粗、眉毛脱落、便秘、怕冷等症状。

三、功能性水肿的原因

（一）特发性水肿

女性多见。水肿与体位有关，直立及劳累后加重，平卧休息后逐渐消退，常伴有其他神经衰弱症状。

（二）卵巢功能紊乱

常见的是经前期水肿，在排卵期后逐渐开始眼睑有沉重感或轻度水肿，体重增加、尿量减少、腹胀或下肢轻度水肿，至月经来潮时达高峰，行经后逐步消退，再周而复始。

（三）功能性水肿

女性多见，水肿往往局限于两下肢及（或）眼睑，程度较重，间歇持续数年，可与季节有关（常在初春），与体位无关（此与特发性水肿有区别），常伴全身乏力、食欲减退等。

四、局部性水肿

由于静脉或淋巴回流受阻或毛细血管通透性增加所致。

（一）感染中毒性（大多属炎症性）

如血栓性静脉炎、丹毒、疖、痈、蜂窝织炎、痛风以及毒蛇或虫咬中毒等，有感染症状，局部有红肿热痛，血白细胞增高。

（二）淋巴回流梗阻

如慢性淋巴管炎、丝虫病、淋巴周围组织受压等。局部检查除水肿外，皮肤可见橘皮样，毛孔显著；慢性可反复发作，皮肤增厚、色素沉着，疑为丝虫病，可外周血涂片找到尾丝蚴。乳房根治术亦可引起患侧手臂水肿。

（三）物理性

如烧伤、冻伤等。

（四）变态反应性

过敏性接触性皮炎、血管神经性水肿如唇部血管丰富处。

（五）神经营养障碍

如肢体瘫痪等。

（六）上腔静脉受阻

由于纵隔肿瘤、胸腔内动脉瘤或淋巴结肿大等引起上腔静脉回流受阻，表现为头、面、颈及上肢水肿和 Horner 征。

（七）下腔静脉受阻

由于血栓形成，腹内肿块，卵巢囊肿，腹腔积液压迫，癌肿在下腔静脉内转移等，表现为下肢水肿伴腹壁静脉曲张。

（八）正常妊娠

肿大子宫压迫下腔静脉使之回流受阻，同时伴水钠潴留，妊娠期高血压疾病时有蛋白尿、高血压及肾功能改变。

第二节　腰痛

在泌尿内科疾病中通常所说的腰部疼痛是指肾区疼痛。因为肾实质没有感觉神经分布，所以受损害时没有疼痛感，但 T_{10} 至 L_1 段的感觉神经分布在肾被膜、输尿管和肾盂上，当肾盂、输尿管内张力增高或被膜受牵扯时刺激到感觉神经，可发生肾区疼痛。

一、临床表现

根据疼痛性质可分为两类。

（一）肾绞痛

表现为腰背部间歇性剧烈绞痛，常向下腹、外阴及大腿内侧等部位放射。疼痛可突然发生，伴有恶心、呕吐、面色苍白、大汗淋漓，普通止痛药不能缓解。常由输尿管内结石、血块或块死组织等阻塞引起。梗阻消失疼痛即便缓解。常伴肉眼或镜下血尿。

（二）肾区钝痛及胀痛

（1）肾病所致疼痛：疾病导致肾肿大，肾被膜被牵撑引起疼痛。常见于急性肾炎、急性肾盂肾炎、肾静脉血栓、肾盂积水、多囊肾及肾癌等。

（2）肾周疾病所致腰痛：如肾周围脓肿、肾梗死并发肾周围炎、肾囊肿破裂及肾周血肿。肾区疼痛较重，患侧腰肌紧张，局部明显叩压痛。

（3）肾下垂也可致腰痛。

（4）脊柱或脊柱旁疾病：脊柱或脊柱旁软组织疾病也可引起腰部疼痛。此外胰、胆及胃部疼痛也常放射腰部。

二、鉴别诊断

（一）肾绞痛

肾绞痛发作时常伴血尿。腹部X线平片可见结石。尿路造影及B型超声波检查可见透X线结石。

（二）肾病所致的腰痛

急性肾盂肾炎除腰痛外，尚有膀胱刺激症状，以及畏寒、高热等全身表现。患侧腰区叩痛，尿白细胞增多，细菌培养阳性。肾小球疾病腰痛一般都较轻，并且不是患者来就诊的主要原因。

（三）肾周围脓肿所致腰痛

腰痛明显，畏寒、高热等全身中毒症状。体检患侧腰部肌肉紧张，局部压痛、叩痛。实验室检查外周血白细胞增多并出现核左移。腹部X线平片示肾外形不清，腰大肌阴影消失。B型超声波发现肾周暗区。

（四）肾梗死所致腰痛

突然发生，患侧腰部剧痛，伴恶心、呕吐及发热、血尿。体格检查患侧肾区叩痛，外周血白细胞增多，血清谷草转氨酶升高，尿乳酸脱氢酶升高，放射性核素肾血管造影对诊断有意义。

第三节　血尿

血尿分为镜下血尿和肉眼血尿，肉眼血尿是指尿液颜色呈洗肉水色或者鲜血的颜色，肉眼可见。镜下血尿是指尿色肉眼观察正常，经显微镜检查，离心沉淀后的尿液镜检每高倍视野有红细胞3个以上。二者都属于血尿。

血尿是泌尿系统疾病最常见的症状之一，大多数由泌尿系统疾病引起，也可能由全身性疾病或泌尿系统邻近器官病变所致。尿的颜色，如为红色应进一步了解是否进食引起红色尿的药品或食物，是否为女性的月经期间，以排除假性血尿；血尿出现在尿程的哪一段，是否全程血尿，有无血块；是否伴有全身或泌尿系统症状；有无腰腹部新近外伤和泌尿道器械检查史；过去是否有高血压和肾炎史；家族中有无耳聋和肾炎史。

一、临床表现

（一）尿颜色的表现

血尿的主要表现是尿颜色的改变，除镜下血尿其颜色正常外，肉眼血尿根据出血量多少而尿呈不同颜色。尿液呈淡红色像洗肉水样，提示每升尿含血量超过 1 mL。出血严重时尿可呈血液状。外伤性肾出血时，尿与血混合均匀，尿呈暗红色；膀胱或前列腺出血尿色鲜红，有时有血凝块。

尿液红色不一定是血尿。如尿呈暗红色或酱油色，不浑浊无沉淀，镜检无或仅有少量红细胞，见于血红蛋白尿。棕红色或葡萄酒色，不浑浊，镜检无红细胞见于卟啉尿。服用某些药物如大黄、利福平，或进食某些红色蔬菜也可排红色尿，但镜检无红细胞。

（二）分段尿异常

将全程尿分段观察颜色。尿三杯试验是用 3 个清洁玻璃杯分别留起始段，中段和终末段尿。如果起始段血尿提示病变在尿道；终末段血尿提示出血部位在膀胱颈部，三角区或后尿道的前列腺和精囊腺；三段尿均呈红色为全程血尿，提示血尿来自肾或输尿管。

（三）镜下血尿

尿颜色正常，用显微镜检查可判断是肾源性或非肾源性血尿。

1. 新鲜尿沉渣相差显微镜检查　变形红细胞血尿为肾小球源性，均一形态正常红细胞尿为非肾小球源性。因红细胞从肾小球基膜漏出，通过具有不同渗透梯度的肾小管时，化学和物理作用使红细胞膜受损，血红蛋白溢出而变形。如镜下红细胞形态单一，与外周血近似，为均一型血尿。提示血尿来源于肾后，见于肾盂、肾盏、输尿管、膀胱和前列腺病变。

2. 尿红细胞容积分布曲线　肾小球源性血尿常呈非对称曲线，其峰值红细胞容积小于静脉峰值红细胞容积；非肾小球源性血尿常呈对称性曲线，其峰值红细胞容积大干静脉峰值红细胞容积。

（四）症状性血尿

血尿的同时伴有全身或局部症状。而以泌尿系统症状为主，如伴有肾区钝痛或绞痛提示病变在肾脏，如有尿频尿急和排尿困难提示病变在膀胱和尿道。

（五）无症状性血尿

未有任何伴随的血尿见于某些疾病的早期，如肾结核、肾盂或膀胱癌早期。

二、常见原因

（一）泌尿系统疾病

肾小球疾病如急、慢性肾小球肾炎、IgA 肾病、遗传性肾炎和薄基膜肾病。间质性肾炎、尿路感染、泌尿系统结石、结核、肿瘤、多囊肾、尿路憩室、息肉和先天性畸形等。

（二）全身性疾病

（1）感染性疾病：败血症、流行性出血热、猩红热、钩端螺旋体病和丝虫病等。

（2）血液病：白血病、再生障碍性贫血、血小板减少性紫癜、过敏性紫癜和血友病。

（3）免疫和自身免疫性疾病：系统性红斑狼疮、结节性多动脉炎、皮肌炎、类风湿关节炎、系统性硬化症等引起肾损害时。

（4）心血管疾病：亚急性感染性心内膜炎、急进性高血压、慢性心力衰竭、肾动脉栓塞和肾静脉血栓形成等。

（三）尿路邻近器官疾病

急、慢性前列腺炎，精囊炎，急性盆腔炎或宫颈癌，阴道炎，急性阑尾炎，直肠和结肠癌等。

（四）化学物品或药品对尿路的损害

如磺胺类药、吲哚美辛、甘露醇，汞、铅、镉等重金属对肾小管的损害；环磷酰胺引起的出血性膀胱炎；抗凝药如肝素过量也可出现血尿。

（五）功能性血尿

平时运动量小的健康人，突然加大运动量可出现运动性血尿。

三、伴随症状

（1）血尿伴肾绞痛是肾或输尿管结石的特征。

（2）血尿伴尿流中断见于膀胱和尿道结石。

（3）血尿伴尿流细和排尿困难见于前列腺炎、前列腺癌。

（4）血尿伴尿频尿急尿痛见于膀胱炎和尿道炎，同时伴有腰痛，高热畏寒常为肾盂肾炎。

（5）血尿伴有水肿、高血压、蛋白尿见于肾小球肾炎。

（6）血尿伴肾肿块，单侧可见于肿瘤、肾积水和肾囊肿，双侧肿大见于先天性多囊肾，触及移动性肾脏见于肾下垂或游走肾。

（7）血尿伴有皮肤黏膜及其他部位出血，见于血液病和某些感染性疾病。

（8）血尿并发乳糜尿见于丝虫病、慢性肾盂肾炎。

第四节　蛋白尿

蛋白尿是慢性肾脏病的重要临床表现，并参与了肾脏损伤。蛋白尿不仅是反映肾脏损伤严重程度的重要指标，也是反映疾病预后、观察疗效的重要指标。

一、尿蛋白生理

每日经过肾脏循环的血清蛋白有 10 ~ 15 g，但 24 h 中只有 100 ~ 150 mg 的蛋白质从尿中排泄，肾小球毛细血管壁主要作用是滤过蛋白质，近端肾小管则重吸收大部分滤过的蛋白质。正常情况下，60% 的尿蛋白来源于血浆，其他 40% 则来源于肾脏和尿路。

正常尿蛋白主要包括：①来源于血浆的蛋白：如清蛋白（10 ~ 20 mg）、低相对分子质量球蛋白以及大量的多肽类激素；②来源于肾脏和尿路的蛋白：如由髓襻升支合成的 Tamm–Horsfall 蛋白（约有 80 mg，但其作用尚未知）、分泌性 IgA、尿激酶等。

二、蛋白尿的定量和定性检查方法

（一）半定量法

半定量法即试纸法，是最常用的蛋白尿的筛查手段，但无法检测出尿中的免疫球蛋白轻链。

（二）尿蛋白定量

测定 24 h 的尿蛋白，其中包含了几乎所有的尿蛋白（包括免疫球蛋白的轻链）。但大量血尿或脓尿有可能影响尿蛋白的定量结果。肉眼血尿（而非镜下血尿）也可能导致大量蛋白尿。

（三）尿清蛋白检测

主要包括尿清蛋白特异性试纸、24 h 尿清蛋白排泄率（urinary albumin excretion，UAE）、尿清蛋白／肌酐比值（ACR）和 24 h 尿清蛋白定量，其中 UAE 和 ACR 目前已广泛应用于临床。UAE 可采用 24 h 尿量或 12 h 尿标本测定，ACR 的检测以清晨第一次尿取样比较正规，随意尿样亦可，该比值校正了由脱水引起的尿液浓度变化，但女性、老年人肌酐排泄低，则结果偏高。

（四）尿蛋白电泳

通常用醋酸纤维素膜测定，可以对尿蛋白进行定性测定，对于检测蛋白的来源十分有用。

（1）选择性蛋白尿：清蛋白比例大于 80%。一般见于光镜下肾小球无明显损伤的肾病（微小病变所致的肾病综合征）。

（2）非选择性蛋白尿：清蛋白比例低于 80%。通常包含各种类型的血清球蛋白，所有的肾脏病都可能引起这种类型的蛋白尿。

（3）尿中 β 或 γ 单株峰的增高意味着单克隆免疫球蛋白轻链的异常分泌。尿本－周蛋白的特征是在 50℃左右时可以积聚，而温度更高时则会分解。

（4）小管性蛋白尿：主要包括低相对分子质量的球蛋白，用聚丙烯酰胺胶电泳能根据不同的相对分子质量区分不同的蛋白。

三、临床表现

（一）微量清蛋白尿

所谓微量清蛋白尿（MAU），是指 UAE20 ～ 200 μg/min 或 ACR10 ～ 25 mg/mmol，即尿中清蛋白含量超出健康人参考范围，但常规尿蛋白试验阴性的低浓度清蛋白尿。MAU 是一个全身内皮细胞损伤的标志，也是心血管疾病发病和死亡的危险因素。通过微量清蛋白尿的检测而早期发现肾脏病，这将有利于及时治疗和延缓疾病进程。K/Dooic（Kidney Disease Outcome Quality Initiative）指南推荐对于糖尿病、高血压和肾小球疾病引起的 CKD，尿清蛋白是一个比总蛋白更为敏感的指标。近年来 MAU 作为 CKD 的早期检测指标逐渐得到重视。

（二）间歇性蛋白尿

往往见于某些生理性或病理性的状态，如用力、高热、尿路感染、右心力衰竭、球蛋白增多症、直立性蛋白尿等。

直立性蛋白尿多见于青春期生长发育较快、体型较高的年轻人，而在青春期结束时可突然消失，年龄大多小于 20 岁。诊断直立性蛋白尿必须要证实平卧后蛋白尿可消失（收集平卧 2 h 后的尿样）。直立性蛋白尿患者不伴有血尿或肾外体征，不存在任何病理改变，静脉肾盂造影结果正常。

（三）持续性蛋白尿

病因诊断取决于蛋白尿的量和组成。

（1）大量蛋白尿而没有肾病综合征的表现，可能由于尿蛋白主要由 IgG 的轻链组成或是见于新发的肾小球病变。

（2）当肾小球滤过率低于 50 mL/min 时，尿蛋白量也往往随之减少。但对于糖尿病肾病或肾脏淀粉样变的患者仍会有大量蛋白尿，且肾脏体积不缩小。

（3）肾小球病变可能会伴发肾小管或肾血管病变（如肾血流量减少引起的玻璃样变性）。

一般情况下，大多数的肾脏病伴有蛋白尿，但应除外以下情况：①某些新发的肾脏病，需通过肾组织活检确诊；②某些间质性肾病，特别是代谢原因引起的；③不伴有蛋白尿的肾衰竭需考虑流出道梗阻。

第五节　白细胞尿

白细胞尿是指尿液中含较多白细胞和（或）脓细胞（破坏的白细胞）。白细胞尿大多由泌尿系的感染性疾病引起，但泌尿系非感染性疾病及泌尿系邻近组织的感染性疾患也能导致。在正常成人，收集清洁中段尿，高速离心后镜检白细胞应每高倍视野小于 5 个，或每小时白细胞排泄率男性少于 70 000 个，女性少于 140 000 个。由于各实验室检测方法不同，正常值有差异。

一、诊断

10 mL 中段尿以每分钟 1 500 转（1 500r/min）离心 5 min，留尿沉渣镜检，若每高倍视野白细胞多于 5 个，即可确定为白细胞尿。

二、鉴别诊断

（一）明确来源部位

首先需要肯定白细胞是否来自泌尿系统，而非生殖器分泌物（如白带）污染。留尿操作不规范即有污染可能，若为白带污染除可见白细胞外，尚可见大量扁平上皮细胞。

（二）伴随症状

（1）白细胞尿伴尿频、尿急及尿痛，常提示特异或非特异性泌尿系感染，应及时做尿菌检查。若尿菌检查证实为非特异性细菌感染时，即应进一步检查区分上尿路或下尿路感染。对于非特异性细菌培养阴性、抗生素治疗无效的白细胞尿，应怀疑泌尿系结核而做相应检查。

（2）白细胞尿不伴尿路刺激征时，即应将离心后尿沉渣涂片染色镜检，做尿白细胞分类。嗜酸性白细胞尿常见于过敏性间质性肾炎，中性多形核白细胞尿可在急性肾炎及急进性肾炎早期见到，淋巴细胞尿可在狼疮性肾炎活动期及局灶性、节段性肾小球硬化时发现。怀疑到这些肾病时即应做相应检查，必要时应做肾活检。因此，白细胞尿并不一定皆由泌尿系感染引起。

第六节　尿频、尿急、尿痛

尿频、尿急和尿痛合称为膀胱刺激征。尿频是指在一定时间内排尿次数增多。正常成年人白天排尿4～6次，夜间0～2次，尿急是指患者有尿意后难以控制，需要迫不及待地排尿。尿痛是指排尿时感觉耻骨上区，会阴部和尿道内疼痛以及烧灼感。

一、临床表现

（一）尿频

1. 生理性尿频　因精神紧张、气候寒冷时，或者饮水过多导致排尿次数增多。这种情况属正常现象。特点是每次尿量不少，也不伴有随尿频尿急等其他症状。

2. 病理性尿频　如下所述。

（1）多尿性尿频：全日总尿量增多。排尿次数增多，每次尿量无明显变化。多见于糖尿病、尿崩症、精神性多饮和急性肾衰竭的多尿期。

（2）炎症性尿频：每次尿量少，伴有尿急和尿痛等膀胱刺激症状。尿液镜检可见炎性细胞。多见于膀胱炎、尿道炎、前列腺炎和尿道旁腺炎等。

（3）神经性尿频：尿频而每次尿量少，不伴尿急尿痛。尿液镜检无炎性细胞。见于中枢及周围神经病变如神经源性膀胱、癔症。

（4）膀胱容量减少性尿频：为持续性尿频，每次尿量少。药物治疗难以缓解。多见膀胱占位性病变。妊娠子宫增大或卵巢囊肿等压迫膀胱也引起持续性尿频。膀胱结核、坏死物质持续刺激尿路引起尿频甚至膀胱纤维性缩窄。

（5）尿道口周围病变：尿道口息肉、处女膜伞和尿道旁腺囊肿等刺激尿道口引起尿频。

（二）尿急

（1）炎症：急性膀胱炎、尿道炎，特别是膀胱三角区和后尿道炎症，尿急症状特别明显；急性前列腺炎常有尿急，慢性前列腺炎因伴有腺体增生肥大，故有排尿困难，尿线细和尿流中断。

（2）结石和异物：膀胱和尿道结石或异物刺激黏膜产生尿频。

（3）肿瘤：膀胱癌和前列腺癌。

（4）神经源性：精神因素和神经源性膀胱。

（5）高温环境下尿液高度浓缩，酸性高的尿可刺激膀胱或尿道黏膜产生尿急。

（三）尿痛

引起尿急的病因几乎都可以引起尿痛。疼痛部位多在耻骨上区，会阴部和尿道内，尿痛性质可为灼痛或刺痛。尿道炎多在排尿开始时出现疼痛，尿道炎、膀胱炎和前列腺炎常出现终末性尿痛。

二、伴随症状

（1）尿频伴有尿急和尿痛见于膀胱炎和尿道炎，膀胱刺激征存在但不剧烈而伴有双侧腰痛见于肾盂肾炎；伴有会阴部、腹股沟和睾丸胀痛见于急性前列腺炎。

（2）尿频尿急伴有血尿、午后低热、乏力盗汗见于膀胱结核。

（3）尿频不伴尿急和尿痛，但伴有多饮多尿和口渴见于精神性多饮、糖尿病和尿崩症。

（4）无痛性血尿伴尿频、尿急见于膀胱癌。

（5）老年男性尿频伴有尿线细，进行性排尿困难见于前列腺增生、肥大。

（6）尿频尿急尿痛伴有尿流突然中断，见于膀胱结石堵住出口或后尿道结石嵌顿。

第七节　少尿、无尿、多尿

正常成年人24 h尿量为1 000 ~ 2 000 mL。如24 h尿量少于400 mL，或每小时尿量少于17 mL称为少尿。24 h 尿量少于 100 mL 或 12 h 完全无尿称为无尿。如 24 h 尿量超过 2 500 mL 称为多尿。

一、病因与临床表现

（一）少尿或无尿基本病因

1. 肾前性　如下所述。

（1）有效血容量减少：多种原因引起的休克、重度失水、大出血和肝肾综合征，大量水分渗入组织间隙和浆膜腔，血容量减少，肾血流减少。

（2）心脏排血功能下降：各种原因所致的心功能不全，严重的心律失常，心肺复苏后体循环功能不稳定。血压下降所致肾血流减少。

（3）肾血管病变：肾血管狭窄或炎症、肾病综合征、狼疮性肾炎、长期卧床不起所致的肾动脉栓塞或血栓形成；高血压危象、妊娠期高血压疾病等引起肾动脉持续痉挛、肾缺血导致急性肾衰竭。

2. 肾性　如下所述。

（1）肾小球病变：重症急性肾炎，急进性肾炎和慢性肾炎因严重感染，血压持续增高或肾毒性药物作用引起肾功能急剧恶化。

（2）肾小管病变：急性间质性肾炎包括药物性和感染性间质性肾炎、生物毒或重金属及化学毒所致的急性肾小管坏死、严重的肾盂肾炎并发肾乳头坏死。

3. 肾后性　如下所述。

（1）各种原因引起的机械性尿路梗阻：如结石、血凝块、坏死组织阻塞输尿管、膀胱进出口或后尿道。

（2）尿路外的压迫：如肿瘤、腹膜后淋巴瘤、特发性腹膜后纤维化、前列腺肥大。

（3）其他：输尿管手术后、结核或溃疡愈合后瘢痕挛缩、肾严重下垂或游走肾所致的肾扭转、神经源性膀胱等。

（二）多尿病因

1. 暂时性多尿　短时内摄入过多水、饮料和含水分过多的食物；使用利尿药后，可出现短时间多尿。

2. 持续性多尿　如下所述。

（1）内分泌代谢障碍：①垂体性尿崩症，因下丘脑－垂体病变使抗利尿激素（ADH）分泌减少或缺乏，肾远曲小管重吸收水分下降，排出低比重尿，量可达到 5 000 mL/d 以上；②糖尿病，尿内含糖多引起溶质性利尿，尿量增多；③甲状旁腺功能亢进症，血液中过多的钙和尿中高浓度磷需要大量水分将其排出而形成多尿；④原发性醛固酮增多症，引起血中高浓度钠，刺激渗透压感受器，摄入水分增多，排尿增多。

（2）肾病：①肾性尿崩症，肾远曲小管和集合管存在先天性或获得性缺陷，对抗利尿激素反应性降低，水分重吸收减少而出现多尿；②肾小管浓缩功能不全，见于慢性肾炎、慢性肾盂肾炎、肾小球硬化、肾小管酸中毒及药物、化学物品或重金属对肾小管的损害。也可见于急性肾衰竭多尿期等。

3. 精神因素　精神性多饮患者常自觉烦渴而大量饮水引起多尿。

二、伴随症状

（一）少尿

（1）少尿伴肾绞痛见于肾动脉血栓形成或栓塞、肾结石。

（2）少尿伴心悸气促、胸闷不能平卧见于心功能不全。

（3）少尿伴大量蛋白尿、水肿、高脂血症和低蛋白血症见于肾病综合征。

（4）少尿伴有乏力、纳差、腹腔积液和皮肤黄染见于肝肾综合征。

（5）少尿伴血尿、蛋白尿、高血压和水肿见于急性肾炎、急进性肾炎。

（6）少尿伴有发热腰痛、尿频、尿急、尿痛见于急性肾盂肾炎。

（7）少尿伴有排尿困难见于前列腺肥大。

（二）多尿

（1）多尿伴有烦渴多饮、排低比重尿见于尿崩症。

（2）多尿伴有多饮多食和消瘦见于糖尿病。

（3）多尿伴有高血压、低血钾和周期性瘫痪见于原发性醛固酮增多症。

（4）多尿伴有酸中毒、骨痛和肌麻痹见于肾小管性酸中毒。

（5）少尿数天后出现多尿可见于急性小管坏死恢复期。

（6）多尿伴神经症症状可能为精神性多饮。

第四章

原发性肾小球疾病

第一节　急性链球菌感染后肾小球肾炎

一、急性链球菌感染后肾小球肾炎

（一）概述

急性链球菌感染后肾小球肾炎（acute post-streptococcal glomerulo nephritis，APSGN），简称急性肾炎，是由于链球菌感染后诱发的急性肾炎综合征（血尿、蛋白尿、水肿和高血压），可伴一过性肾功能损害。其他病原微生物如细菌、病毒及寄生虫等亦可致病，但临床表现一般不如链球菌感染所致的急性肾炎典型。

（二）病因与发病机制

发病机制：①免疫复合物沉积于肾脏；②抗原原位种植于肾脏；③肾脏正常抗原改变，诱导自身免疫反应。

A 组链球菌表面的 M 蛋白与肾小球成分存在交叉抗原。抗肾小球皮质抗体可以与 M 蛋白中的 6 型和 12 型起交叉反应，而抗 1 型 M 蛋白氨基端的抗体可以与肾小球系膜细胞的骨架蛋白起交叉反应。近年来，在 PSGN 患者肾组织的沉积物中提纯出两个主要的抗原，一个是肾炎相关血纤维蛋白溶酶受体，甘油醛 -3- 磷酸脱氢酶（GAPDH）；另一个为阳离子链球菌抗原，即阳离子蛋白酶链球菌致热性外毒素 B （SPEB）和它的具免疫原性的酶原（zymogen）。在急性 PSGN 患者肾组织中已经鉴定出 GAPDH 和 SPEB，在大多数恢复期患者的血清中也检测出这两种抗原的抗体。GAPDH 在肾小球中产生类似血纤维蛋白溶酶的作用，表明肾小球局部的直接炎症损伤，但它不与补体或免疫球蛋白共同沉积。而 SPEB 与补体和 IgG 共同沉积，提示免疫介导的肾小球损伤参与疾病的发生发展。SPEB 是至今唯一提纯的链球菌致病原，并在电镜下证实存在于上皮侧驼峰。在拉丁美洲裔及中欧的急性 PSGN 患者肾组织中只发现 SPEB 而没有 GAPDH，血清中也只发现 SPEB 抗体，这与日本的研究不尽一致，可能在不同的种族中，由不同的链球菌片断导致急性肾炎。

持续的链球菌感染产生抗原血症，形成循环免疫复合物，沉积于上皮侧和系膜，触发炎症反应，激活局部补体，促进中性炎症细胞和单核巨噬细胞聚集。由于肾小球中存在 CD4T 淋巴细胞，因此存在细胞介导的免疫反应。细胞因子和血管活性物质也介导了局部炎症和损伤。尿中 MCP-1 与 PSGN 急性期蛋白尿严重程度相关。

（三）病理

急性期肾脏体积常较正常增大，病理改变为弥漫性毛细血管内增生性肾小球肾炎。除肾小球内皮细胞和系膜细胞增生外，肾小球内可见较多炎细胞浸润，主要为中性粒细胞和单核细胞，嗜酸细胞和淋巴细胞偶见。部分毛细血管袢可见轻度增厚，Masson 染色高倍镜下有时可见上皮侧小结节状嗜复红物沉积。鲍曼囊腔中有时可见红细胞及中性粒细胞浸润。若是在急病的恢复期，则光镜下可仅表现为系膜增生，而肾小球肿胀、炎细胞浸润和上皮侧嗜复红物沉积均可消失，毛细胞血管袢也恢复正常厚度。肾小管间质病变一般较轻，当蛋白尿较多时，有时可见近端小管上皮细胞胞浆内的蛋白吸收颗粒，间质可有轻度水肿或散在炎细胞浸润。免疫荧光检查（在疾病最初的 2 ~ 3 周内）可见 IgG 和 C3 沿毛细血管壁呈弥漫粗颗粒样沉积，半数患者可见 IgM 沉积，一般无 IgA 和 C1q 沉积。电镜检查最特征性的表现是上皮细胞下“驼峰状”电子致密物沉积。PSGN 病理改变呈自限性，可完全恢复。若起病 1 个月后仍有较强 IgC 沉积，则可致病变迁延不愈。

（四）临床表现

本病主要发生于儿童，高峰年龄为 2 ~ 6 岁，2 岁以下或 40 岁以上的患者仅占所有患者 15%。发作前常有前驱感染，潜伏期为 7 ~ 21 天，一般为 10 天左右。皮肤感染引起者的潜伏期较呼吸道感染稍长。典型的急性 PSGN 临床表现为突发的血尿、蛋白尿、高血压，部分患者表现为一过性氮质血症。患者的病情轻重不一，轻者可无明显临床症状，仅表现为镜下血尿及血 C3 的规律性变化，重者表现为少尿型急性肾损伤。

1. 尿液改变　多数患者有肾小球源性血尿，2/3 的患者表现为镜下血尿，半数患者为肉眼血尿。血尿常伴有轻、中度的蛋白尿，少数患者表现为肾病综合征水平的蛋白尿。尿量在水肿时减少，一日尿量常在 400 ~ 700 mL，持续 1 ~ 2 周后逐渐增加，少尿时尿比重稍增高。少数病例尿量明显减少，少于 300 mL，甚至无尿，为严重的表现。在恢复期每天尿量可达 2 000 mL 以上。尿量减少者常见，但无尿较少发生。若尿少持续存在，则提示可能形成新月体肾炎。

2. 水肿　90% PSGN 患者可发生水肿，常为多数患者就诊的首发症状。水肿的原因是水钠潴留。典型表现为晨起时颜面水肿或伴双下肢凹陷性水肿，儿童严重患者可出现腹腔积液和全身水肿。急性 PSGN 的水肿和高血压均随利尿后好转，通常在 1 ~ 2 周内消失。

3. 高血压　75% 以上患者会出现一过性高血压，一般为轻、中度。其主要原因是水、钠潴留，经利尿治疗后可很快恢复正常，约半数患者需要降压治疗。儿童患者偶见头痛、意识模糊、嗜睡甚至惊厥等脑病表现。这可能不仅为严重高血压所致，而是中枢神经系统血管炎所致。

高血压脑病是指血压急剧增高时出现的以神经系统症状，如头痛、呕吐、抽搐及昏迷为主要表现的综合征。一般认为在全身性高血压基础上，脑内阻力小血管自身调节紊乱，导致发生缺氧及程度不等的脑水肿所致。多与严重高血压有关，有时血压可突然升高而发病，不一定与水肿严重程度相平行。

高血压脑病发生于急性肾小球肾炎病程的早期，一般在第 1 ~ 2 周内，平均在第 5 天。起病较急，发生抽搐，昏迷前患者的血压急剧增高，诉头痛、恶心、呕吐，并有不同程度的意识改变，出现嗜睡、烦躁等。有些患者还有视觉障碍，包括暂时性黑矇。神经系统检查多无定位体征，浅反射及腱反射可减弱或消失，踝阵挛可阳性，并可出现病理反射，部分重症患者可有脑疝征象，如瞳孔变化、呼吸节律紊乱等。眼底检查除常见广泛或局部的视网膜小动脉痉挛外，有时或可见到视网膜出血、渗出及视盘水肿等。脑电图检查可见一时性的局灶性紊乱或双侧同步尖慢波，有时节律性较差，许多病例两种异常同时存在。脑脊液检查外观清亮，压力和蛋白质正常或略增，偶有少数红细胞或白细胞。

一般经过适当抢救后可恢复。个别重症患儿，特别是呈癫痫持续状态者，虽经有效治疗免于死亡，但可因脑缺氧过久造成器质性损害而留下后遗症。

4. 心功能衰竭　是临床工作中需紧急处理的急症。可表现为颈静脉怒张、奔马律、呼吸困难和肺水肿。全心衰竭在老年 PSGN 患者中发生率可达 40%。心力衰竭最主要的原因是容量过多。由于肾小球滤过率降低，水、钠排出减少，但肾小管再吸收并未相应地减少，导致水、钠滞留于体内，加上肾缺血肾素分泌可能增加，产生继发性醛固酮增多，加重了钠的滞留，使血浆容量扩大。高血压、心肌本身的病变也是一个促进因素。心功能衰竭常发生于急性肾小球肾炎起病后的第 1 ~ 2 周内。起病缓急轻重不一。少数严重病例可以急性肺水肿突然起病，而急性肾小球肾炎的其他表现可能完全被掩盖。出现急性肺水肿的原因与正常肺循环中肺动脉低阻力、低压力及大流量有关。还与肺组织结构疏松、胸腔内负压等因素有关。急性肾小球肾炎时全身呈充血状态，血容量增大，而肺循环对容量扩张的储备能力远较体循环小。在小儿，血容量增加 100 ~ 200 mL 时即可致肺微血管压力增加而发生肺水肿。X 线检查发现早期即可有心影增大，甚至在临床症状不明显者 X 线检查也有此改变；有时还可见少量胸腔及心包积液。心力衰竭病情常危急，但经积极抢救并获较好利尿效果后，可迅速好转，扩大的心脏可完全恢复正常，唯心电图 T 波改变有时需数周才能恢复。

5. 肾功能异常　部分患者在起病的早期由于肾小球滤过率降低，尿量减少而出现一过性氮质血症，多数患者予以利尿消肿数日后恢复正常，仅极少数患者发展至严重的急性肾损伤。

（五）实验室检查

1. 尿液检查

（1）血尿：几乎所有患者都有镜下血尿或肉眼血尿。尿中红细胞多为畸形红细胞。肉眼血尿持续时间不长，大多数天后转为镜下血尿，此后可持续很久，但一般在6个月以内消失，也有持续2年才完全恢复。

（2）蛋白尿：患者常有蛋白尿，半数患者蛋白尿少于500 mg/d。约20%的患者可出现肾病综合征范围的蛋白尿，成人多见。一般于病后2 ~ 3周尿蛋白转为少量或微量，2 ~ 3个月多消失，成人患者消失较慢。若蛋白尿持续异常提示患者为慢性增生性肾炎。

（3）尿沉渣：早期除有多量红细胞外，白细胞也常增加，小管上皮细胞及各种管型也很常见。管型中以透明管型及颗粒管型最多见，红细胞管型的出现提示病情的活动性。

（4）尿中纤维蛋白降解产物（FDP）和C3含量常增高，尤其在利尿期。

2. 血常规检查　可有轻度贫血，常与水钠潴留、血液稀释有关。白细胞计数可正常或升高，血沉在急性期常加快。急性期，出凝血功能可出现异常，血小板减少。血纤维蛋白、血纤维蛋白溶酶、Ⅷ因子降低，循环中见高分子的血纤维蛋白复合物，往往提示疾病活动且预后不良。

3. 肾功能及血生化检查　在PSGN的急性期，肾小球滤过率（GFR）可下降，表现为一过性氮质血症，多见于老年患者。肾小管功能常不受影响，浓缩功能多正常，但尿中钠、钾排泄下降。由于肾小球滤过率下降，血容量增加，部分患者出现低肾素、低血管紧张素血症，从而产生轻至中度的高钾血症。利尿治疗后高钾血症可纠正。

4. 有关链球菌感染的细菌学及血清学检查

（1）咽拭子和细菌培养：急性PSGN自咽部或皮肤感染灶培养细菌，其结果可提示A组链球菌的感染。但试验的敏感性和特异性同试验方法有关，一般阳性率仅20% ~ 30%。相比血清学检查结果，受影响的因素较多。

（2）抗链球菌溶血素"O"抗体（ASO）：在咽部感染的患者中，90%ASO滴度可 > 200U。在诊断价值上，ASO滴度的逐渐上升比单纯的滴度升高更有意义。在上呼吸道感染的患者中2/3会有ASO滴度上升。ASO滴度上升2倍以上，高度提示近期曾有过链球菌感染。

5. 免疫学检查　动态观察C3的变化对诊断PSGN非常重要。疾病早期，补体（C3和CH50）下降，8周内逐渐恢复到正常水平，是PSGN的重要特征。血浆中可溶性补体终末产物C5b-9在急性期上升，随疾病恢复逐渐恢复正常。若患者有3个月以上的低补体血症，常提示其他疾病的存在，如膜增生性肾小球肾炎、狼疮性肾炎、潜在感染或先天性低补体血症等。

（六）诊断与鉴别诊断

链球菌感染后1 ~ 3周出现血尿、蛋白尿、水肿和高血压等典型临床表现，伴血清C3的动态变化，8周内病情逐渐减轻至完全缓解者，即可做出临床诊断。若起病后2 ~ 3月病情无明显好转，仍有高血压或持续性低补体血症，或肾小球滤过率进行性下降，应行肾活检以明确诊断。

急性肾小球肾炎应与以下疾病鉴别。

1. 系膜增生性肾小球肾炎（IgA肾病和非IgA系膜增生性肾小球肾炎）　可呈急性肾炎综合征表现，潜伏期较短，多于前驱感染后数小时到数日内出现血尿等急性肾炎综合征症状。患者无血清ASO滴度进行性升高，无补体C3，病情反复，迁延。IgA肾病患者的血尿发作常与上呼吸道感染有关。

2. 其他病原微生物感染后所致的急性肾炎　其他细菌、病毒及寄生虫等感染所引起的肾小球肾炎常于感染的极期或感染后3 ~ 5天出现急性肾炎综合征表现。病毒感染所引起的肾炎临床症状较轻，血清补体多正常，水肿和高血压少见，肾功能正常，呈自限性发展过程。

3. 膜增生性肾小球肾炎（MPGN）　又称系膜毛细血管性肾小球肾炎。临床表现类似急性肾炎综合征，但蛋白尿明显，血清补体水平持续低下，8周内不恢复，病变持续发展，无自愈倾向。鉴别诊断困难者需作肾活检。

4. 急进性肾小球肾炎　临床表现及发病过程与急性肾炎相似，但临床症状常较重，早期出现少尿或无尿，肾功能持续进行性下降。确诊有困难时，应尽快作肾活检明确诊断。

5. 全身性疾病肾脏损害　系统性红斑狼疮、系统性血管炎、原发性冷球蛋白血症等均可引起肾损害，亦可合并低补体血症，临床表现类似急性肾炎综合征，可根据其他系统受累的典型临床表现和实验室检查来鉴别。

（七）治疗

PSGN 以对症支持治疗为主，同时防治各种并发症、保护肾功能，以利于其自然病程的恢复。

1. 一般治疗　急性期应休息 2 ～ 3 周，直至肉眼血尿消失、水肿消退及血压恢复正常。水肿明显及血压高者应限制饮食中水和钠的摄入。肾功能正常者无须限制饮食中蛋白的摄入量，氮质血症时应适当减少蛋白的摄入。

2. 感染灶的治疗　上呼吸道或皮肤感染者，应选用无肾毒性的抗生素治疗 10 ～ 14 天，如青霉素、头孢菌素等，青霉素过敏者可用大环内酯类抗生素。抗生素的应用主要是预防患者亲属及接触者感染致肾炎链球菌，而由于 PSGN 是免疫介导的疾病，抗生素的应用对于 PSGN 治疗作用不大。与尿异常相关反复发作的慢性扁桃体炎，可在病情稳定 [尿蛋白≤（+），尿沉渣红细胞 < 10 个 /HP] 后行扁桃体摘除术，手术前、后使用抗生素 2 周。

3. 对症治疗　限制水、钠摄入，水肿仍明显者，应适当使用利尿药。经上述处理血压仍控制不佳者，应给予降压药，防止心、脑并发症的发生。高钾血症患者应用离子交换树脂或透析，此时一些保钾制剂如氨苯蝶啶、螺内酯、阿米洛利等不能应用。

4. 激素冲击及透析治疗　若肾活检提示有较多新月体形成，病程呈急进性进展，则治疗同新月体肾炎类似，可用大剂量甲泼尼龙冲击治疗。对于有容量过多、心功能衰竭、肺瘀血，经利尿疗效不佳的患者或发生急性肾衰竭有透析指征者应及时行透析治疗。成人患者可行血透或连续性静脉血滤，儿童患者可行腹透治疗。由于本病呈自愈倾向，透析治疗帮助患者度过危险期后，肾功能即可恢复，一般不需维持性透析治疗。

5. 持续蛋白尿的治疗　对于成人 PSGN 患者，若起病后 6 个月仍有蛋白尿，甚至尿蛋白 > 1.0g/24 h，则需应用血管紧张素转换酶抑制药（ACEI）或血管紧张素受体拮抗药（ARB）。

（八）预后

本病急性期预后良好，尤其是儿童。绝大多数患者于 2 ～ 4 周内水肿消退、肉眼血尿消失、血压恢复正常。少数患者的少量镜下血尿和微量白蛋白尿可迁延 6 ～ 12 个月才消失。血清补体水平 4 ～ 8 周内恢复正常。

PSGN 的长期预后，尤其是成年患者的预后报道不一。但多数患者的预后良好，仅有少部分患者遗留尿异常和（或）高血压。若蛋白尿持续，往往提示患者病情迁延至慢性增生性肾小球肾炎。也有些患者在 PSGN 发生后 10 ～ 40 年才逐渐出现蛋白尿、高血压和肾功能损害。影响预后的因素主要有：①年龄：成人较儿童差，尤其是老年人；②散发者较流行者差；③持续大量蛋白尿、高血压和（或）肾功能损害者预后较差；④肾组织增生病变重，有广泛新月体形成者预后差。

二、非链球菌感染后肾小球肾炎

非链球菌感染后肾小球肾炎（nonstreptococcal postinfectious glomerulonephritis）的病因以细菌引起者较常见，包括菌血症状态、各种病毒性和寄生虫性疾病，肺炎双球菌、金黄色及表皮葡萄球菌、肺炎杆菌、脑膜炎球菌、伤寒杆菌等均有报道。若感染时间短，或疾病有自愈倾向，则临床表现为急性肾炎；若长期不愈，则按患者免疫状态可转变为急进性肾炎或膜增生性肾炎。其他感染如梅毒、钩端螺旋体病、组织胞浆菌病、弓形体病以及恶性疟疾中也有发生；病毒感染如传染性单核细胞增多症、流感病毒、艾可病毒、麻疹病毒、乙型肝炎病毒、丙肝病毒、巨细胞病毒等感染后均可发生肾炎。主要的感染相关肾脏综合征见表 4–1。

表 4-1 主要的感染相关肾脏综合征

类型	病程	临床表现	其他	举例
系膜增生性肾小球肾炎 IgM，C3 沉积为主	急性	亚临床，镜下血尿，非肾性蛋白尿	以 IgA 沉积为主的病例常伴有肝病	急性伤寒热，急性疟疾
IgA 沉积为主	急性或慢性			
弥漫增生性肾小球肾炎 IgM；IgG；C3	急性	肾功能异常，高血压，蛋白尿，水肿	偶见新月体或者血栓	心内膜炎或者肺炎球菌性肺炎相关的肾小球肾炎，链球菌感染后肾小球肾炎
仅有 C3				
膜增生性肾小球肾炎 I 型（± 冷球蛋白血症）	慢性	肾性或者非肾性，GFR 下降	偶伴硬化	丙肝相关性肾小球，血吸虫性肾小球肾炎（Ⅲ型），疟疾（三日疟）性肾病
膜性（肾病）	慢性	肾病综合征	偶伴系膜区沉积	乙肝相关性肾小球肾炎，梅毒
局灶阶段性肾小球硬化	急性或慢性	肾病综合征，GFR 下降		HIV 或者细小病毒 B19

（一）其他细菌感染后肾小球肾炎

骨髓炎、腹内、盆腔浆膜腔和肠道脓肿与肾小球肾炎相关。这些情况的共同特征是一般感染出现数月后才被确诊和治疗。肾脏病变从轻的尿检异常至快速进展性肾炎均可出现，但最常见的表现是肾病综合征。补体通常正常，常见多克隆丙种球蛋白病，这可能与许多微生物具有超抗原相关。肾组织学病变包括膜增生性肾小球肾炎、弥漫增生性肾小球肾炎或系膜增生性肾炎。可以出现新月体。治疗是根治感染。只有早期治疗，肾功能才能完全恢复。

先天性和继发性（或早期潜伏）梅毒可能与肾小球肾炎相关。在先天性梅毒，患儿出生 4 ~ 12 周出现全身水肿。8% 的患者出现肾病综合征，为最主要的临床表现。0.3% 获得性梅毒患者累及肾。成人可表现为肾病综合征或偶见急性肾炎。梅毒血清学检查阳性（快速梅毒血浆素检测，VDRL 和荧光密螺旋体抗体吸收试验）。膜性肾病是最常见的病理类型。但也可见其他组织学类型，如弥漫增生性肾小球肾炎伴或不伴新月体，MPGN 和系膜增生性肾小球肾炎。在免疫沉积部位分出密螺旋体抗原。治疗梅毒也可治疗梅毒相关的肾小球疾病，4 ~ 18 周后肾脏病变有可能完全缓解。

急性伤寒热（沙门菌感染）的特点是发热、脾肿大和胃肠道症状。严重者出现弥散性血管内凝血或溶血尿毒综合征，休克或急性肾损伤。2% 的患者为有临床症状的肾小球肾炎，25% 的患者为无症状镜下血尿或轻的蛋白尿。诊断需从血液或粪便中培养出致病菌或 Widal 试验示抗体滴度升高。尿道中沙门菌和血吸虫共同感染可产生特殊类型的肾小球肾炎。

麻风（分枝杆菌）感染可能与肾小球肾炎、间质性肾炎、淀粉样变相关。文献报道，尸检淀粉样变占 4% ~ 31%，间质性肾炎占 4% ~ 54%。具有临床表现的肾小球肾炎 < 2%，但肾活检病理检查中 13% ~ 70% 患者有肾小球肾炎。临床表现多为肾病综合征，少见的为急性肾炎综合征，快速进展性肾小球肾炎更为罕见。最常见的病理类型是 MPGN 和弥漫增生性肾小球肾炎。免疫荧光示 IgG、C3、IgM、IgA 和纤维素沉积。不同患者麻风相关的肾小球疾病对麻风治疗反应不一。红斑结节麻风伴急性肾损伤可用短程泼尼松（40 ~ 50 mg/d）治疗。

急性葡萄球菌感染性肺炎可出现镜下血尿和蛋白尿，为免疫复合物介异的肾损伤，病理表现为系膜增生性或弥漫增生性肾炎，免疫荧光和电镜表现类似于链球菌感染后肾炎。已在免疫沉积中发现肺炎球菌抗原，细菌囊壁抗原可以激活补体替代途径。很罕见的，在肺炎球菌神经胺酶的作用下，肺炎球菌 Thomsen-Friedenreich 抗原暴露导致溶血尿毒综合征。

胃肠炎症可能与系膜增生或弥漫增生性肾炎相关。其他细菌如大肠埃希菌、脑膜炎球菌和支原体都有报道诱发肾炎。

（二）病毒感染

肾小球肾炎可由一些病毒感染所致。最常见的乙型肝炎、丙型肝炎和 HIV 感染。少见的肾小球肾炎也可因黄热病、腮腺炎、疟疾、疱疹或水痘感染所致。发病机制包括外源性免疫复合物沉积于肾脏或形成原位免疫复合物；病毒损伤后导致机体针对内源性抗原产生自身抗体；病毒诱导前炎症因子、化学趋化因子、黏附分子、生长因子释放以及病毒蛋白产生的直接的细胞损伤作用。

1. 甲型肝炎病毒相关性肾病　严重甲型肝炎病毒感染相关肾衰竭可能是由于诱发间质性肾炎或者急性肾小管坏死所致。极少数也可表现为免疫复合物相关的弥漫增生性肾炎伴免疫球蛋白和补体 C3 沉积，临床表现为肾炎或肾病综合征。肝炎病情改善时，肾炎通常也可以缓解。

2. 乙型肝炎病毒相关性肾病　急性乙型肝炎病毒感染可能与短期的血清病样综合征相关：荨麻疹或斑丘疹、神经病变、关节痛或关节炎，镜下血尿和非肾病综合征范围蛋白尿。肾活检病理检查示系膜增生性肾炎。当肝炎缓解时，肾脏病临床表现可自行恢复。急性乙肝病毒感染后约 10% 的成年人以及大多数的儿童患者会成为慢性携带者。在中国和东南亚地区，50% 的慢性携带孕妇会通过垂直传播传给婴儿，而在中东、印度、非洲，儿童和年轻患者更多的是横向传播。欧洲和美国乙型肝炎的患病率低，大多数携带者是由于药物滥用、输血或性传播后天感染所致。乙型肝炎病毒携带者最常见的乙肝相关性肾炎是膜性肾病、膜性增生性肾小球肾炎、结节性多动脉炎和 IgA 肾病。

（1）膜性肾病：膜性肾病在亚洲人群中常见。已证实它与患者携带乙肝病毒表面抗原相关。患者年龄一般为 2 ～ 12 岁，男性好发，表现为肾病综合征、镜下血尿，肾功能正常。其他临床症状包括无症状性蛋白尿，慢性肾衰竭少见。儿童乙型肝炎病程平稳，有时可自动缓解。而成人往往不易缓解，出现慢性活动性肝炎或肝硬化等严重的肝脏病变，同时伴有慢性肾脏疾病。肾组织病理检查示毛细血管袢 IgG、IgM、C3 颗粒状沉积，电镜下上皮侧、系膜区和内皮侧有免疫复合物沉积，有时肾小球中可见病毒颗粒。现认为 HBV 相关膜性肾病发病机制是 HBeAg 和抗 HBe 抗体被动沉积或形成原位复合物。因为抗 HBe 抗体带阳离子，基底膜带阴离子，因此易于穿过基底膜到上皮下侧。

（2）膜增生性肾小球肾炎：成人 HBV 相关肾炎最常见的肾小球病理改变是膜增生性肾小球炎（membraneoproloferative glomerulonephritis，MPGN）。54% 的患者伴有高血压，20% 出现肾功能减退，镜下血尿常见。HBV 相关膜增生性肾小球肾炎的发病机制是肾小球系膜区和内皮下沉积 HBsAg 和抗 HBs 抗体免疫复合物。肾组织类似于原发性 MPGN，但内皮轻度增生伴内皮下较多沉积。少见的病理类型是类似于Ⅲ型冷球蛋白血症伴上皮下和系膜区沉积。

（3）系膜增生性肾小球肾炎伴 IgA 沉积：患者肾活检为 IgA 肾病，但肾组织中有 HBV-DNA。

（4）结节性多动脉炎：HBV 相关血管炎（HBV 相关结节性多动脉炎，HBV-PAN）主要见于因滥用药物或经输血的成年男性，通常发生于轻型肝炎的恢复期。垂直感染的患者或儿童患者则无此病报道。典型的 HBV-PAN 患者在轻度或无症状感染肝炎时表现为血清病样改变。HBV 相关血清病，随着 HBsAg 的清除，疾病可自动缓解，而 HBV-PAN 患者，随疾病进展可累及多脏器。小动脉和中动脉血管炎可表现为心肌缺血、肠系膜绞痛、变应性肉芽肿（Churg-Strauss）性肺综合征、哮喘、嗜酸性粒细胞增多、脑缺血或多发性单神经炎。肾血管炎表现为镜下血尿、肾病或非肾病性蛋白尿，肾素依赖性高血压以及肾功能减退。现认为 HBV-PAN 的发病机制是 HBsAg 和抗 HBs 抗体免疫复合物沉积于血管壁，激活补体，激活炎症反应。血管上常见 IgM 和 HBsAg 沉积，表明损伤是由 HBsAg/IgM 复合物介导。血清检测发现 HBsAg 和抗 HBV 核心抗原抗体。通常血清补体正常，ANCA 阴性。肾活检病理除有小动脉血管炎病变外，肾小球可见不同程度的毛细血管袢塌陷，如同缺血性病变。与特发性显微镜下多动脉炎不同，坏死性病变和新月体形成罕见。系膜增生性肾炎、弥漫增生性肾炎、MPGN 或 MN 均有报道。HBV-PAN 可予激素冲击和细胞毒药物环磷酰胺治疗，能显著增加短期生存率，但长期研究证实加速患者的肝脏病变。近来研究显示短程激素 [泼尼松 1 mg/（g·d）×2 周] 和血浆置换（3 周以上，9 ～ 12 次）治疗，继以 IFN-α 和（或）拉米夫定治疗患者长期预后良好。

3. 丙型肝炎病毒相关肾炎

（1）膜增生性肾炎：丙型肝炎相关肾脏疾病通常为 MPGN，表现为蛋白尿（轻度或大量），镜下血尿及轻度至中度肾功能不全。冷球蛋白血症（约 90% 混合性冷蛋白血症患者有抗 HCV 抗体，50% 的 HCV 患者有冷球蛋白血症）和非冷球蛋白血症 HCV 相关 MPGN 患者肾组织病理表现类似，但后者炎细胞浸润和免疫聚集不如前者严重。丙型肝炎病毒感染可能导致严重的肾小管间质损伤。偶见严重的血管炎，包括急进性肾炎，见于长期丙型肝炎病毒感染（＞10年）的成年女性患者。

（2）其他丙型肝炎病毒相关肾小球肾炎：丙型肝炎病毒感染可能与其他伴或不伴冷球蛋白血症肾小球疾病相关。HCV-MN类似于特发性MN，但HCV RNA和抗HCV抗体阳性，有报道肾小球上皮侧免疫沉积中可检出HCV抗原。其他HCV相关肾脏疾病包括纤维丝状肾炎、局灶性肾小球硬化（尤其是非洲裔美国人）和血栓性微血管病与抗心磷脂抗体综合征（尤其是肾移植后）。

4. 人免疫缺陷病毒相关性肾脏疾病　HIV感染与一些肾脏综合征，包括HIV相关性肾病（HIVAN）、免疫复合物肾小球肾炎、血栓性微血管病、血管炎、急性肾损伤和电解质紊乱相关。此外，HIVAN可以与其他感染所致肾病共存，如HBV或梅毒相关性膜性肾病、HCV（MPGN伴冷球蛋白血症），也可合并糖尿病。此外，多种治疗HIV感染的药物也可导致肾功能减退。

（1）人类免疫缺陷病毒相关性肾病（HIVAN）：HIVAN是HIV感染最常见的肾脏病变。在非裔美国人，发病率为3.5%（蛋白尿患者肾活检）~12%（尸检）。HIVAN为肾细胞感染HIV-1病毒所致。在人肾小管和肾小球细胞中不仅发现HIV-1mRNA和DNA，而且在肾组织中发现了病毒复制。因此肾脏可能是HIV攻击的靶器官。HIVAN通常是HIV感染晚期表现，偶可见于早期感染患者。黑人多见，可能是环境因素和遗传因素共同作用的结果。典型临床表现为肾病范围蛋白尿和进行性氮质血症。外周水肿和高血压少见，可能HIVAN易于丢失盐分。尿常规常见小管上皮细胞，超声检查示肾脏体积正常或增大。随着治疗进展，HIV-ESRD患者的死亡率与其他透析患者无显著差异，腹膜透析和血液透析疗效相近，HIV感染患者肾移植后短期生存率与无感染患者类似。

（2）人类免疫缺陷病毒相关的免疫复合物肾小球肾炎：HIV相关肾小球肾炎多表现为膜增生性肾小球肾炎，在系膜区、内皮下、上皮侧均可见免疫复合物沉积，大量沉积时类似狼疮性改变。膜性肾病少见。临床表现从轻的镜下血尿至肾衰竭均可见。蛋白尿一般为肾病范围，但通常无高脂血症。与HIVAN不同，高血压常见。30%~50%患者有低补体血症和冷球蛋白血症。HIV相关免疫复合物肾炎一般快速进展至肾衰竭，若合并HCV感染，则疾病进展更为迅猛。

（3）人类免疫缺陷病毒相关的血栓性微血管病：HIV感染偶见诱发溶血尿毒综合征。临床特征为高血压、溶血性贫血、血小板减少和出现精神症状。可能是由于血管内皮细胞损伤所致。肾脏损伤的特征是小动脉和肾小球毛细血管血栓形成，肾小球系膜溶解。本病预后较差，生存期一般短于2年。

5. 其他病毒感染相关的肾小球疾病　健康人重症巨细胞病毒（cytomegalovirus，CMV）感染罕见。CMV感染与IgA肾病和移植肾肾病可能并无因果关系。极少报道成人和新生儿免疫复合物肾炎性弥漫增生性肾小球肾炎，颗粒状免疫沉积物中包含CMV抗原。CMV感染可累及移植肾，其特点是肾小管细胞和间质巨噬细胞中有病毒包涵体，它可能导致肾小管功能障碍。但无证据表明它可导致肾小球损伤。例外的是，巨细胞病毒合并HIV感染时，可出现塌陷性肾小球病及终末期肾脏病。

细小病毒B19感染可导致镰状细胞病患者出现再生障碍危象，极少数危象患者3天至7周后发生肾病综合征。急性期肾组织病理改变为弥漫增生性肾小球肾炎或MPGN，后期为塌陷性FSGS，类似于海洛因肾病和HIVAN。少数无镰状细胞病患者发生细小病毒B19感染相关肾小球肾炎。临床体征包括短暂出现皮疹、关节痛或关节炎和贫血。塌陷性肾小球肾炎患者血清抗细小病毒B19抗体升高，表现为FSGS的肾组织中可发现病毒DNA。

其他病毒，特别是导致上呼吸道感染的病毒可诱发短暂的蛋白尿，肾组织学改变为系膜增生。这表明，发热性疾病引起的轻度蛋白尿并不总是通过改变肾小球内跨膜压，即通过血流动力学改变引起肾小球滤过率改变所致，而可能是由未诊断的、短暂的、轻的肾小球肾炎所致。例如超过25%的流行性腮腺炎患者可以出现短期的镜下血尿和非肾病蛋白尿，肾功能正常。肾活检提示系膜增生性肾小球肾炎，IgM、IgA、C3沉积，在系膜区发现腮腺炎抗原。麻疹感染偶见与之相关的毛细血管内增生性肾炎。早期也有报道微小病变患者麻疹感染后肾病综合征缓解。极少数水痘感染患者可出现相关的肾病综合征，肾组织病理改变类似于腮腺炎感染时病变，在肾小球毛细血管壁和系膜区可发现水痘病毒。腺病毒、甲型和乙型流感病毒感染也可致短暂的镜下血尿、蛋白尿，3%的患者出现补体下降。肾组织病理为MPGN伴免疫沉积，主要是C3及少量的IgM和IgG沉积。上呼吸道柯萨奇病毒B-5和A-4株感染有时与镜下血尿、轻度蛋白尿和弥漫增生性肾炎相关。严重登革出血热患者，可出现急性肾损伤，在一些非重症患者，可出现急性毛细血管内增生性肾炎伴系膜增生，临床表现为镜下血尿和蛋白尿。在系膜区和毛细血管袢有粗颗粒 IgG、IgM 和 C3 沉积，在毛细血管袢沉积强度较系膜区弱。10% ~ 15% 急性 EB 病毒感染的患者可出现镜下血尿和蛋白尿。急性间质性肾炎最为常见，但也可为肾小球弥漫增生和 MPGN。EB 病毒不仅在浸润的巨噬细胞中复制，还可在近端小管细胞内复制。EB 病毒感染可能是导致慢性间质性肾炎的主要原因。

（三）寄生虫感染

1. 疟疾相关的肾脏疾病　疟疾是由感染疟原虫的按蚊叮咬所致，是主要的世界卫生问题。全球患者达 3 亿 ~ 5 亿，每年 150 万 ~ 270 万人因患此病而死亡。疟疾相关的水、电解质紊乱和急性肾损伤常见。疟疾性急性肾损伤、肾衰竭的死亡率为 15% ~ 45%。卵形疟、三日疟和恶性疟感染可致短暂的急性肾小球肾炎。恶性疟感染常见急性肾炎和肾病综合征，肾组织病理多表现为系膜增生，IgM 和 C3 细颗粒状沉积，电镜下系膜区电子致密物沉积。患者临床表现为镜下血尿，轻度蛋白尿和低补体血症（低 C3 和 C4 水平）伴循环免疫复合物。三日疟感染特点是慢性肾小球肾炎。临床表现除每 4 天出现疟疾症状外无特殊。儿童（高峰年龄 6 ~ 8 岁）和年轻患者可有肾病综合征。血清补体正常，因伴营养不良，故血胆固醇正常，晚期可出现高血压。肾脏病理表现为 MPGN，IgG、IgM 和 C3 粗颗粒状沉积，电镜见内皮下电子致密物，膜内空泡（免疫复合物吸收所致）形成，罕见新月体形成。三日疟引起慢性肾病而恶性疟不导致慢性肾病的原因可能与它们的发病机制相关。恶性疟感染所有的红细胞，患者病情重，就诊早，而三日疟只感染敏感红细胞，病情较为平稳。与恶性疟感染后主要由 Th_1 介导不同，三日疟主要是由 Th_2 介导的。由于感染三日疟后病程更长，机体有更长的时间产生体液和细胞介导的反应，患者可出现肝脾肿大、瘀血。即使治疗三日疟成功，患者仍将在 3 ~ 5 年后进展至慢性肾功能不全。激素的免疫抑制剂治疗不能改变三日疟肾脏损伤的病程。

2. 丝虫感染相关性肾脏疾病　盘尾丝虫病感染肾病为 MPGN，罗阿丝虫感染诱发 MN 或增生性肾小球肾炎，班氏吴策线虫和马来丝虫可诱发系膜增生性肾炎、MPGN 或弥漫增生性肾小球肾炎。肾小球毛细血管内可见微丝蚴。除盘尾丝虫外，在肾小球中未发现丝虫抗原。抗丝虫治疗不能改善肾病综合征，抗丝虫药乙胺嗪可能加重蛋白尿。内脏利什曼病通常表现为镜下血尿和间质性肾炎或弥漫增生性肾小球肾炎或 MN。间质性肾炎的发病机制尚不明确。旋毛虫病常见肾组织学病变为 MPGN，临床表现为镜下血尿和非肾病综合征蛋白尿。系膜区和毛细血管袢可见免疫沉积，但在肾小球内并未发现特定的抗原。美洲锥虫病和先天性弓虫病相关性肾小球肾炎的报道罕见。

第二节　快速进展性肾小球肾炎和新月体肾炎

快速进展性肾小球肾炎（rapidly progressive glomerulonephritis，RPGN）又称急进性肾小球肾炎（急进性肾炎），是一组表现为血尿、蛋白尿及短期内进行性肾功能减退的临床综合征，是肾小球肾炎中最严重的类型，病理通常表现为新月体肾炎。

一、病因

按照病因、临床和病理表现，新月体肾炎可以分为三大类（表 4-2）。

表 4-2　导致新月体肾炎的疾病（新月体肾炎的临床分型）

临床分型	常见疾病
1. 原发性新月体肾炎	抗 GBM 肾炎 免疫复合物型新月体肾炎 寡免疫型新月体炎，常为 ANCA 相关性血管炎
2. 其他原发性肾炎基础上的新月体肾炎	膜增生性肾炎、IgA 肾病等
3. 继发性新月体肾炎	狼疮性肾炎、紫癜性肾炎、感染（细菌性心内膜炎、内脏脓肿）、冷球蛋白血症、肿瘤、药物等

1. 原发性新月体肾炎　包括：①病因不明者；②肾脏是唯一或最主要病变部位，如抗基底膜肾炎（抗GBM肾炎）、抗中性粒细胞胞浆抗体（ANCA）相关性血管炎等。

2. 在其他原发性肾小球肾炎基础上发生的新月体肾炎　如系膜毛细血管性肾炎、IgA肾炎、膜性肾病、链球菌感染后肾炎等。

3. 继发性新月体肾炎　指有明确原发病或明确病因者。常见者包括：①系统性疾病，如狼疮性肾炎、过敏性紫癜、结节性多动脉炎、变应性血管炎、冷球蛋白血症、恶性肿瘤等；②感染性疾病，如感染性心内膜炎、内脏化脓性病灶引起的败血症、人类免疫缺陷病毒（HIV）感染；③药物，如青霉素、青霉胺、肼屈嗪、别嘌醇及利福平等。

二、病理分类

目前，普遍采用Couser分类法将新月体肾炎分为3型。

Ⅰ型：又称抗基底膜抗体型新月体肾炎，血抗GBM抗体阳性。根据免疫荧光病理检查显示免疫球蛋白（常为IgG）沿肾小球基底膜呈线性沉积，电镜下下无线条状沉积伴抗肾小球基底膜抗体（抗GBM抗体）的形成电子致密物。可分为两类：①伴肺出血（Goodpasture病）；②无肺出血的抗GBM肾小球肾炎。

Ⅱ型：又称免疫复合物型新月体肾炎。免疫荧光镜检查显示颗粒沉积型，以IgG为主，电镜下可见电子致密物在系膜区呈颗粒样沉积。

Ⅲ型：又称寡免疫复合物型肾小球肾炎。Ⅲ型中70% ~ 80%患者血清中存在抗中性粒细胞胞浆抗体（antineutrophil cytoplasmic antibodies，ANCA），故又称为ANCA相关性肾小球肾炎。

近年来，又有学者将新月体肾炎分为5型，即将Couser分类中的Ⅰ型分成Ⅰ型（ANCA阴性）和Ⅳ型（ANCA阳性）；原Ⅲ型患者中，ANCA阳性者为Ⅲ型，ANCA阴性者为Ⅴ型。这种分型可能更有利于治疗方案的确定及随访。

三、发病机制

RPGN患者肾活检病理通常表现为新月体肾炎。新月体的形成对肾小球的结构和功能有重要影响。新月体的形成过程和机制如下：①肾小球基底膜的损伤和断裂。抗体的直接作用、补体系统C5b-9（膜攻击）成分的激活、活化的巨噬细胞蛋白水解酶活性以及系膜细胞增生挤压等均可导致基膜的损伤和断裂。②炎症细胞和血浆蛋白进入Bowman囊。基膜断裂破坏了肾小球毛细血管的完整性，导致循环细胞、炎症介质及血浆蛋白通过毛细血管壁而进入Bowman囊。③新月体形成。凝血因子，尤其是纤维蛋白原刺激肾小球壁层上皮细胞不断增生，并形成新月体，巨噬细胞和间质成纤维细胞在新月体形成中也发挥了重要作用。新月体的发展与转归主要取决于Bowman囊的完整性及其组成成分，分为三个阶段：①细胞性新月体：发病初期在新月体细胞间仅有少许纤维素、红细胞及白细胞渗出；②细胞纤维性新月体：随着病程进展，细胞间纤维组织逐渐增多；③纤维性新月体：后期纤维组织持续增多，于数日至数周形成以纤维组织为主的新月体。三种新月体可在同一肾标本中出现。新月体一方面与肾小球囊腔粘连，造成囊腔闭塞；另一方面压迫毛细血管丛，造成毛细血管袢萎缩、坏死、出血，结构严重破坏，整个肾小球纤维化。肾小管上皮细胞早期表现为变性、间质水肿、炎性细胞浸润，后期肾小管萎缩、间质纤维化。

四、临床表现

RPGN患者可见于任何年龄，男女比例为2 ∶ 1。该病呈急性起病，前驱期可有链球菌感染症状。发病时患者全身症状较重，如疲乏、无力、体重下降，可伴发热、腹痛，病情进展急骤，出现严重的少尿、无尿、高血压、贫血。

实验室检查常见血尿、异形红细胞尿和红细胞管型。常伴蛋白尿，尿蛋白量不等，尿中可发现纤维蛋白降解产物。血清肌酐、尿素氮快速进行性升高，常伴代谢性酸中毒和水、电解质平衡紊乱。抗GBM肾炎、ANCA相关性血管炎、系统性红斑狼疮等有相关特征性抗体阳性。

五、诊断与鉴别诊断

临床表现为血尿、蛋白尿及短期内肾功能进行性减退者应考虑本病，详细了解病史和体检，包括感染和用药史，系统性疾病的表现如关节痛、发热、皮疹、光过敏以及肺部有无病变等，对诊断有重要意义。特殊的抗体检查和肾活检病理是确诊本病的关键。

（一）与表现为 AKI 的其他疾病鉴别

1. 急性肾小管坏死　常有明确的病因，如休克、手术、外伤、中毒（药物、鱼胆中毒等）、异型输血等，一般无明显的血尿和蛋白尿等肾小球肾炎的表现。鉴别有困难时，需做肾活检病理检查明确诊断。

2. 尿路梗阻性肾衰竭　常见于肾盂或双侧输尿管结石、膀胱或前列腺肿瘤压迫或血块梗阻等。患者常突发无尿，有肾绞痛或明显腰痛史，超声波检查、膀胱镜检查或逆行尿路造影可证实存在尿路梗阻。

3. 急性间质性肾炎　可以急性肾损伤起病，常伴发热、皮疹、嗜酸性粒细胞增高等表现。常可查出过敏的原因，包括可疑药物用药史。鉴别有困难时，需做肾活检病理明确诊断。

4. 其他肾小球肾炎合并 AKI　包括肾小球疾病严重的活动性病变，伴或不伴新月体形成；肾病综合征严重水肿或浆膜腔积液导致有效血容量不足，肾静脉血栓形成或肾梗死，肾间质水肿压迫肾小管，加之蛋白管型阻塞肾小管，导致肾小球滤过率下降。

（二）新月体肾炎的病理诊断和病因诊断

一般情况下，临床诊断为 RPGN 的患者均需要做病理检查以明确病理类型及病变程度、新月体性质等，并指导治疗。对于抗 GBM 肾炎、ANCA 相关性血管炎等疾病通过某些特殊抗体检查已经确诊者，一般也需要通过病理检查来明确肾脏病变的程度和性质。

1. 病理诊断　新月体肾炎的诊断标准：①新出现的新月体为闭塞肾小球囊腔 50% 以上的大新月体，不包括小型或部分性新月体；②伴有大新月体的肾小球数超过或等于全部肾小球数的 50%。

2. 病因诊断

（1）其他原发性肾小球肾炎伴新月体形成：系膜毛细血管性肾炎、IgA 肾炎、膜性肾病、链球菌感染后肾炎的重症患者可伴有新月体形成，甚至表现为新月体肾炎，但这些疾病在光镜、电镜及免疫荧光有相应特征性表现。

（2）继发性新月体肾炎：主要依靠临床表现及血清学检查，如狼疮性肾炎患者多伴有多脏器损害，抗核抗体及 dsDNA 抗体阳性；紫癜性肾炎伴有皮肤紫癜；恶性肿瘤及某些药物引起的新月体肾炎应有相应临床表现和用药史。

（3）原发性新月体肾炎：排除以上两种情况后可以确诊为原发性新月体肾炎，然后作分型诊断，分型诊断的要点见表 4-3。

表 4-3　原发性新月体肾炎的鉴别诊断要点

	抗肾小球基底膜型（Ⅰ型）	免疫复合型（Ⅱ型）	寡免疫型（Ⅲ型）
免疫病理特点	IgG 沿 GBM 呈线状沉积	IgG 及补体颗粒状沉积	阴性或少量 IgG 沉积
光镜及电镜特点	肾小球炎症反应轻，无电子致密物	肾小球细胞增生及渗出明显，常伴广泛蛋白沉着及电子致密物	肾小球阶段性坏死，无蛋白沉着及电子致密物
临床特点	见于 20 ~ 30 岁及 60 岁以上两个高峰年龄，贫血较突出（小细胞性）	肾病综合征较多见，有些患者有前驱感染性疾病	乏力、体重下降、发热肌痛等全身症状较重，多见于中老年人
血清特点	抗肾小球基底膜抗体（+）	循环免疫复合物（+）、冷球蛋白血症、低补体血症	ANCA（+）

六、治疗

RPGN 是一组病理发展快、预后差的疾病，近年来该病治疗上进展较多，疗效明显提高。

1. 肾上腺皮质激素　甲泼尼龙 0.5 ~ 1.0 g 静脉滴注，每日或隔日 1 次，3 次为 1 个疗程，间隔 3 ~ 7 日可再用 1 ~ 2 个疗程，再改为泼尼松或泼尼松龙口服，泼尼松（龙）起始剂量为 1 mg/（kg · d），4 ~ 6

周后开始减药，6个月内逐渐减至10 mg/d维持，服半年至1年或更久。

2. 免疫抑制药物　常用环磷酰胺，静脉注射（每月1次，0.5 ~ 1 g/m²）共6个月，累积量达6 ~ 8 g停药。而后可以再用硫唑嘌呤100 mg/d继续治疗6 ~ 12个月巩固疗效。注意骨髓抑制及肝脏损伤等不良反应。麦考酚吗酸酯疗效肯定，不良反应较轻，已被广泛应用于肾病治疗。起始剂量1 ~ 2 g/d（常为1.5 g/d），以后每半年减0.5 g/d，最后以0.5 g/d剂量维持半年至1年。

3. 血浆置换　用膜血浆滤器或离心式血浆细胞分离器分离患者的血浆和血细胞，然后用正常人的血浆或血浆成分（如白蛋白）对其进行置换，每日或隔日置换1次，每次置换2 ~ 4L。

4. 免疫吸附治疗　此法清除致病抗体和（或）循环免疫复合物的疗效肯定，但是价格较昂贵。

5. 大剂量丙种球蛋白静注　具体方案是：丙种球蛋白400 mg/（kg·d）静脉滴注，5次为1个疗程，必要时可应用数个疗程。

6. 替代治疗　如果患者肾功能急剧恶化达到透析指征时，应尽早进行透析治疗（包括血液透析或腹膜透析），以维持生命、赢得治疗时间。若疾病已进入不可逆性终末期肾衰竭，则应予患者长期维持透析治疗或肾移植。肾移植应在病情静止半年至1年、血中致病抗体（抗GBM抗体、ANCA等）阴转后才进行，以免术后移植肾再发RPGN。

7. 生物学靶向干预药物　其可能靶向包括肿瘤坏死因子、γ干扰素、基质金属蛋白酶和氧自由基、血小板衍生生长因子和血管内皮生长因子等。这一治疗方法为今后尝试治疗系统性血管炎甚至其他自身免疫性疾病，提供了一种新的特异性途径。

七、预后

患者如能及时行肾活检明确诊断和早期强化治疗，预后可得到显著改善，其中影响患者预后的主要因素有：①免疫病理类型，Ⅱ型、Ⅲ型预后较好，Ⅰ型较差；②强化治疗是否及时，在临床无少尿、血清肌酐低于530μmol/L，病理尚未显示广泛不可逆病变（纤维新月体、肾小球硬化或间质纤维化）时即开始的治疗者预后较好，否则预后差；③老年患者预后相对较差。

第三节　抗肾小球基底膜肾炎

抗肾小球基底膜（glomerular basement membrane，GBM）病是循环中的抗GBM抗体在组织中沉积所引起的一组自身免疫性疾病，肾、肺为主要受累器官，表现为肾炎和肺出血。如病变局限在肾脏称为抗肾小球基底膜肾炎（antibasemet membrane nephritis），当肺、肾同时受累时称为Goodpasture病。多数抗GBM肾炎患者起病急、病情进展快、预后差，肾功能常在几天或几周内进入肾衰竭阶段，少数患者早期即死于肺出血和呼吸衰竭。

Goodpasture综合征（又称肺出血–肾炎综合征）泛指有肺出血及急进性肾炎并存的一大组临床综合征，抗GBM病、原发和继发性血管炎、系统性红斑狼疮等一系列疾病临床均可表现为Goodpasture综合征。

一、发病机制

人类Ⅳ型胶原是基底膜的重要组成成分，构成基底膜骨架结构。基底膜Ⅳ型胶原是由6条不同的α链组成（α_1 ~ α_6）的三螺旋结构，抗GBM抗体的靶抗原位于Ⅳ型胶原α_3链羧基端的非胶原区1[α_3（Ⅳ）NCI]。靶抗原分布存在局限性，肺、肾为主要受累器官。由于肾小球内皮细胞间存在裂孔，因此血液中的抗GBM抗体容易结合到肾小球基底膜上。

抗GBM肾炎是一种原位免疫复合物性肾炎。生理情况下肾小球基底膜α_3（Ⅳ）NCI区域上的抗原决定簇处于遮蔽位置，机体对自身抗原表现为耐受状态，而天然抗GBM抗体在血液循环中的滴度和亲和力均很低，不足以引起自身免疫反应，但在环境变化或某些因素如感染、吸烟、有毒的有机溶剂等刺激诱发下，Ⅳ型胶原的结构发生改变，α_3（Ⅳ）NCI区域的抗原决定簇暴露，与抗GBM抗体结合诱发免疫反应。目前认为，体液免疫和细胞免疫共同参与了抗 GBM 肾炎的发病过程。

二、病理

1. 光镜检查 抗 GBM 肾炎的特征性改变是肾小球毛细血管管壁破坏及球囊中新月体形成。细胞性新月体、纤维细胞性新月体和纤维性新月体可同时存在，但很多抗 GBM 肾炎患者新月体往往处于同一发展阶段，这是由于单一的、共同的免疫病理因素同时作用的结果。极少数轻症病例也可呈现局灶性肾炎，甚至光镜下基本正常（仅免疫荧光阳性）。

2. 免疫荧光 免疫荧光检查具有诊断性价值，肾小球基底膜显示强的、线性的 IgG 荧光染色，C3 几乎在所有的病例均为阳性，但通常较 IgG 弱，而且可能为不连续的，甚至是颗粒状的。极为罕见的有 IgA 或 IgM 呈线性沉积。少数情况下抗 GBM 抗体可与肾小管基底膜发生交叉反应，产生肾小管基底膜的线性荧光染色，这种改变可能引起间质性肾炎和肾小管损伤。

3. 电镜 抗 GBM 肾炎的电镜超微结构改变不具有特异性，典型抗 GBM 肾炎较少有电子致密物，较多电子致密沉积物则可排除抗 GBM 疾病。

三、临床表现

1. 流行病学 人群发病率约在 0.1/100 万。国外报道抗 GBM 抗体疾病占肾活检病例的 1% 或略多，我国近年来诊断的病例数有逐年上升趋势。过去认为本病多发于男性青壮年，但近年报道的抗 GBM 肾炎有两个发病高峰，第一个高峰在 20 ~ 30 岁之间，男性多见，多表现为 Goodpasture 综合征，第二个高峰在 60 ~ 70 岁，女性多见，多为肾脏局限型。在老年患者中，合并 ANCA 阳性的比例明显高于年轻患者。

2. 一般表现 常有疲乏、无力、体重下降等表现。贫血见于 98% 的患者，为小细胞性贫血伴有血清铁下降。

3. 肾损伤表现 大多数表现为急进性肾炎综合征，起病后短时间内即需进行透析治疗。尿检有不同程度镜下血尿，肉眼血尿少见，大量蛋白尿呈典型肾病综合征者较少，多伴有轻、中度高血压。近年来有报道，一些患者起病较慢、肾功能正常，原因可能为循环抗 GBM 抗体滴度较低、肾小球抗 GBM 抗体沉积较少。

4. 肺部受累表现 肺部损伤见于 30% 的患者，表现为肺出血。约 2/3 患者肺出血出现在肾损伤之前数日至数年，也可出现在肾损伤之后。临床上常以咯血为最早症状，轻者痰中略带血丝，重者大量咯血甚至窒息死亡。患者多伴气急、咳嗽、胸痛，肺叩诊呈浊音，听诊可闻及湿啰音，痰中可见大量含铁血黄素细胞。肺 X 线检查早期所见与肺水肿相似，应注意鉴别。如反复出血，肺内含铁血黄素沉积数量增多，X 片显示网状结节的典型改变。

5. 实验室检查 特征性表现是循环中存在抗 GBM 抗体。目前国际通用的检测方法是应用可溶性人肾小球基底膜抗原的酶联免疫吸附法，敏感度和特异度均在 90% 以上。抗 GBM 抗体最常见的类型是 IgG 型，其中以 IgG1 亚型最常见，少部分可以是 IgG4 亚型（女性相对多见），极少数是 IgA 型。此外，部分患者同时合并血清 ANCA 阳性。

四、诊断与鉴别诊断

（一）诊断

青年男性或老年女性出现血尿、蛋白尿、肾功能迅速减退，伴或不伴肺出血要考虑本病，如血清抗 GBM 抗体阳性，肾活检示新月体肾炎，免疫荧光见 IgG 沿肾小球毛细血管袢呈线状沉积可做出本病诊断。

（二）鉴别诊断

1. 肾小球假性抗 GBM 沉积 在线状沉积物的患者中应进一步鉴别真性与假性抗 GBM 沉积物。在真性线状 GBM 沉积的患者中，除经典的伴或不伴肺出血的原发性抗 GBM 病外，一部分膜性肾病和膜增生性肾炎患者也可出现线状抗 GBM 沉积物。同样值得注意的是糖尿病肾病、极少数局灶节段性肾小球硬化、感染后肾炎和微小病变可出现假性抗 GBM 沉积物。

2. 其他类型新月体肾炎 根据病理特征性表现，与免疫复合物型及寡免疫型新月体性肾炎的鉴别不难。

3. 同时伴有肾炎及肺出血的相关疾病 即Goodpasture综合征。由于抗GBM肾炎常伴有肺出血，因此临床需与其他原因造成的肾炎伴肺出血相鉴别。常见有SLE、各种类型系统性血管炎（如WG、MPA等）、类风湿关节炎合并全身血管炎、过敏性紫癜、冷球蛋白血症、混合结缔组织病及部分药物相关性肾损伤等（表4-4）。SLE主要为育龄女性好发、WG常有上呼吸道症状等多种临床症状，但更重要的是从血清学指标的差异来鉴别，如ANA、抗dsDNA抗体阳性及血清补体C3、C4水平的下降主要见于SLE，血清冷球蛋白检测有助于冷球蛋白血症性肾炎的鉴别，而ANCA主要见于原发性小血管炎。

表4-4 Goodpasture综合征（肺出血及急进性肾小球肾炎）病因

抗GBM病（20%～40%的病例）
Goodpasture病
系统性血管炎相关疾病（60%～80%的病例）
韦格纳肉芽肿病（WG，常见）
显微镜下型多血管炎（MPA）
系统性红斑狼疮（SLE）
变应性肉芽肿性血管炎（CSS）
过敏性紫癜（HSP）
白塞综合征
原发性混合性冷球蛋白血症
类风湿性血管炎
药物：青霉胺，肼屈嗪，丙硫氧嘧啶

4. 其他 除疾病本身导致肺出血外，还需注意与急、慢性肾炎合并肺部感染、急性肺水肿及肺梗死导致的咯血相鉴别。

（1）急性肾炎伴左心衰竭：由于严重高血压、水钠潴留而产生的充血性心力衰竭时，也可有血痰和呼吸困难，抗GBM抗体检测和肾活检病理检查可资鉴别。

（2）肾炎伴肺炎：常见于各种原发或继发性肾炎本身或免疫抑制剂治疗后并发的重症肺炎，胸部CT均可表现为肺出血和肺间质改变，但肾炎伴重症肺炎患者常伴高热，血白细胞和中性粒细胞显著升高伴核左移，而肾功能迅速减退不明显，抗GBM抗体阴性，积极抗感染及对症治疗有效。

（3）肾炎伴肺梗死：可见相应的心电图及X线表现，必要时作核素肺扫描。

五、治疗

鉴于该疾病病理生理过程中抗GBM抗体的作用及疾病的进展特征，早期积极血浆置换治疗及免疫抑制剂治疗是重要的治疗原则与改善预后的关键。同时，应告诫患者戒烟，避免接触各种挥发性有机溶剂，减少呼吸道感染的发生。抗GBM肾炎一旦确诊即应争分夺秒进行治疗，以尽量恢复肾功能、阻止病变向慢性化发展。

（一）急性进展期强化治疗

1. 强化血浆置换或免疫吸附（immunoadsorption treatment，IA） 可清除患者循环中的抗GBM抗体，联合使用免疫抑制剂则可阻断抗体的再产生，该种治疗方案已经日趋成熟，并使大多数抗GBM肾炎患者得以存活。

2. 冲击治疗 常采用甲泼尼龙和（或）环磷酰胺冲击治疗。甲泼尼龙0.5～1 g/d静滴3～5天，继以口服剂量 1 mg/kg 维持 1 个月后继续减量治疗。CTX 冲击使用 0.5 ~ 1 g/m^2，每月 1 次静脉滴注，或 1 ~ 2 mg/（kg·d）口服。

（二）长期维持期治疗

1. 免疫抑制治疗（激素合并免疫抑制剂） 免疫抑制剂最常使用环磷酰胺和硫唑嘌呤，中成药有雷公藤多甙片等。新型免疫抑制剂如霉酚酸酯（MMF）、来氟米特、FK-506 等临床应用越来越广泛，且均有不少治疗成功的报道。

2. 抗凝治疗 目前，低分子肝素使用最为广泛，也可使用华法林抗凝。使用过程中必须密切注意患者症状及监测凝血功能，尤其是对于合并肺出血的抗 GBM 肾炎患者需评估出血风险后再考虑抗凝治疗。

（三）支持和替代治疗

对于肾功能进入衰竭阶段或是治疗无效、肾功能急速恶化的患者，应尽早行透析治疗以维持生命、赢得治疗时间。肾移植治疗主张在抗 GBM 体转阴半年以上进行，以防再次因自身免疫作用发生抗 GBM 肾炎。

第四节 免疫复合物介导的新月体肾炎

免疫复合物介导的新月体肾炎（immune complex mediated basement membrane nephritis）即 RPGN Ⅱ型，指光镜表现为新月体肾炎，免疫荧光见免疫复合物沉积于肾小球毛细血管袢和（或）系膜区。该型在我国最为常见，占新月体肾炎的 40% ~ 70%（在国外则以 RPGN Ⅲ型为主）。RPGN Ⅱ型可为原发或继发，继发病因常见于 SLE、感染性心内膜炎、过敏性紫癜等全身系统性疾病。

本型的病理和免疫病理特点极类似于免疫复合物介导的动物实验性肾炎，提示本型与抗原（感染性或自身抗原）抗体形成的循环免疫复合物和（或）原位免疫复合物有关。

一、病理

光学显微镜检查多表现为毛细血管内增生性病变，毛细血管袢细胞及系膜细胞增生明显。免疫荧光检查可见系膜和毛细血管壁散在 IgG 和（或）IgM，常伴 C3 沉积。电镜主要特征为系膜区有散在的、内皮下有不规则的电子致密物沉积。沉积物的位置、范围和程度，有助于不同病因Ⅱ型 RPGN 的鉴别。链球菌感染后新月体性肾炎常有 IgG 和 C3 在毛细血管袢沉积；如果系膜区内以 IgA 沉积为主，则更可能是 IgA 肾炎或过敏性紫癜；存在较强的 C3 沉积伴少量或无免疫球蛋白沉积时，可见于Ⅱ型膜增生性肾炎；三种免疫球蛋白伴全部补体同时沉积时，常为 SLE 或细菌性心内膜炎，在后者 IgM 沉积尤为突出。

二、临床表现

Ⅱ型 RPGN 除急进性肾炎综合征表现外，特异性临床表现取决于引起该病的原发病。如链球菌感染后肾炎常伴有水肿、高血压及上呼吸道感染病史；合并 SLE、心内膜炎或过敏性紫癜等疾病时，可出现

这些疾病相应症状。值得关注的是，近年来发现，新月体性肾炎（尤其是Ⅱ、Ⅲ型）临床上并不总是表现为急进性肾炎综合征，有的仅表现为“缓慢”肾功能减退，少尿、水肿、高血压、蛋白尿、血尿可均不严重。因此，必须高度重视相关临床表现，及时肾活检是早期诊断和积极治疗的关键依据。

三、实验室检查

病情活动期循环中常可测得抗核抗体阳性、循环免疫复合物、血清冷球蛋白阳性和血清补体水平下降，并可有抗 DNA 抗体、IgA 纤维连接蛋白，抗链球菌溶血素 O 升高等。如病情改善，上述指标可逐渐恢复正常。一般情况下，免疫指标与病情的活动性有一定的相关性，但并不一定与病情的严重性相关。

四、诊断与鉴别诊断

根据患者临床表现和实验室检查，肾脏病理显示新月体肾炎，免疫荧光见免疫复合物沉积于肾小球，免疫复合物介导的新月体肾炎诊断确立。Ⅱ型新月体肾炎临床要除外 SLE、感染性心内膜炎、过敏性紫癜等继发性疾病。

五、治疗

同新月体肾炎。近年来，体外循环技术（血浆置换和免疫吸附）的日趋成熟，新型免疫抑制剂（霉酚酸酯、来氟米特等）的临床应用，均为其治疗提供新的有力武器，疾病预后也大为改善。

第五章

继发性肾小球疾病

第一节　糖尿病肾病

一、概述

糖尿病是一组以慢性血葡萄糖水平增高为特征的代谢性疾病。久病可引起多系统损害，导致眼、肾、神经、心脏、血管等组织的慢性进行性病变，引起功能缺陷及衰竭。据世界卫生组织（WHO）估计，全球有超过1.5亿糖尿病患者，到2025年这个数字将增加一倍。估计我国现有糖尿病患者约3000万，到2025年将接近4000万。

糖尿病肾病（Diabetic Nephropathy，DN）是由于糖尿病所导致的肾脏损害，是糖尿病（DM）常见和严重的并发症之一，在1型糖尿病和2型糖尿病发病中分别为30% ~ 40%和15% ~ 20%。随着生活习惯改变，如营养过剩、高脂饮食、运动减少和生活节奏加快等因素，糖尿病发病率迅速上升。不积极治疗的DN最终进展为终末期肾病（ESRD）。在西方国家，DN属ESRD继发疾病之首，占25% ~ 42%，中国台湾DN占ESRD的26%。在中国大陆，DN占ESRD的6% ~ 10%。可以预见：我国DN发病率也将迅速上升。所以及早发现并有效治疗糖尿病肾病，对于提高糖尿病患者的生活质量以及保证他们的健康和生命来说极为重要。

DN发病机制不完全清楚。参与DN发病主要机制包括遗传因素、血流动力学异常、高血糖相关生化代谢异常、生长激素/胰岛素样生长因子轴异常和细胞因子表达异常等，其中以糖尿病和高血压所致的肾小球高灌注与过度滤过以及高血糖所致的蛋白非酶糖化和糖化终末产物（AGES）生成尤其受到重视。这些方面的研究为DN现代治疗提出了新方向。

本章将着重介绍糖尿病肾病的诊治方案。

二、诊断

（一）病史采集要点

1. 起病情况　DN起病隐袭，进展缓慢，早期多无肾脏病有关症状。肾病初期肾脏增大，肾小球滤过功能亢进和微量白蛋白尿可持续多年，也容易被忽视。多数DN患者在有明显蛋白尿或显著水肿时方被觉察。从发病到终末期肾衰竭，可能经历25 ~ 30年。

2. 主要临床表现　糖尿病是涉及多个系统的全身性病变，当出现DN时，其他器官也同样受到严重的损害，如动脉硬化、心力衰竭、视网膜病变和神经病变等，或有高分解代谢的征象和营养不良。患者血糖控制不佳时可出现代谢紊乱症状，口干、多饮、多尿。可伴有皮肤瘙痒，尤其外阴瘙痒。高血糖可使眼房水、晶体渗透压改变而引起屈光改变致视力模糊。

糖尿病肾病在不同阶段临床表现不尽相同。Mogenson建议将DN的自然史分为以下5期。

Ⅰ期：肾小球滤过率（GFR）增高和肾脏体积增大，肾血浆流量（RPF）增加，内生肌酐清除率增加约40%。RPF和肾小球毛细血管灌注及内压增高。此期无蛋白尿，肾脏无明显组织病理学损害。

Ⅱ期：约发生在DM起病后2 ~ 3年，病理学表现为肾小球系膜细胞增生，肾小球硬化和基底膜增厚，但无明显临床表现。此期超滤过状态依然存在，运动后可出现微量白蛋白尿是本期唯一的临床证据。

Ⅲ期：约发生在DM起病后5～7年，尿中白蛋白排泄增多，即尿白蛋白排泄率（UAER）持续高于正常人水平（≥20μg/min或30 mg/24 h），但又低于常规尿蛋白检测法所能检出水平（≤200μg/min或300 mg/24 h）。此期患者血压可轻度升高，GFR大致正常，约130 mL/min，基底膜增厚和系膜基质增加更加明显。可出现肾小球结节性（K-W结节）或弥漫性病变以及小动脉玻璃样变，开始出现肾小球荒废。若在此阶段前进行有利的干预治疗，可望能逆转白蛋白尿和阻止或延缓DN的进展。

Ⅳ期：为显性DN，患病高峰在病程15～20年，有20%～40%Ⅰ型DM进入此期，以蛋白尿为特征UAER＞200μg/min或持续尿蛋白＞0.5 g/24 h，为非选择性蛋白尿。GFR开始进行性下降，GBM明显增厚，系膜基质明显增多，荒废小球约占1/3，但大多数患者肌酐尚正常，可伴高血压、水肿，甚至肾病综合征样表现。DN水肿多较严重，对利尿剂反应差，其原因除低血浆白蛋白，血浆胶体渗透压下降外，其水钠潴留较其他原因的肾病综合征严重。这是由于DN肾小管功能障碍出现较早，且其程度与血糖水平直接相关，表现为近端小管对水钠以及糖重吸收增加。此外，2型DM常存在胰岛素抵抗，机体本身的高胰岛素血症可直接增加远端小管对钠的重吸收，加重水肿，部分患者当GFR在20～40 mL/min水平就会发生明显的高钾血症，高钾高氯性酸中毒（即Ⅳ型肾小管性酸中毒），大多伴低肾素和低醛固酮血症。该期患者常并发其他微血管并发症如视网膜病变和外周神经病变，如膀胱自主神经病变、尿潴留引起梗阻性肾病等。晚期DN常并发冠心病、脑血管病、外周血管病变及高脂血症等。这些肾外并发症的存在不仅导致此期患者死亡率高，而且也给ESRD患者替代治疗带来困难。

Ⅴ期：ESRD期（尿毒症期）。1型DM患者于患病后20～30年，30%～40%发展至ESRD。当DN患者出现氮质血症，如不能很好控制血压及血糖水平，则肾功能呈快速进行性下降至终末期。虽GFR持续下降，但蛋白尿往往持续存在，不断加重。部分患者亦可能因肾小球荒废而蛋白尿反而减少，GFR进行性下降，出现高血压、低白蛋白血症和水肿。

上述DN分期中Ⅲ期以前，患者在临床上尚无明显肾脏损害的表现，肾脏病理改变尚可逆转，如若及时进行有效的治疗，可以延缓或阻止DN的进展。所以Ⅰ～Ⅲ期称DN早期或非临床期。而一经进入Ⅳ期以后，患者不仅出现肾脏损害的临床表现，肾脏病理改变已难以逆转，病情将进行性发展，终将进入ESRD。肾病综合征是Ⅳ期以后DN患者常见的临床表现之一，患者平均每天丢失4～8 g的尿蛋白，最高可达20～30 g，从而导致严重的蛋白质营养不良和免疫功能障碍（由于免疫球蛋白的丢失）。糖尿病肾病患者液体的潴留可多达10～30 kg. 引起全身水肿（顽固而严重的下肢水肿，甚至出现腹腔和胸腔积液）。当患者血容量过多，可出现高血压或左心功能不全的表现。ESRD患者可有恶心、呕吐、精神症状等尿毒症的表现。

2型DM发生DN的自然史不如1型DM那样清楚，因起病隐匿，还有夹杂其他因素如高血压和动脉硬化等。肾小球高滤过期常不能确定，诊断为糖尿病的患者1或2型中20%～37%已有尿微量白蛋白排泄率增加，若不予以干预，20%～40%患者将进展至临床显性DN。但出现显性DN 20年后只有20%进展为ESRD。年老的患者较年轻人进展迅速。由于2型DM伴微量白蛋白尿的早期DN患者，心血管疾病发病及死亡的危险性显著增加，患者往往尚未进展至ESRD则已因心血管疾病而死亡。随着心血管疾病诊治水平的提高，将有更多的早期DN患者进展至ESRD。

3. 既往病史　报告显示，在糖尿病患者中，单纯只有微量蛋白尿而无其他改变者，经肾活检汪明由非DM引起的占41%，以肾病综合征表现活检证实非DN占49%（注意：由于DN通常怀疑有合并其他肾脏病才进行肾活检，可能导致真实比例高估），因此详细询问患者既往有无其他肾病史（如原发性肾病综合征）以及一些可引起肾脏损害的系统疾病（如高血压、系统性红斑狼疮），对诊断有重要意义。另外，还需注意近期有无感染、中毒（有机金、汞）以及是否使用过有潜在肾毒性的药物，如非甾体类抗炎药、抗生素、止痛剂甚至ACE抑制剂。

4. 危险因素　了解和治疗DN危险因素对减少肾损害、保护肾功能十分重要。主要危险因素包括：遗传因素、肾小球过度滤过、高血糖、高血压、吸烟、老年、高血脂、微血管病变（微量蛋白尿和视网膜病变）和大血管病变（冠心病）等。高血压是DN进展最重要因素，也是心血管疾病危险因素。

（二）体格检查要点

1. 一般情况　糖尿病肾病患者早期可一般情况良好，当病情逐渐进展，蛋白尿加重时可出现精神萎靡，乏力。伴随感染时可出现发热。注意记录患者体重和血压，观察体型。

2. 皮肤，黏膜可呈不同程度的贫血貌。注意观察皮肤色泽、有无水肿、色素沉着、瘙痒、出血点、发绀。

3. 头颈部　有无颜面水肿、眼睑水肿，视力、听力情况，呼出气味。

4. 腹部　注意有无腹水、血管性杂音的部位、性质和传导性。

5. 其他　有无尿酸结节、关节畸形、肿胀、压痛、积液，有无指甲畸形，骨骼压痛等。注意有无下肢溃疡等糖尿病足的表现。

（三）门诊资料分析

1. 血葡萄糖（血糖）测定　血糖升高是目前诊断糖尿病的主要依据。用于具体患者作诊断主张用静脉血浆测定，正常范围为 3.9 ~ 6.0 mmol/L（70 ~ 108 mg/dL）。血糖测定又是判断糖尿病病情和控制情况的主要指标，用于监测病情血糖多用便携式血糖计采毛细血管全血测定。

2. 葡萄糖耐量试验　血糖高于正常而又未达到诊断糖尿病标准者，须进行口服葡萄糖耐量试验（OGTT）。OGTT 应在清晨进行。WHO 推荐成人口服 75 g 无水葡萄糖或 82.5 g 含一分子水的葡萄糖，溶于 250 ~ 300 mL 水中，5 min 内饮完，2 h 后测静脉血浆糖量。

3. 微量尿白蛋白测定　尿蛋白增加是 DN 的临床特征之一，也是 DN 的主要诊断依据。根据 Moganson 分类，DN 分为 5 期，其中第 1、第 2 期为临床前期，不属于临床诊断。传统概念认为，出现微量蛋白尿（MA）是诊断 DN 的标志。根据蛋白排出量可将 DN 分为早期肾病期和临床肾病期，早期肾病期又称微量白蛋白尿期，UAER 20 ~ 200 μg/min（相当于 30 ~ 300 mg/24 h）。如果 6 个月内连续查 3 次尿，其中 2 次 UAER 20 ~ 200 μg/min（30 ~ 300 mg/24 h），并排除其他可能引起 UAER 增加的原因，如严重高血糖、酮症酸中毒、泌尿系感染、血尿、运动、严重高血压、心衰及其他肾脏病等，即可诊断为早期 DN。UAER 在使用抗高血压药物特别是血管紧张素转换酶抑制剂（ACEI）或血管紧张素Ⅱ受体拮抗剂（ARB）时也可变化，因此必须多次测定。如常规方法测定尿蛋白持续阳性，尿蛋白定量 > 0.5 g/24 h，UAER > 200 μg/min（> 300 mg/24 h），排除其他可能的肾脏疾病，可确定为临床显性 DN。

临床常用测 UAER 方法有三种：①收集 24 h 尿，测定白蛋白总量；②测定过夜或早上 4 h 尿白蛋白，计算 UAER；③随机任意时间尿，测定尿白蛋白和肌酐比值。检测方法以放免法较为敏感，标本 4℃条件下保存为好。24 h 尿液检查较准确，但应注意准确收集尿液。

4. 其他用于早期诊断 DN 的生化指标

（1）转铁蛋白（Transferrin，Tr）：Tr 比白蛋白少一个阴离子，等电点较白蛋白高，肾小球滤过膜表面负电荷对其排斥降低，因而理论上讲，当肾小球损害时，Tr 要比白蛋白更早从尿中排出。用 L- 精氨酸抑制肾小管重吸收 Tr，发现尿白蛋白排泄量不变而 Tr 排泄量增加，提示肾小管重吸收障碍是尿 Tr 升高的原因，Tr 既反映肾小球滤过功能，亦反映肾小管吸收功能的损害，可能是较尿白蛋白排泄更早地反映肾损害的指标。

（2）免疫球蛋白：IgG 为基本不带电荷的大分子蛋白，若尿中排泄增多，提示肾小球滤过屏障已受损。IgG 有 IgG_1、IgG_2、IgG_3、IgG_4 四个亚型，IgG_4 带负电荷，在肾小球电荷屏障损伤时，可见 IgG_4 与白蛋白排泄率呈正相关的排泄增多，特别是 IgG_4/IgG 比值意义更大。到临床蛋白尿期，滤过屏障受损，IgG 排泄增多，IgG_4/IgG 比值下降。因而 IgG_4、IgG_4/IgG 比值增加，可反映 DN 早期电荷屏障损伤阶段。Yashima 比较分析了 197 例 1 型 DM 患者尿 IgG 排泄与临床分期和肾活检的关系，发现已出现肾小球弥漫性损害的 DN 患者，尿白蛋白仍正常，但尿中 IgG 已增多，IgG 排泄与肾小球病变程度呈正相关，提示尿 IgG 测定可能比尿白蛋白测定更具早期诊断意义。

（3）尿其他小分子量蛋白测定：有学者报道，尿中一些小分子蛋白，如 β－微球蛋白、视黄醇结石蛋白、L1 微球蛋白、尿蛋白 -1、内皮素 N- 乙酰 -D 氨基葡萄糖苷酶（NAG）、Tamm-Horsfall 蛋白等，有助于 DN 的早期诊断或预测预后，但这些均有待更大系列研究证实。

由于对尿白蛋白排泄的基础与临床研究进行最早、最多，从目前众多的 DN 早期诊断指标中，仍以尿白蛋白排泄预测 DN 最可信。其他的指标中以尿转铁蛋白、视黄醇结合蛋白、NAG 的测定较为敏感可靠。多种指标的联合测定可能更准确、更敏感地早期诊断 DN。

5. 其他常规检查　血、尿常规和其他常规化验，特别是肾功能检查。

6. 眼科检查　眼底镜检查，眼底荧光血管造影，视网膜电生理检查等。

7. 足部检查　足部感觉，溃疡和坏疽情况，皮肤温度，压力测定，触诊足背动脉的搏动。

8. 其他器官功能的评估　如心电图、超声心动图、肢体血管彩色多普勒超声显像、神经电生理检查等。

（四）继续检查项目

1. 肾功能和形态检查　DN 早期肾脏体积增大和功能亢进，早期可做 GFR、RPF、肾小球滤过分数（FF）测定。根据静脉肾盂造影、泌尿系 X 线平片、B 超等检查，按肾脏轮廓计算其面积，推算肾重量和肾脏指数。肾脏的长为肾脏上极至下极的最大距离，宽为肾脏正中由内侧至外侧正切的最大距离，用 Moell's 公式计算肾脏重量。

肾脏重量（g）=1.206x−0.18

x=Log 肾脏总面积（cm^2）

$$肾脏指数=\frac{长（cm）\times 宽（cm）}{体表面积（cm^2）}$$

DN 早期肾脏大小、重量和肾脏指数均增加。但应注意，DN 患者做造影检查易致急性肾衰竭。Harkonen 等发现 29 例 DN 患者血肌酐 > 177 μmol/L 做造影检查，有 22 例发生急性肾衰竭。因此，除非疑为尿路畸形或梗阻，临床上通常仅行肾脏 B 超检查已经足够。

2. 肾活检　有报告显示，单纯只有 MA 而无其他改变者，经肾活检证明由非 DM 引起的占 41%，以肾病综合征表现活检证实非 DN 占 49%，临床上常有怀疑合并其他肾脏病的患者才进行肾活检，因而可能高估了非 DN 所占的比例。如遇下列情况常提示可能有合并其他非 DN 病变，可能要进行肾活检以确诊：①肾炎性尿沉渣（畸形红细胞、多型性红细胞管型）；②既往曾有非 DM 的肾脏病史；③短期内蛋白尿明显增加；④ 24 h 蛋白尿 > 5 g；⑤有明显蛋白尿但无视网膜病变。肾脏病理中对糖尿病肾病有诊断意义的改变是：①结节性肾小球硬化（K-W 结节）；②出球和入球小动脉透明样变性，尤其出球小动脉；③肾小球囊滴状改变。有 50% 左右 DN 患者可发现上述改变。多数表现为肾小球系膜区增宽伴基膜样物质明显增加常见，但缺乏特异性。肾小球基膜尚可见白蛋白及 IgG 沉积。肾活检属创伤性检查，难以广泛开展，出现以上典型病理改变时固然可确诊 DN，但此时临床表现常足以诊断 DN。

（五）诊断要点

（1）有确切的糖尿病病史，病程常在 6 ～ 10 年以上。糖尿病诊断是基于空腹血糖（FG）、任意时间或 OGTT 中 2 h 血糖值（2 hPG）。空腹指 8 ～ 10 h 内无任何热量摄入。任意时间指一日内任何时间，无论上一次进餐时间及食物摄入量。OGTT 采用 75 g 无水葡萄糖负荷。糖尿病症状指多尿、烦渴多饮和难于解释的体重减轻。

临床医生在做出糖尿病诊断时，应充分确定其依据的准确性和可重复性。

（2）早期糖尿病肾病的诊断主要依据微量尿白蛋白测定：早期肾病期又称微量白蛋白尿期，尿白蛋白排泄率（Urinary Albumin Excretion Rate，UAER）为 20 ～ 200 μg/min（30 ～ 300 mg/24 h）。如果 6 个月内连续查 3 次尿，其中 2 次 UAER 为 20 ～ 200 μg/min（30 ～ 300 mg/24 h），并排除其他可能引起 UAER 增加的原因，如严重高血糖、酮症酸中毒、泌尿系统感染、血尿、运动、严重高血压、心力衰竭及其他肾脏病等，即可诊断为早期糖尿病肾病。若没有条件测定尿白蛋白排泄率，可用晨尿测定蛋白 / 肌酐比值代替；若 > 30 μg/mg 肌酐，可考虑诊断为早期糖尿病肾病。

（3）常规方法测定尿蛋白持续阳性，尿 UAER 超过 200 μg/min（超过 300 mg/24 h），排除其他可能的肾脏疾病，可确定为临床显性糖尿病肾病。

（4）伴发视网膜病变，此为一有力佐证。

（5）肾活检证实，一般只有当诊断确有疑问时进行。

（六）鉴别诊断要点

糖尿病肾病的鉴别诊断，主要是蛋白尿的鉴别诊断。首先应考虑排除引起尿蛋白排出增加的原因，如功能性蛋白尿（发热、运动），气候变化引起的寒冷和高温蛋白尿，心功能不全等。这些功能性蛋白尿多为一过性，且多为轻度蛋白尿，原因去除后，蛋白尿可以自行消失。

由其他非糖尿病性肾病引起的病理性蛋白尿逐渐受到重视。糖尿病合并其他肾病往往有如下特点：①病史比较短，蛋白量却比较多；②蛋白量比较多，血压却正常或仅轻度升高；③血尿比较明显；④肾脏病变与肾外病变不相平行（DN 时常有明显的肾外病变，如视网膜病变）；⑤肾病综合征使用激素治疗部分有效。以下列举了几种病理上相似而需鉴别的非糖尿病性肾脏疾病。

1. 肾淀粉样变性　无细胞性结节，大小不一，类似 DN 的 K-W 结节，但肾淀粉样变性的结节 PAS 染色后呈淡粉红色，偏振光显微镜下刚果红染色呈红绿色，电镜下见短的、随机排列、无分支的、直径 8 ~ 10nm 的淀粉丝，从系膜区向基底膜延伸。

2. 膜增生性肾炎　晚期病变可见大小相似的结节，分布于肾小球中，与 K-W 结节相反，结节首先出现在肾小球丛的周边部，常见较明显系膜细胞增生；由于系膜基质插入，肾小球周边袢呈双轨样改变，内皮下及系膜区可见免疫复合物沉着。

3. 轻链沉积病　呈结节性肾小球硬化及肾小管基膜增厚较常见，但临床上无糖尿病的体征，血清中存在异常单克隆免疫球蛋白，有时可见免疫球蛋白轻链在肾小球中沉积。

4. 肥胖相关性肾病　肾小球肥大，肾小管肥大，部分表现为局灶节段性肾小球硬化（FSGS）样病变，间质血管透明变性，但无 DN 结节性病变，基底膜增厚不显著。

（七）临床类型

1. 1 型糖尿病患者合并糖尿病肾病　1 型糖尿病患者（DM）通常在诊断时尿白蛋白排泄率即有升高。经胰岛素治疗代谢控制良好时，大多数 DM 患者 UAER 可在 3 ~ 6 个月内减少。在常规治疗下，UAER 每年约增加 20%，约 80% 的持续微量白蛋白尿患者在随后的 10 年内将发展至明显肾病。大量白蛋白尿或持续白蛋白尿通常在诊断 DM 后的 15 ~ 25 年出现。

1 型 DM 在尿白蛋白排出正常时，高血压的发生率常高于普通人群；伴微量白蛋白尿者，血压通常开始升高但早期仍保持在正常血压范围；大量白蛋白尿时，高血压发生率达 60% ~ 70%；而在肾衰时，所有患者均有高血压。

在 1 型 DM，甘油三酯（TG）和极低密度脂蛋白（VLDL）是升高的，HDL-C 降低，总胆固醇（TC）和 LdL-C 水平也有可能上升。在良好的代谢控制下，血脂和脂蛋白水平可接近同年龄的非糖尿病患者群。

2. 2 型糖尿病患者合并糖尿病肾病　2 型 DM 患者的 UAER 与 1 型 DM 基本相同，但也有一些不同的特点。在 DM 诊断时 30% 的患者已出现微量白蛋白尿，而 2% ~ 8% 已出现大量白蛋白尿。这可能是长期未发现的高血糖对肾脏的长期损害引起的。大量白蛋白尿大约在诊断 DM 后的 16 年左右出现，与 1 型相比时间较短，这可能与 2 型 DM 患者诊断日期不能很准确界定有关。

2 型 DM 患者在诊断 DM 时有较高的高血压发生比例。在微量或大量白蛋白尿时，高血压发生率明显升高；在肾衰阶段几乎所有患者均有高血压。

2 型 DM 的血脂异常更为常见。血脂异常表现为 TG 升高，HDL-C 降低，TC 和 LDL-C 通常与非糖尿病患者群无明显不同，VLDL 残体即中间密度脂蛋白（IDL）常是增加的。血脂异常除浓度变化外，脂蛋白颗粒中的成分也可发生变化，表现为 IDL 和 VLDL 中的胆固醇与 TG 比例增加，小而密的 LDL 增加，这些成分变化对动脉粥样硬化的形成更为重要。

三、治疗

（一）治疗原则

（1）早期、长期、综合治疗，治疗措施个体化。

（2）积极控制血糖，若有可能将血糖控制至正常范围（空腹血糖 < 5.6 mmol/L，餐后 2 h 血

糖 < 7.8 mmol/L，糖化血红蛋白 Alc < 6.0%），同时注意避免低血糖的发生，若经常发生低血糖，适当放松血糖控制目标。

（3）积极有效地控制血压。

（4）纠正脂代谢紊乱。

（5）预防和防止感染的发生。

（6）延缓肾损害的进展，如对氮质血症的 DN 患者给予优质低蛋白饮食，避免肾毒性药物等。

（7）糖尿病肾病肾衰竭。应尽早进行透析治疗。

（二）治疗计划

1. 实施糖尿病肾病教育计划　在慢性病的治疗中，患者自身起着重要作用，只有患者积极主动地和医师配合，才能改善疾病的预后和患者的生活质量。对于糖尿病肾病患者，应尽可能对患者进行与治疗相关的生活教育，比如血糖和血压的自我监测，结合个人的生活方式制订节食计划和特殊的营养治疗方案（能量、蛋白、水电解质的摄取），肾脏替代治疗的操作方法及注意事项。

2. 严格控制血糖　DN 的发生乃多种因素所致，其中高血糖是极其重要的因素。DCCT 及 UKPDS 的研究已证实，良好的血糖控制可显著降低 DN 发生发展的危险。应采取糖尿病教育、饮食疗法、适当运动、药物治疗和血糖监测等多种手段，尽可能地使血糖控制接近正常。争取使糖化血红蛋白 Alc（GHbAlc）< 6.5%，空腹血糖 < 6.0 mmol/L，餐后 2 h 血糖 < 7.8 mmol/L。同时注意尽量避免低血糖的发生。这是治疗 DN 的基础。

（1）口服降糖药的应用：

①磺脲类或非磺脲类胰岛素促泌剂：DN 可给予磺脲类（SUS）降糖药，但宜选用半衰期短的格列喹酮（Gliguidone）、格列吡嗪（Glipizide）等，长效 SUS 如格列本脲（Glibenclamide）及格列齐特（Gliclazide），虽其代谢产物部分经肾排泄，但因仍具较强降糖活性，肾功能不全时排出延迟，可引起严重持久的低血糖，DN 患者伴肾功能不全时禁用。当 GFR 低于 30 mL/min 时，所有 SUS 中首选格列喹酮，其口服吸收快，主要在肝脏代谢形成羟基化和甲基化代谢产物，95% 通过胆汁由粪便排出，5% 由肾脏排泄。次选格列吡嗪（Glipi-zide），虽其代谢产物部分由肾脏排泄，但活性弱，不易引起低血糖。第三代 SUS 格列苯脲（Glimepiride）60% 经肝、40% 经肾排泄，轻中度肾功能不全时可小心应用。非 SUS 类胰岛素促泌剂如瑞格列萘（Repaglinide）或那格列萘（Nateglinide）主要经肝代谢成无降糖作用的代谢产物由胆汁排泄，仅有 < 6% 经肾排泄，因而轻中度肾功能不全 DN 患者亦可小心应用，但宜从小剂量开始。

②双胍类：目前唯一在市场上批准应用的只有二甲双胍一种双胍类药物。DN 患者若仅有蛋白尿而肾功能正常，并非应用二甲双胍的禁忌，但一旦出现轻度肾功能不全，即应严格禁止使用，因其原形由尿排出，可引起乳酸性酸中毒。

③ α - 葡萄糖苷酶抑制剂：主要作用于小肠刷状缘膜的 α - 葡萄糖苷酶，延缓糖类的吸收，降低餐后高血糖。常用有阿卡波糖（Acarbose）及伏格列波醇（Volglibose），其胃肠吸收约 2%，主要由胃肠道降解和排出，在 DN 肾功能正常和轻中度肾功能不全时可应用。明显肾功能不全时常伴有胃肠道症状，可加重腹胀、胃肠胀气、腹鸣、腹痛、腹泻等不良反应。

④噻唑烷二酮类衍生物（胰岛素增敏剂）：主要有罗格列酮（Rosiglitazone）及吡格列酮（Pioglitazone）两种，通过与核过氧化物增殖活化受体（PPARr）直接结合并激活其活性，增加多种基因编码蛋白的表达，增加胰岛素在外周组织的作用，从而控制糖和脂肪代谢。两药主要经肝脏代谢及排泄，肝功能损害患者慎用，但对肾功能受损的 DN 患者无须调整剂量（罗格列酮 4 ~ 8 mg/d，吡格列酮 15 ~ 45 mg/d）。此类药物可单独或联合其他口服降糖药物治疗 2 型 DM 患者，尤其胰岛素抵抗明显者。

（2）胰岛素的应用：1 型 DM 患者均应使用胰岛素治疗。2 型 DM，对单纯饮食和口服降糖药血糖控制不好并有肾功能不全的 DN 患者，应尽早使用胰岛素。由于肾功能受损，胰岛素的降解和排泄均减少，易产生蓄积作用，加上肾功能不全时患者进食往往减少，易发生低血糖，因此胰岛素应从小剂量开始，最好选用半衰期短的制剂。

按起效作用快慢和维持作用时间，胰岛素制剂可分为速（短）效、中效和长（慢）效三类。随着科技的发展，又研制出一些胰岛素类似物。速效胰岛素类似物有门冬胰岛素（Aspart）和赖脯胰岛素（Lispro）。

1型糖尿病患者合并糖尿病肾病的治疗采用胰岛素强化疗法。该法模拟替代正常人生理性胰岛素分泌，通过多次皮下注射不同剂型的胰岛素（如三餐前注射短效胰岛素，睡前注射中效胰岛素）；或使用胰岛素泵。需定期监测患者血糖，随时调整胰岛素用量，使血糖控制在正常范围。胰岛素强化治疗的不良反应有低血糖、高胰岛素血症、体重增加。近来临床上已有应用胰岛素泵，可使胰岛素治疗更符合人体自身胰岛素分泌规律，既能使血糖控制理想，又能减少上述不良反应的发生，且大大延缓了糖尿病并发症的发生发展。胰岛素泵有闭环式和开环式两种，前者可准确模拟正常人的胰岛素分泌规律，但价格昂贵，携带不便，不易推广普及。常用的开环式泵，有皮下连续输入型和腹腔内植入型两种。

2型糖尿病与1型糖尿病病理生理不尽相同，且胰岛素强化治疗后又常常带来高胰岛素血症、胰岛素抵抗及低血糖反应、体重增加，由此可引起较多的心脑血管并发症。因此，有人主张2型糖尿病患者在饮食控制及运动治疗的基础上，联合口服降糖药物加胰岛素补充治疗。

对于腹膜透析的患者，可通过将胰岛素加入腹膜透析液袋中，然后用加入胰岛素的透析液进行换液。腹腔内胰岛素的给药方式对于血糖控制的效果至少不比皮下注射的方式差；另外，低血糖的发生率也较低。在腹透液中直接加入胰岛素可使胰岛素呈基础水平的持续性释放。随腹透液进入腹腔的胰岛素由脏腹膜吸收后进入门脉循环，随后进入体循环，更有利于血糖控制，提示胰岛素腹腔内给药更加接近胰岛素的生理性释放（胰腺分泌的胰岛素首先进入门脉循环）。腹腔内胰岛素的给药方式对腹膜透析效率没有影响；也并非腹膜炎的危险因素；还可能防止高胰岛素血症和抗胰岛素抗体的形成；并且有利于防止血糖的大幅度波动。原先肥胖的2型糖尿病患者在肾衰竭时常常伴随着明显的体重下降，此时空腹甚至餐后血糖可以正常。对于这些不需要胰岛素治疗的糖尿病患者，胰岛素的腹腔内给药可抑制肝脏葡萄糖输出过多，并且减轻高胰岛素血症，减少动脉粥样硬化的危险性。患者腹腔内胰岛素给药剂量的简便计算方法如下。

①既往每日皮下注射普通胰岛素的总剂量 ×3，作为总的腹腔内普通胰岛素的给药起始剂量。

②每日总剂量分为4～5次给药，隔夜留腹时胰岛素的剂量占每次日间换液时所用胰岛素剂量的1/2～2/3。

例如，每日总剂量为120U的普通胰岛素。

8:00，第一次换液时加入胰岛素40U。

13:00，第二次换液时加入胰岛素35U。

18:00，第三次换液时加入胰岛素30U。

23:00，第四次换液时加入胰岛素15U。

③换液在餐前半小时进行，并根据食物摄入量和活动水平调整胰岛素剂量。

④确定起始剂量后，还应根据血糖情况调整胰岛素剂量。

例如，血糖上升0.2 mmol/L，增加胰岛素2U。

血糖上升0.4 mmol/L，增加胰岛素4U。

血糖上升0.6 mmol/L，增加胰岛素6U。

血糖下降0.1 mmol/L，减少胰岛素2U。

⑤如以2.5%的腹透液换液，增加胰岛素2U；如以4.25%的腹透液换液，增加胰岛素4U。

⑥如需禁食（如外科手术或诊断性试验等），则在禁食操作的前一次换液时，将所加胰岛素剂量减至平时剂量的一半，并在操作结束后立即检测血糖，以决定下一次换液时所需胰岛素的剂量。

3. 降压治疗　DM伴高血压患者，其心血管疾病的危险性是非DM高血压患者2倍，高血压可加重DN及视网膜病变的发生与发展。UKPDS的流行病学研究显示，平均动脉压每下降10 mmHg，糖尿病相关的任何并发症危险下降12%，糖尿病相关死亡下降15%，心肌梗死下降11%，微血管并发病下降13%。而UKPDS及HOT研究显示，把DM患者血压控制在130/80 mmHg以下，可以显著地降低高血压所带来的所有不良后果，特别是能延缓DN的发生与发展。若蛋白尿＞1 g/24 h，在患者能耐受的前提下，血压应更低（125/75 mmHg）。

血管紧张素转换酶抑制剂（ACEI）治疗DN高血压有其特殊地位。大量研究表明，ACEI不仅可控制血压，还可延缓 DN 的进展。ACEI 用于 DN 有以下特殊优势：①阻止肾内血管紧张素Ⅱ（Ang Ⅱ）生成，使出球小动脉扩张。降低肾小球跨毛细血管压，从而纠正高滤过状态，减少蛋白尿；ACEI 尚可直接改善肾小球毛细血管的选择性滤过作用。②降低系膜细胞对大分子物质的吞噬作用，减少因蛋白尿所致的系膜细胞增生及肾小管间质的纤维化。③通过抑制 Ang Ⅱ的生成，从而抑制肾组织局部多种细胞因子如 TGF-β、PDGF 等的生成，这些细胞因子均能刺激肾脏细胞增殖肥大和细胞外基质的产生。④促进基质金属蛋白酶降解，使已形成的细胞基质部分得以降解。ACEI 的上述作用大多认为不依赖其降压作用，因此即使血压正常的 DN 患者也宜应用。常用的药物为卡托普利（Captopril）、雷米普利（Ramipril）、赖诺普利（Lisinopril）、依那普利（Enalapril）、贝那普利（Benalapril）、福辛普利（Fosinopril）或培哚普利（Perindopril）等。对老年患者疑有单侧肾动脉狭窄，或存在低肾素、低醛固酮血症的患者，用药后 1 ~ 2 周内应复查肾功能，如出现肌酐明显升高和高钾血症，应减量或及时停药。另外，ACEI 勿和大剂量利尿剂合用。如患者出现脱水、血容量不足、肾血流降低时，如呕吐、腹泻、大汗、虚脱等，ACEI 应减量或暂停应用。

血管紧张素Ⅱ受体拮抗剂（ARB）对 DN 也有很好的疗效，目前常用的血管紧张素Ⅱ（1 型）受体（AT_1）阻断剂，因不影响激肽的降解，所以很少有咳嗽的不良反应。同时，AT_1 受体阻断后，较高的 Ang Ⅱ可以刺激 Ang $Ⅱ_2$ 型受体（AT_2），其结果是受 AT_2 调节的组织出现继发性血管扩张和抗增生作用，因而理论上 ARB 较 ACEI 为好，但也有一些研究证明，ACEI 的肾脏保护作用是通过缓激肽作用而致，因此尚不应下定论。RENNAL 及 PRIME 二项大型多中心临床研究显示，氯沙坦（Losartan）及依贝沙坦（Irbesartan）能延缓 2 型糖尿病肾病的进展，而且安全性及耐受性很好。尚有研究显示，ACEI 与 ARB 联用，在减少蛋白尿方面的疗效优于两者单用。

β－阻断剂能降低心肌梗死后患者的死亡率。最近 UKPDS 研究，对 ACEI（卡托普利）与 β－阻断剂（阿替洛尔，Atenolol）在治疗糖尿病高血压方面的疗效进行了比较，结果显示两类药物降压作用相似，在降低微量白蛋白尿或蛋白尿方面疗效也相当。然而应当指出的是，由于该研究人群人 DN 患病率较低，因而该研究是否有足够样本量来说明两类药肾保护作用的差异，尚难以定论。

钙通道拮抗剂可降低平均动脉压，缓解心绞痛，降低细胞内钙，有利于改善胰岛素抵抗，是另一类可用于治疗糖尿病高血压的药物。但近有研究显示，双氢吡啶类钙通道拮抗剂（DCCBs）与 ACEI 比较，会增加心血管事件的危险，目前仍在进行的比较各类降压药及降脂治疗对心脏病发作疗效的大型临床研究（ALLHAT 研究）可望最终能对此做出评价。然而在 HOT 及 Sys-Eur 研究中，DCCBs 与 ACEI，β－阻断剂及利尿剂联用，并无证据提示心血管事件危险性增加。因此认为，在 DM 伴高血压患者，DCCBs 是继 ACEI、ARB、β－阻断剂及利尿剂之后另一种可选择应用的降压药。非 DCCBs[如维拉帕米（Verapamil）和硫氮䓬酮（Diltiazem）]可降低冠心病事件，短期临床研究还提示非 DCCBs 可降低尿白蛋白的排泄，但是否能延缓 GFR 的下降，临床尚无可靠的证据。

因此，对于 DN 患者降压药的选用，美国糖尿病协会（ADA）提出如下建议：① 1 型 DM 伴微量白蛋白尿或临床显性蛋白尿者，无论是否伴高血压，均应首选 ACEI；② 2 型 DM 伴微量白蛋白尿或临床显性蛋白尿者，应首选 ARB；③ ACEI 与 ARB 联用，可增强其单用时减少蛋白尿的疗效；④若患者不能耐受 ACEI 或 ARB，则可选用非 DCCBs。

4. 限制蛋白质的摄入　动物实验显示，限制饮食中蛋白质的摄入，可降低肾小球的高滤过及肾小球内压，延缓肾脏疾病的进展。在人 DN 几项小规模研究也提示，每天蛋白质摄入量在 0.6 g/kg，可在一定程度上延缓 GFR 的下降。然而，这在大型的 MRDs（Modiedfied Diet in Renal）（Disease Study）研究中却未能得到证实。应当指出，MRDS 研究中只有 3% 的 2 型 DM 患者，且无 1 型 DM 患者。因此，目前建议，DN 患者每日蛋白质摄入量限制在 0.8 g/kg，一旦出现 GFR 开始下降，则应进一步限制至 0.6 g/（kg·d）。但应注意避免其他营养素的缺乏，限制蛋白的饮食方案最好能由注册糖尿病营养师制订。

5. 慢性肾功能不全的治疗　DN 发展为肾功能不全，最后导致终末期肾衰竭（ESRD）。尿毒症时，由于存在相对的高胰岛素血症和高胰高血糖素血症，或存有胰岛素对抗物质和胰岛素受体或受体后缺陷等，糖代谢紊乱往往会加重；而另一方面，ESRD 时肾脏清除胰岛素的能力减弱，使循环中胰岛素半衰期明显延长，作用增强，加上尿毒症时进食减少，患者注射胰岛素治疗时易出现低血糖。如透析治疗病情缓解后，组织对胰岛素敏感性逐渐恢复，糖代谢又会改善。因此，对 ESRD 患者，血糖控制必须个体化。糖尿病肾病 ESRD 提倡早期透析，当内生肌酐清除率 < 15 mL/min 或肾脏 KT/V 值 < 2.0 时是替代治疗的适应证。若患者因血容量过多血压难以控制，或胃纳差致恶病质或因尿毒症及胃瘫而出现严重呕吐时，替代治疗的时机应提早。早期透析有利于改善患者的营养状况、减少并发症和减少死亡率。ESRD 替代治疗主要有血液透析（包括血液透析、血液滤过及血液滤过透析），腹膜透析 [包括不卧床持续腹膜透析（CAPD），夜间间歇性腹膜透析（NIPD）及循环式持续腹膜透析（CCPD）] 以及肾移植（包括同时进行胰腺或胰岛移植）。

（1）腹膜透析：以不卧床持续腹膜透析（CAPD）为主，其优越性在于减慢残存肾功能衰退速度，且不增加心脏负荷，血流动力学稳定，低血压和心律失常发生率低，能有效地清除中分子量毒素，有效地控制尿毒症症状，对贫血、神经病变、高血压和骨病改善优于血液透析；胰岛素的腹腔内注射控制血糖既符合生理要求，又避免皮下注射的痛苦；腹膜透析通道易建立，操作方便，不像血液透析那样需要复杂的机器，且相对较血液透析价格便宜，无透后乏力感，无须全身肝素化，无须太多顾虑会引起视网膜出血而影响视力。腹膜透析的主要缺点是腹膜炎，加上糖尿病患者免疫力低下易发生出口感染或隧道口感染；长期腹膜透析大量葡萄糖吸收容易导致高脂血症和肥胖；如腹膜透析液丢失蛋白质和氨基酸过多，又可导致营养不良和加重低蛋白血症；有糖尿病视网膜病变或白内障视力受影响时患者因操作不当容易发生腹膜炎或无法自行腹膜透析操作。

夜间间歇性腹膜透析（NIPD）或循环式持续腹膜透析（CCPD）主要推荐于白天需工作而不能进行透析的患者。近年腹膜透析技术有了较大的改进，使用“O”型管道或双联系统，腹膜炎的发生率大大降低。目前正试用以氨基酸或多糖类代替葡萄糖加入透析液作为渗透溶质，以避免加重高血糖或高脂血症，及改善水分的清除。

（2）血液透析：血液透析（HD）较腹膜透析效能高，充分性好；患者接受医疗监测的机会多；蛋白质丢失少；无须自己操作，适合有眼病变失明的患者。有报道 DM 患者由于严重供血不足，导致肢体坏疽而需要截肢者，HD 较 CAPD 少。血液透析有以下缺点：①由于全身血管病变，建立内瘘常有困难，动静脉瘘寿命短，并发症多。② DM 常并发冠心病以及心肌代谢紊乱病变，加上自主神经病变，患者心血管系统稳定性差，心律失常发生率高，血液透析中易发生低血压。③ DN 致 ESRD 患者由于摄入少，肾衰竭时胰岛素半衰期长而作用增强，而透析液常不含葡萄糖，故血液透析后可发生低血糖。④ DN 无尿或少尿者行血液透析高钾血症发生率较其他肾病患者为高，尤其是在正在使用 ACEI 的患者。有报道对于 DN 所致 ESRD，血液透析和腹膜透析的存活率存在不同，但是不同地区的报道结果很不一致，可能反映了人为的选择和并发症的干扰，因此，DN 所致的 ESRD 需采用哪一种透析方式尚无定论。多数医生倾向于采用腹膜透析，对保护残存肾功能可能有好处，但是临床医生必需根据患者疾病情况、生活方式和当地医疗条件等的具体情况进行分析，选择适合患者的透析方式。

（3）肾移植：肾移植用于治疗 DN 致 ESRD 日渐增多。肾移植后可使视网膜病变稳定，神经传导速度增加，自主神经病变减轻和胃肠功能紊乱改善，生活质量显著优于 HD 及 CAPD。肾移植可能是 DN ESRD 患者治疗的未来趋势。虽然 DM 肾移植技术已成熟，经验也不少，但肾移植并发症和死亡率仍高于非 DM 患者，如血管病变导致吻合困难、伤口愈合困难、糖皮质激素耐受性差、易感染、易发生心肌梗死、下肢溃疡、坏疽和血管钙化、手术后急性肾小管坏死发生率较高、容易形成膀胱瘘等。为减少上述并发症，提高移植肾成活率，选择肾移植时机十分重要。移植时间宜早，血肌酐低于 442 μ mol/L（5 mg/dL）和内生肌酐清除率高于 20 mL/min 时疗效好。如患者一般情况很差，已合并心肌梗死、下肢坏死和神经源性膀胱等，或年龄超过 65 岁则疗效不佳。单纯肾移植并不能防止 DN 再发生，也不能使已发生的 DM 并发症改善，抗排斥治疗如糖皮质激素、环孢素或他克莫司（Tacrolimus）等可诱发或加重 DM。肾、胰腺联合移植较单纯肾移植效果好，可防止 DN 的再发生和改善其他 DM 并发症，但技术要求更高。文献报道，1 型 DM 并 ESRD 患者行肾、胰联合移植，患者 1 年存活率高达 94%，肾存活率为 71%，胰腺存活率为 67%，而 3 年的患者存活率、肾及胰腺存活率则分别为 89%、69% 和 64%。

胰岛移植应用于临床已有成功的报道，目前主要用于肾移植术后的 1 型 DM 患者。据 Gie Ben 国际胰岛移植登记中心资料显示，于1997年共有372例患者接受了门静脉注入同种胰岛的胰岛移植术。只有少部分患者能较长时间不依赖胰岛素治疗（自1990—1996年，29/203例暂时不需用胰岛素，13/170例不依赖胰岛素达1年以上）。但相信在不久的将来，胰岛移植可能有所突破，给DN致ESRD患者带来福音。

综上所述，DN的治疗应是综合性的，但最根本的措施应是尽可能控制DM，以防止DN的发生和发展。

（三）治疗方案的选择

对于糖尿病肾病患者，虽然积极控制血糖、血压、血脂等原则已达成共识，糖尿病和DN的治疗取得进展，但很多糖尿病患者最终将进展至ESRD，这也给糖尿病引起的ESRD的替代治疗带来了新挑战。如何治疗伴有ESRD的糖尿病患者，进行肾脏替代治疗选择已不仅是肾脏病领域所关注的问题，也是流行病学所关注的公众健康危机。

糖尿病肾病ESRD患者的肾脏替代治疗的选择包括：①移植（肾移植、胰肾联合移植和肾移植之后的胰腺移植）；②不卧床持续性腹膜透析（CAPD）；③血液透析（HD）。目前已有共识，就医学康复和存活率而言，移植效果最佳，尤其是胰肾联合移植，后者可以同时治疗糖尿病和DN。CAPD和HD的效果要次于移植，CAPD与HD之间各有长短。对于糖尿病尿毒症患者的治疗方式选择，常受多因素影响，如医生的偏好、伴发的肾外疾病、可用的治疗手段以及患者的选择等。在许多国家，包括澳大利亚、新西兰、英国、加拿大，CAPD是DN肾衰竭患者透析治疗的首选方式，而在日本、美国等国家则以HD为主。帮助由糖尿病而引起的ESRD患者决定肾脏替代治疗方式，必须考虑到对患者生活方式的影响和现有的医疗条件。肾移植在现有的治疗方式中具有最佳的生活质量和生存率，但要求有严谨而良好的术前准备：与手术有关的麻醉、手术本身以及术后免疫抑制剂使用所带来的风险也必须考虑在内。进行PD治疗应该考虑的因素包括：患者的喜好和生活方式、腹膜溶质转运特性和残余肾功能。以PD为初始肾脏替代治疗方式的益处较多，伴有ESRD的糖尿病患者，CAPD是理想的首选治疗模式，因这些患者往往已出现前臂血管的硬化，难以实施造瘘手术，即便造瘘成功，动静脉瘘也容易堵塞。虽然可以选择以中心静脉内导管来替代动静脉瘘或人造血管进行血液透析，但容易出现血流量不足和感染，不能长期维持，而且通过导管进行长期血液透析被认为是血透患者存活率不佳的主要预测指标。CAPD是一个连续性过程，可避免HD过程中所发生的水和电解质的明显波动，透析过程中发生血容量相关的低血压较少；由于持续而缓慢的超滤作用，CAPD治疗有利于控制与容量有关的高血压和预防心力衰竭。所以，伴发心衰和严重高血压的ESRD患者通常首选CAPD进行治疗。血液透析（HD）较腹膜透析效能高，患者接受医疗监测的机会多；蛋白质丢失少；无须自己操作，适合有眼病变失明的患者。而肾移植时间宜早，血肌酐低于442 μmol/L（5 mg/dL）和内生肌酐清除率高于20 mL/min时疗效好。如患者一般情况很差，已合并心肌梗死、下肢坏死和神经源性膀胱等，或年龄超过65岁则疗效不佳。

四、病程观察及处理

（一）病情观察要点

糖尿病肾病患者从出现显性蛋白尿到ESRD平均（5.9±3.9）年（1型）和（6.5±5.1）年（2型），GFR平均下降速度为10～15 mL/（min·年），与尿蛋白量、吸烟、血压、血糖、视网膜病变和初始肾功能等有关，因此病情的观察对调整治疗方案及延缓病变发展有积极意义。

1. 实验室指标的观察

（1）尿蛋白：从观察蛋白尿的情况可了解疾病的病程，如果在微量蛋白尿期给予有效的治疗和护理，可阻止病变发展。蛋白尿的减少常意味着病情好转，ACEI或ARB治疗已证明能减少DN的蛋白尿，因而需定期监测尿蛋白排泄量，以便调整治疗方案。

（2）血糖和糖化血红蛋白：糖尿病肾病患者的糖代谢不稳定，易发生高血糖或低血糖，因此血糖的监测尤其重要。要教会患者自己利用便携式血糖计规律地进行血糖监测并进行详细的记录，以便医生能及时并准确地调整治疗方案。教育患者要提高低血糖识别能力，防止低血糖发生。糖化血红蛋白可反映近2～3个月血糖控制的水平，因而，每3个月需检测一次糖化血红蛋白。

（3）血生化指标：糖尿病肾病晚期可出现明显蛋白尿及氮质血症，血尿素氮、肌酐等水平明显升高。

应定期监测血尿素氮和血肌酐，以了解肾功能情况。DN 伴肾功能不全者易出现高钾血症，特别是服用 ACEI 或 ARB 治疗者，应特别注意监测血钾。部分患者还可以出现酸中毒、低钙血症和高磷血症，需定期监测并给予相应的治疗。

（4）血脂：脂代谢紊乱在 DN 患者中发生率更高。尤其在 2 型糖尿病患者中，特点是甘油三酯（TG）和低密度脂蛋白（LdL）升高。高 TG 水平也是肾功能下降的独立危险因素。因而需定期监测血脂并调整降脂药的用量。

2. 症状观察　糖尿病肾病进展缓慢，早期症状难以察觉，但是对于糖尿病病程在 15 年以上患者，尤其老年患者，要密切观察神志、胃肠道反应等，如果出现肾功能不全，可有持续性恶心、呕吐、上腹部不适、皮肤瘙痒、精神萎靡等症状。同时还应注意有无低血糖发生。DN 患者接受胰岛素治疗需根据血糖和肾功能情况调整胰岛素剂量，反复的低血糖发作提示胰岛素剂量过大或肾功能下降。

3. 体征观察　重点观察血压、水肿情况、尿量。密切观察血压变化，防止高血压脑病发生。鼓励患者利用电子血压计对血压进行监测并行记录，以便医生根据血压变化及时调整降压治疗方案，使血压尽可能达标。

对于水肿比较明显的患者，注意观察水肿程度、分布部位及消肿情况，记录每日出入量情况，尿量以昼夜分别计量、计次。同时观察体重增减情况。除针对 DN，还应针对 DM 进行必要的体检，如神经系统体征、视力的检查。

（二）疗效判断与处理

DN 的疗效主要包括两个方面：DM 和 DN 的控制情况。DM 的控制主要包括血糖（空腹血糖、餐后 2 h 血糖和糖化血红蛋白）、血压和血脂控制是否达标；而 DN 的疗效指标主要有尿蛋白排泄量、水肿的情况和肾功能的变化。尿蛋白减少、水肿减轻和肾功能改善（血尿素氮或肌酐下降）为治疗有效的指标。

无论是 1 型还是 2 型糖尿病患者并发的糖尿病肾病均预后不良，其高死亡率和高致残率主要由冠状动脉、脑血管及外周血管病变引起。良好的血糖和血压控制能延缓病情的发展。各种肾脏替代疗法均能改善晚期肾病患者的预后。糖尿病所致 ESRD 的 5 年生存率仅为 20%，10 年不足 5%。有蛋白尿的糖尿病患者的心血管死亡率是无蛋白尿者的 4 倍，是普通人群的 37 倍。

五、随访

（1）注意检查患者对治疗的依从性、患者对治疗的反应及存在的问题（如发生了什么副反应），是否对血糖和血压进行了自我监测，是否采取积极的生活方式（如适量运动）。

（2）定期检查空腹血糖、餐后 2 h 血糖和糖化血红蛋白、血脂、血生化（血尿素氮、肌酐、血钾、血钙和血磷），定期检测尿蛋白排泄情况。

（3）如果患者肾小球滤过率 CFR 接近 15 mL/min，应为肾替代治疗做相应的准备工作，如进行腹膜透析置管或行前臂动静脉造瘘术。

第二节　ANCA 相关性血管炎肾损害

一、概述

ANCA 相关性血管炎是成人原发性小血管血管炎的最常见类型，因与抗中性粒细胞胞浆抗体（Anti-Neutrophil Cytoplasmic Antibody，ANCA）有关而得名。它包括显微镜下多血管炎（Microscopic Polyangiitis，MPA）、韦格纳肉芽肿（Wegener's Granulomatosis，WG）、变应性肉芽肿血管炎（即 Churg-Strauss Syndrome），某些药物也可诱导 ANCA 相关性血管炎的发生。MPA、WG 和变应性肉芽肿血管炎肾脏受累分别占 90%、80% 和 45%。血管炎相关性肾损害是指小血管炎和毛细血管炎所致的肾损害，ANCA 相关性血管炎肾损害病理表现主要为局灶节段坏死性肾小球肾炎，临床可出现血尿、蛋白尿及急慢性肾功能不全等肾脏受累表现。其发病机制尚未完全阐明，现在认为 ANCA、T 细胞和其他免疫活性细胞以及它们所分泌的细胞因子共同参与了血管壁的损伤过程。血管炎临床表现变化多端，除肾脏以外，常累及多器官系统，加上其相对较低的发病率，易造成漏诊和误诊，及时的治疗对于避免肾脏等重要器官的进行性损伤及降低患者的死亡率有重要的意义，因此应该尽量做到早期诊断，合理治疗。

二、诊断

（一）病史采集要点

1. 起病情况　患者多为中老年，男性稍多于女性。多数起病隐匿，少数表现为疾病的快速进展。早期可出现一些全身非特异症状，如发热、关节痛、肌痛、乏力、皮疹、纳差、体重减轻等。患者可能因为血管炎肾外表现就诊于相关科室如因听力下降到耳鼻喉科就诊，检查中发现血尿、蛋白尿、肾功能不全。

2. 肾损害表现　ANCA 相关性血管炎肾损害主要症状表现为血尿、蛋白尿、管型尿，尤其是红细胞管型及急慢性肾功能不全，可以表现为急性肾炎甚至急进性肾炎或是慢性肾衰竭，但较少出现肾病综合征范围的蛋白尿。几乎所有患者都有血尿，甚至还有明显的肉眼血尿，后者多见于肾脏受损严重者，如新月体性肾炎。

3. 肾外表现　其他器官系统受累较常见，如皮肤紫癜、皮疹、溃疡；累及肺部可出现咳嗽、咳痰、咯血、胸痛、呼吸困难，过敏性哮喘则是变应性肉芽肿血管炎早期较为特征的表现；韦格纳肉芽肿常最先出现上呼吸道症状，表现为鼻塞、鼻窦部疼痛、鼻腔血性或脓性分泌物，甚至出现耳鸣、耳聋、耳膜穿孔；眼部受累可表现为结膜炎、角膜溃疡及巩膜炎等；神经系统受累常可出现肢体乏力、麻木、疼痛等周围神经炎或颅神经受损表现，甚至可以有中枢神经系统受累的表现，如昏迷、脑膜刺激征等；关节痛也较常见；累及消化道可出现恶心、呕吐、腹痛、腹泻、便血等症状。肝脏、心脏、胆囊、胰腺、甲状腺等可受累出现相应临床症状。

4. 既往病史　应注意近期有无感染史。有无可引起继发性血管炎的其他疾病，如系统性红斑狼疮、过敏性紫癜、类风湿性关节炎、冷球蛋白血症等。过敏性鼻炎及哮喘等变态反 应病史对于提示变应性肉芽肿性血管炎有很大帮助。详细询问用药史也是必要的，例如抗甲状腺药物丙硫氧嘧啶可诱发 ANCA 相关性血管炎。因此，对于有甲亢等可能使用上述药物的患者，应详细询问有关病史。慢性丙型肝炎是继发性冷球蛋白血症的主要原因，故尚需询问是否有乙型、丙型肝炎等病史。

（二）体格检查要点

1. 一般情况　可有低热，血压升高，对于肺部受累及者，可能有气促、发绀、呼吸加快。

2. 皮肤、黏膜　最常见的为可触及的紫癜，也可有丘疹、水疱及溃疡形成，好发于下肢。可伴水肿。

3. 头部　一些患者可能最先表现为“红眼”（结膜炎）或“鼻炎”，因此体检时应注意有无结膜炎、角膜炎及视力减退。鼻窦区有无压痛，鼻腔有无脓血性分泌物，有无鼻中隔偏曲。有无听力障碍。

4. 肺部　叩诊注意有无胸腔积液、肺实变的改变，听诊肺部有无异常呼吸音及啰音。

5. 心脏　叩诊有无心界扩大，听诊有无心音改变、附加心音及杂音，注意有无心律失常。

6. 四肢、关节　继发于冷球蛋白血症者可有雷诺现象，注意有无关节肿胀畸形。

7. 神经系统　有无浅感觉异常、麻木、痛觉过敏，有无病理征。

（三）门诊资料分析

1. 尿液检查　血尿、蛋白尿、细胞管型，尿沉渣相差显微镜检查可见多数畸形红细胞，提示肾小球源性血尿。血尿的程度常常与肾脏炎症反应的程度呈正比，而尿蛋白的量通常达不到肾病综合征范围，以少到中等量为主。

2. 血常规检查　伴或不伴正常细胞性贫血，常有血白细胞数增多，中性粒细胞比例增高，易误诊为细菌感染。由于 ANCA 与中性粒细胞关系密切，有人认为中性粒细胞的激活与本病的发病有关，也可能是细菌感染激活中性粒细胞，触发了本病的发生或进展。变应性肉芽肿血管炎多有血嗜酸性粒细胞升高（$>10\%$），有时伴血小板增多。

3. 血生化检查　常有血尿素氮、肌酐升高，还可有肾功能不全的其他生化改变，如高钾血症、高磷血症、低钙血症、酸中毒（阴离子间隙增大、CO_2结合力下降、HCO_3^-浓度降低等）。有呕吐、纳差者可有低钾血症和低钾低氯性碱中毒。

（四）继续检查项目

1. ANCA检查　结合临床，ANCA阳性有利于血管炎的诊断，常用间接免疫荧光和EUSA两种测定方法。间接荧光法将患者的血清与正常人的中性粒细胞共同孵育，若患者血清中有ANCA，则血清可和中性粒细胞胞浆结合，利用荧光标记的抗体进行标记，可以检测到患者血清中是否有能与正常人中性粒细胞胞浆结合的抗体，因而称为抗中性粒细胞胞浆抗体。根据免疫荧光的显示模式，可将ANCA分为胞浆型ANCA（cytoplasmic ANCA，cANCA）和核周型ANCA（perinuclear ANCA，pANCA）。研究发现pANCA是在用固定剂固定中性粒细胞过程中人为因素造成的假象，其抗原仍在胞浆中。随后研究表明cANCA的主要的相对应的抗原为位于中性粒细胞的蛋白酶-3（Proteinase 3，PR-3），而pANCA针对的抗原主要为中性粒细胞的髓过氧化物酶（Myeloperoxidase，MPO）。利用PR-3或MPO作为抗原，通过酶联免疫吸附法（ELISA）可以准确地测定血中是否有cANCA或pANCA。间接免疫荧光法测定ANCA法有较高的敏感性，但其特异性较差，有时易将抗核抗体（ANA）误测定为ANCA，而出现假阳性，而ELISA法测定的cANCA（也称PR3-ANCA）或pANCA（也称MPO-ANCA）则具有较高的特异性，但敏感性较差。因此，间接荧光法有助于筛选，而ELISA法则有利于确证。通常临床上将两者同时测定，可大大增加测定的敏感性和特异性。韦格纳肉芽肿80%～90%为cANCA阳性，余pANCA阳性，敏感性与活动度/病变范围有关。MPA约70% pANCA阳性，少数cANCA阳性。虽然cANCA倾向于韦格纳肉芽肿的诊断而pANCA倾向于MPA的诊断，但单凭ANCA鉴别WG和MPA有一定难度。变应性肉芽肿血管炎阳性率约50%，以pANCA为主。值得注意的是部分病例（约10%）可为ANCA阴性，应结合临床和病理做出诊断。另外ANCA也可在某些药物诱发的血管炎、抗GBM肾炎、风湿性疾病如系统性红斑狼疮及自身免疫性胃肠道疾病如溃疡性结肠炎中也可出现阳性，多为pANCA，但滴度常不高。

2. 抗肾小球基底膜抗体　可用于急进性肾炎表现时排除抗GBM抗体引起的急进性肾炎（Ⅰ型急进性肾炎）。

3. 其他血液指标　可有血沉加快、CRP、RF升高等非特异性改变，且常于疾病的活动程度相关，血清C3多正常。怀疑血管炎诊断的患者，常需检测乙型和丙型肝炎的血清学标记、血冷球蛋白测定以排除继发性血管炎。对年轻女性还需测定抗dsDNA抗体和ANA抗体以排除系统性红斑狼疮。

4. 胸部X线或CT检查　肺部受累可见肺有片状浸润影，也可有单发或多发结节，部分可伴空洞形成，有时不易与肺结核或肺癌鉴别。反复肺部受累者，可表现为弥漫性肺间质纤维化。如合并肺出血，X线胸片可见大片肺实变阴影，发展迅速。

5. 肾脏B超　了解肾脏大小及结构变化。双肾大小有助于判断疾病的进程，在以急性病变为主时，双肾体积增大；到疾病后期，由于肾脏有较明显的纤维化，双肾体积正常或缩小，肾实质回声增高。

6. 组织学检查　宜尽快肾活检。典型的血管炎肾损害主要表现为局灶节段坏死性肾小球肾炎，肾小球毛细血管袢纤维素样坏死较常见，伴广泛新月体形成、肾小球囊基底膜断裂和严重肾小管间质炎症。肾小球和肾小管间质浸润的炎症细胞包括了各种细胞成分，有中性粒细胞、嗜酸性粒细胞、淋巴细胞、单核细胞和巨噬细胞，甚至可见到多核巨细胞，呈肉芽肿样改变，有时可见小动脉也受到累及，未受累及的肾小球可以比较正常。由于血管炎病程可呈发作—缓解交替的慢性过程，故肾活检时可见新鲜的活动性病变和慢性病变共存，常见的活动性病变有纤维素样坏死、细胞增生和细胞性新月体，而纤维性新月体、肾小球硬化和肾间质纤维化则为慢性病变。免疫荧光染色一般呈阴性或微弱阳性（寡免疫，Pauci-immune）。偶尔可见散在IgM和C3沉积。在新月体或血栓中可有纤维蛋白原染色阳性。电镜下没有电子致密物（抗原抗体复合物）沉积。

7. 有其他器官受累及的表现者（如眼、耳、鼻、口腔、肺或神经系统）　请相应专科会诊，考虑做相应部位的组织活检，比如鼻或喉部的活检。

（五）诊断要点

血管炎起病可以比较缓慢，表现为非特异症状，如乏力、纳差、消瘦等，易被忽略。加上本病可累及各器官，临床表现变化多端，也易被误诊，需要临床医生提高警惕性。对于年龄比较大，临床表现为肾炎综合征（血尿、蛋白尿）的患者，特别是有肾外病变和肾功能急剧恶化的患者，应注意本病的可能。临床上表现有系统性血管炎、呼吸道肉芽肿性炎症及肾小球肾炎三联征，实验室检查 cANCA 阳性，考虑诊断为韦格纳肉芽肿。根据美国风湿学会 1990 年韦格纳肉芽肿分类诊断标准：①鼻或口腔炎症：痛或无痛性口腔溃疡、脓性或血性鼻分泌物；②胸部 X 线异常：胸片示结节、固定浸润或空洞；③尿沉渣异常：镜下血尿（> 5 个红细胞 /HP），或红细胞管型；④病理：动脉壁、动脉周围或血管周围区域有肉芽肿炎症。上述四项有两项阳性可诊断韦格纳肉芽肿。本诊断标准是在对 ANCA 不了解的背景下制定出来的，有学者认为 ANCA 的检测和组织活检对韦格纳肉芽肿的诊断具有十分重要的意义。病变组织活检示小血管的坏死性血管炎或肾小球肾炎，不伴肉芽肿的形成，累及多个系统，实验室检查 pANCA 阳性，考虑诊断为 MPA。患者出现系统性血管炎表现的同时出现哮喘者应高度怀疑变应性肉芽肿血管炎，外周血嗜酸性粒细胞增多，病变组织活检示肉芽肿性血管炎伴嗜酸性粒细胞浸润则可以确诊。美国 1990 年变应性肉芽肿血管炎分类诊断标准为：①哮喘；②外周血嗜酸性粒细胞增多，> 10%（白细胞分类）；③单发性或多发性单神经病变或多神经病变；④游走性或一过性肺浸润；⑤鼻窦病变；⑥血管外嗜酸性粒细胞浸润。具备上述四条或四条以上即可考虑本病诊断，同样本标准也是在对 ANCA 没有足够认识之前制定，因而没有考虑到 ANCA 在诊断中的作用，在应用时需注意。

（六）临床类型

ANCA 相关性血管炎根据临床及病理表现，可以分为：①显微镜下多血管炎（MPA）；②韦格纳肉芽肿（WG）；③变应性肉芽肿血管炎（即 Churg–Strauss Syndrome）。

（七）鉴别诊断要点

注意与一些临床表现或肾脏病理表现相似的疾病鉴别。

1. 急性肾小球肾炎　和血管炎肾损害表现相似，但急性肾小球肾炎表现为血尿、蛋白尿、水肿、高血压等急性肾炎综合征，多有前驱链球菌感染史，好发于儿童，血清抗链球菌溶血素 O（ASO）滴度升高，伴有 C3 浓度下降，8 周后 C3 恢复至正常。而血管炎肾损害多见于老年人，肾外表现比较明显，血补体 C3 不低，ANCA 阳性等可资鉴别。若诊断有困难，可行肾活检确诊，肾脏病理急性肾小球肾炎为毛细血管内增生性肾小球肾炎，光镜下通常为弥漫性肾小球病变，以内皮细胞及系膜细胞增生为主要表现，急性期可伴有中性粒细胞和单核细胞浸润。病变严重时，增生和浸润的细胞可压迫毛细血管壁使管腔狭窄或闭塞。肾小管病变多不明显，但肾间质可有水肿及灶状炎症细胞浸润。免疫病理检查可见有 IgG 和 C3 呈粗颗粒状沿毛细血管壁和（或）系膜区沉积，而 ANCA 相关性血管炎少有免疫荧光阳性者。

2. 抗 CBM 抗体引起的急进性肾炎　多表现为前驱感染后出现血尿、蛋白尿、水肿、高血压，少尿和肾功能短期内迅速下降。血抗 GBM 抗体阳性，ANCA 通常阴性，肾活检光镜表现与血管炎引起的相似，但病变步调较血管炎肾损害一致，即病变的新旧程度比较一致，且通常无小血管炎的表现。而 ANCA 相关性血管炎肾损害也可表现为急进性肾炎（新月体肾炎）。由于血管炎的病理可呈发作 – 缓解的慢性过程，所以肾活检可见到新鲜的活动病变，如纤维素样坏死和细胞性新月体，也可见到慢性病变，如纤维性新月体、肾小球硬化和肾间质纤维化。免疫荧光可见 IgG 和 C3 沿肾小球毛细血管壁呈线状沉积，可资鉴别。

3. 狼疮性肾炎　常见类似的全身症状，如发热、皮疹、关节痛及多器官系统受累表现，肾脏常累及，但其多见于 20 ~ 40 岁育龄女性，血清抗核抗体阳性如抗 ANA、抗 dsDNA 阳性，补体 C3 多降低，肾活检可见从轻微病变至肾小球硬化的各种病理类型，根据 2003 年 ISN/RPS 标准将狼疮性肾炎分为 Ⅰ ~ Ⅳ型，以Ⅳ型（弥漫增殖型）最多见，肾小球系膜和内皮细胞弥漫增生，同时可有膜增生性病变、新月体形成、“铁线圈”病损和苏木素小体，免疫荧光呈现“满堂亮”，可见肾小球（毛细血管壁和系膜区）、间质及血管广泛免疫球蛋白（主要为 IgG，伴少数 IgM、IgA）及补体沉积。而 ANCA 相关性肾损害主要表现为局灶节段性坏死性肾小球肾炎，很少有内皮细胞增生，免疫荧光呈无或很弱阳性。必须指出，ANA 抗体能和中性粒细胞的细胞核结合，导致用免疫荧光检测 ANCA 时表现出类似 pANCA 的荧光模式，易误以为

pANCA 阳性。进一步进行 MPO-ANCA 检测有助于鉴别诊断，注意一些系统性红斑狼疮患者也可有 MPO-ANCA 阳性。

4. 过敏性紫癜肾炎 任何年龄都可发病，以青少年多见，男性发病略多于女性，春秋发病多见，通常与机体对某些致敏因素反应有关，如感染、食物或某些药物等，30% ~ 50% 患者发病前有上呼吸道感染症状，可出现过敏性紫癜四联症即皮肤紫癜、消化道症状、关节痛和肾小球肾炎，且皮肤紫癜比较有特征性，易于鉴别。肾脏病理表现类似与 IgA 肾病，免疫荧光显示肾小球系膜区 IgA 和 C3 沉积，而 ANCA 相关性血管炎肾脏无或很少有免疫荧光沉积，此外过敏性紫癜一般 ANCA 阴性。

5. 药物诱发的血管炎 PTU、甲巯咪唑、肼苯达嗪、米诺环素，少见如青霉胺、别嘌醇、普鲁卡因胺、氯氮平、苯妥英、利福平、异烟肼等均可诱发血管炎的发生，可有 ANCA 阳性，多为 pANCA，根据相关服药史可资鉴别，且药物所致的血管炎一般病情较轻，ANCA 的滴度较低。

6. 另外类风湿性关节炎、Goodpasture 综合征，冷球蛋白血症等 均可出现类似的临床表现，可以根据类风湿因子、抗 GBM 抗体、血冷球蛋白等指标进行鉴别。

7. 肺部受累有时需要与结核、肺部肿瘤相鉴别 根据相关病史、实验室检查如痰找抗酸菌、PPD 皮试、痰找癌细胞和血癌胚抗原（CEA）及必要时的组织活检一般可明确诊断。

三、治疗

（一）治疗原则

1. 积极诱导缓解 ANCA 相关性血管炎累及多个器官，肾脏常表现为局灶节段性坏死性肾小球肾炎，进展较快，不及时治疗易导致肾功能不可逆损伤。因此，一旦确诊后，应尽快给予积极治疗，以期短期内使病情迅速缓解，控制炎症反应，使病情稳定。

2. 防治并发症 ANCA 相关性血管炎累及多个器官常可致严重的伴发症。例如肺部毛细血管炎导致的肺出血，病情凶险，患者肺弥散功能受损，表现为严重的低氧血症（Ⅰ型呼吸衰竭），是决定患者生存的重要因素，应注意防治。

3. 维持治疗、防止复发 ANCA 相关性血管炎的一个重要特点是非常容易复发。因此，在积极治疗达到缓解后不能松懈，需积极进行维持治疗和必要的监测以巩固疗效，防止复发。

4. 注意药物治疗的副反应 ANCA 相关性血管炎患者年龄往往较大，而治疗血管炎的治疗方案却是比较强烈的免疫抑制治疗，加上这些患者常有肾损害，对药物的排泄能力下降，患者易出现比较严重的毒副反应。因而强调个体化治疗，即根据患者的体质、疾病的活动程度、病变的范围、起病的急缓、肝功能、是否有其他慢性疾病如糖尿病、胃溃疡等以及患者的经济情况制定个体化的治疗方案，并进行积极的监测，以期达到将可能的副反应减少到最低。

（二）治疗计划

1. 一般治疗 急性期应适当卧床休息，待肉眼血尿消失、水肿消退及血压恢复正常后逐步增加活动量。有水肿、高血压者，予以无盐或低盐饮食。不建议患者进食袋盐，后者常为钾盐，可加重肾衰竭的高钾血症。氮质血症时应限制蛋白质摄入，并以优质动物蛋白为主，尽量减少植物蛋白。对于严格控制蛋白摄入者，可补充 α 酮酸以防止蛋白营养不良，另注意补充维生素。明显少尿的急性肾衰竭患者需限制液体入量，但若有透析支持，则对液体摄入的限制可以适当放宽。尿少时还应注意避免摄入过多含钾的食物，如橙、香蕉、冬菇、木耳等。避免进食杨桃，后者可使肾衰竭患者出现神经系统损害，甚至昏迷。

2. 对症治疗

（1）利尿消肿：钠水潴留可以引起水肿、高血压，甚至急性心力衰竭等。经限制钠、水入量后，仍有水肿、高血压，应加用利尿剂。常用的利尿剂有噻嗪类，但当肾小球滤过率 < 25 mL/（min · $1.73m^2$）时，需要使用强有力的袢利尿剂如呋塞米等。呋塞米可以口服或静脉注射，30 min 起效，作用仅 4 ~ 6 h，必要时可用 20 ~ 40 mg，每日 2 ~ 3 次，有时可能需要较大剂量，应注意大剂量呋塞米对听力的副作用。还可以加用血管解痉药，如小剂量多巴胺，加强利尿效果。一般不使用渗透性利尿剂、汞利尿剂和保钾利尿剂。

（2）降压：若经休息、限盐、利尿，血压仍不能恢复者，应进行降压治疗。患者往往体内肾素系统活性较高，可以使用ACEI和ARB类药物，并且有减少尿蛋白的作用。但此类药物可能减少肾小球滤过率，加重肾功能不全和高钾血症，对于没有透析支持患者需密切观察及监测血肌酐和血钾水平。必要时可用钙通道阻滞剂、α受体阻断剂控制血压。由于患者常有尿少，不推荐使用硫酸镁降压，以免引起高镁血症。有高血压脑病时，应紧急采用降压药静脉用药：如硝普钠成人剂量50 mg加入5%葡萄糖液中滴注，按血压调整滴速。硝普钠降压迅速，用药后数十秒即起作用，维持时间短，停药3至5 min作用即消失。副作用有低血压、恶心、呕吐、面红、肌肉颤动等。其代谢产生氰化物通过肾脏排泄，肾功能下降时易发生硫氰酸中毒，不宜长期、大剂量应用。在没有透析支持的情况下，一般使用不超过1～2 d；如有透析支持则可以比较安全使用。目前多用硝酸甘油代替，以避免硫氰酸盐蓄积。高血压脑病有抽搐者，降压的同时药物止痉、供氧等对症处理。

（3）充血性心力衰竭的治疗：本病水钠潴留是由于循环血容量增多造成，并非真正的心肌收缩力下降，因此治疗上应限钠、利尿、降压以恢复血容量，纠正水钠潴留或减轻心脏负荷，一般不采用加强心肌收缩力的洋地黄类药物。必要时可采用血管活性药物如酚妥拉明、硝酸甘油或硝普钠以减轻心脏负荷，经保守治疗仍不能控制病情，可用血液滤过脱水治疗。

（4）透析治疗：伴有急性肾衰竭的患者何时开始透析替代治疗并无绝对的标准，一般推荐早期进行透析治疗，防止并发症的出现。较常用的透析指征为：①急性肺水肿；②高钾血症，$K^+ > 6.5$ mmol/L；③BUN ≥ 21.4 mmol/L或血肌酐≥ 442 μmol/L；④高分解状态，每天血尿素氮上升≥ 8.9 mmol/L或血肌酐上升≥ 176.8 μmol/L，血钾每日上升1 mmol/L以上；⑤无尿2天或少尿4天以上；⑥严重酸中毒，二氧化碳结合力（CO_2CP）< 13 mmol/L，pH < 7.25；⑦少尿2天以上伴下列情况之一者：体液潴留，如眼结膜水肿、心音呈奔马律、中心静脉压升高；尿毒症症状，如持续呕吐、烦躁、嗜睡；高血钾，血钾 > 6.0 mmol/L、心电图有高钾表现。

3. 诱导缓解　ANCA相关性血管炎肾损害若不经治疗，常较快进展为不可逆肾衰。因此早期及时治疗尤为重要，多数患者可以得到缓解，避免或脱离透析。常用于诱导缓解药物包括以下几种。

（1）糖皮质激素：首选用药，常用泼尼松1 mg/（kg·d），满8周后每周减5 mg至0.5 mg/（kg·d），然后减慢减量速度（如2～3周减5 mg），直至减为维持量，维持量取决于病情缓解情况而定，如果可能以7.5 mg/d为宜。对于肾脏有显著活动病变（毛细血管袢坏死、细胞性新月体形成和大量炎症细胞浸润）并伴有短期肾功能恶化者，给予甲泼尼龙（Methylprednisolone，MP）0.5～1.0 g，加入200 mL生理盐水中缓慢滴注，连续3 d。长期应用糖皮质激素的患者可出现感染、药物性糖尿病、骨质疏松等副作用，需加强监测，及时处理。

（2）环磷酰胺（Cyclophosphamide，CTX）：现在多认为联用环磷酰胺可获得更高的缓解率及较低的复发率，用法为0.5～1.0 g/m^2，静脉注射，每月注射一次至基本缓解（一般3～6个月）；或CTX1.5～2 mg/（kg·d），口服至基本缓解（一般3个月）。年龄60岁以上者，CTX考虑减少剂量20%。因为CTX部分在肾脏排泄，肾功能不全者应减少剂量约20%。肾脏有较多慢性病变而血肌酐升高者，往往对CTX比较敏感，CTX剂量应酌减。其主要不良反应为骨髓抑制和中毒性肝损害，并可出现性腺抑制，脱发、胃肠道反应及出血性膀胱炎。应每2周检查一次血象，如血白细胞计数 < 3.0×10^9/L或中性粒细胞绝对计数 < 1.5×10^9/L，则应暂时停药观察。如出现白细胞减少者可使用粒细胞集落刺激因子（G-CSF），一般不加重血管炎病情。

（3）其他细胞毒药物：①甲氨蝶呤（Methotrexate，MTX）对肾损害的疗效多不如CTX，且血肌酐 > 180 μmol/L者肝损害、骨髓抑制等副作用显著增强，不宜使用。但研究表明，对于肾损害较轻的血管炎患者，MTX也有较好的疗效，且副作用较CTX小。②硫唑嘌呤（Azathioprine，AZA）、吗替麦考酚酯（Mycophenolate Mofetil，MMF）诱导缓解疗效多较CTX差，多用于激素加CTX诱导缓解后的维持治疗。AZA用于血管炎缓解后的维持治疗，疗效和CTX相似，副作用比CTX小，但仍可致血白细胞减少、肝损害等副作用。MMF则不易引起血白细胞减少等副作用，适宜长期维持治疗，唯价格比较昂贵。

4. 肺出血处理　肺部受累表现为肺毛细血管炎时，患者可无明显临床症状或仅表现为痰中带血，但可快速进展为弥漫肺泡出血（Diffuse Alveolar Hemorrhage，DAH）引起危及生命的大咯血及呼吸衰竭，死亡率高达60%，是临床工作中患者最常见的死亡原因之一。据相关文献报道，韦格纳肉芽肿DAH的发生率为7% ~ 45%，MPA为10% ~ 30%，变应性肉芽肿血管炎则相对较少见。因此，临床上患者出现不明原因（注意排除肺部感染及肺水肿）的气促、呼吸困难、咯血（约1/3患者可无此表现）、胸痛及与疾病不相平行的贫血（血红细胞计数及血细胞比容下降），警惕肺出血的可能，肺部体检早期可无明显异常，此时应立即行胸部X线检查、血细胞计数、出凝血常规、心电图、血氧饱和度监测及动脉血气分析。X线胸片通常表现为类似于肺水肿的急性双侧肺部浸润影但无心脏增大，较少有胸腔积液。值得注意的是，肺出血早期可能X线片可以没有明显变化，而肺出血者病情进展极为迅速，因此本病强调早期发现，积极治疗。给予甲泼尼龙（Methylprednisolone，MP）0.5 ~ 1.0 g，加入200 mL生理盐水中缓慢滴注，连续3天冲击治疗，同时加用静脉注射CTX促进诱导缓解。对于血肌酐 > 500μmol/L尤其是伴有抗GBM抗体阳性的患者，在激素和细胞毒药物诱导治疗同时，早期进行血浆置换常可获得到满意的疗效。肺出血严重时，大量红细胞、血红蛋白充满肺泡腔，肺泡弥散功能减弱，引起低氧血症，甚至呼吸衰竭，应给予氧疗，低氧血症仍不能纠正时考虑机械通气。另外注意消除患者紧张情绪、镇静、患侧卧位、头低位防止窒息的发生。

5. 维持治疗

（1）硫唑嘌呤[1 ~ 1.5 mg/（kg·d）]合用小剂量糖皮质激素（泼尼松：7.5 ~ 10 mg/d）。

（2）吗替麦考酚酯（MMF）1.0 ~ 2.0 g/d，分两次服用作为维持治疗，并合用小剂量糖皮质激素（泼尼松：7.5 ~ 10 mg/d）。

（3）每月查血常规和肝功能一次，白细胞 < 3×10^9/L，中性粒细胞 < 1.5×10^9/L或出现肝损害时需停药观察。

（4）维持性免疫抑制治疗的时间长短尚无共识，建议总疗程1年以上。

（5）停用免疫抑制剂后需定期随访（每3 ~ 6个月一次），检测ANCA并结合其他临床或病理指标判断是否有复发，并及时防止复发。

6. 复发的治疗　ANCA相关性血管炎的一个重要特点是非常容易复发，约有50%韦格纳肉芽肿患者在5年内至少会有一次复发。MPA复发率稍低。复发时上述免疫抑制治疗仍然有效。此时免疫抑制剂的剂量取决于复发的程度。

7. 防治药物治疗的副反应　常见的副反应有感染、肝功能损害、骨髓抑制、药物性糖尿病、骨质疏松、出血性膀胱炎等，一旦出现给予相应的处理。

8. 其他治疗　①对于已有肾衰竭的患者应及时给予透析支持。急性肾衰竭达到透析指征者应尽早透析治疗，经血浆置换和/或免疫抑制剂治疗后患者可能可以脱离透析。慢性肾衰竭患者只能维持性透析治疗。经过治疗缓解或好转的患者，常遗留有不同程度的肾损害或肾功能不全。这时应注意保护残存的肾功能，如使用血管紧张素转化酶抑制剂（ACEI）或血管紧张素Ⅱ受体拮抗剂（ARB），防止肾小球过度滤过和减少尿蛋白，以保护肾功能，同时应注意控制血压和避免使用肾毒性的药物。慢性肾衰竭患者只能维持性透析治疗，终末期肾衰竭者可考虑肾移植，但移植一般应在病情控制半年到1年左右后进行，复发率为15% ~ 20%。②复发往往和上呼吸道感染及慢性携带金黄色葡萄球菌相关，TMP/SMZ可用于维持缓解。③丙种球蛋白对血管炎疗效不肯定，主要用于预防感染。④人源化抗T细胞单克隆抗体有一定疗效，但尚未大量应用经验。

（三）治疗方案的选择

韦格纳肉芽肿和MPA的治疗相似，主要治疗药物为免疫抑制剂，药物毒性总体较大，且患者多为中老年，药物易致严重副作用，故必须准确判断病情，才能使疗效/副作用比达到最大化。活动病变可通过治疗逆转，而过度治疗慢性病变只增加副作用。肾小球纤维素样坏死、细胞性新月体、肾小球囊基底膜断裂、间质炎症浸润甚至肉芽肿形成、肾小管炎、小动脉炎均为显著活动指标需要积极治疗。纤维性新月体、肾小球硬化、肾小管萎缩及肾间质纤维化则是慢性化指标。肾间质纤维化常伴有淋巴细胞浸润，故在纤维化背景下的淋巴细胞浸润并非活动证据，慢性病变不适宜使用过度积极的免疫抑制治疗。中性粒细胞、嗜酸性粒细胞浸润甚至出现多核巨细胞则提示急性病变。无肾活检条件的单位，可参考肾功能变化、尿常规和 ANCA 滴度加以判断，血尿（特别是肉眼血尿）伴 ANCA 阳性常提示活动病变；血肌酐高低并不能代表活动病变的程度，但短期血肌酐升高则提示活动病变，特别是伴有血尿（畸形红细胞）时更支持。

通常肾脏急慢性病变共存，治疗方案（即免疫抑制疗法的强度）取决于两者比例。只要有较多的活动病变，仍可采用上述方案或酌情减量（如激素剂量减半）。对肾脏以慢性病变为主者，过分积极治疗无必要，但仍需控制肾外活动病变，特别是防止肺出血的发生，此时免疫抑制方案主要依肾外病变而定。

关于 CTX 静脉脉冲或连续口服的选择问题，根据国外一项对 11 个共 200 名 ANCA 相关性血管炎患者非随机研究的荟萃分析结果，静脉使用 CTX 似乎更易诱导缓解，并且减少感染的发生，复发率虽无统计学差异，但其绝对值高于口服 CTX 组。

以往的观点认为，在药物治疗的基础上应用血浆置换并不能改善患者的预后，并进行了一系列关于血浆置换的研究，Pusey CD 等人（1991 年）发现血浆置换在已经进入透析的肾脏病变较严重的患者可以改善预后，而对于肾脏较轻的患者与单纯药物治疗比较无明显差异。根据 Klemmer PJ 等人（2003 年）的研究，ANCA 相关性血管炎伴发弥漫肺出血（DAH）时，血浆置换可以获得良好的治疗效果。一项来自欧洲 9 个国家的前瞻随机对照研究（2007 年），将 137 名初次起病血肌酐 > 500 μ mol/L 的 ANCA 相关性血管炎患者随机分为血浆置换组（70 人）给予隔日一次血浆置换共 7 次及甲泼尼松冲击组（67 人），血浆置换组给予隔日一次血浆置换共 7 次，甲泼尼龙冲击组给予大剂量甲泼尼龙冲击治疗，两组同时给予口服糖皮质激素和 CTX 治疗，6 个月后改为激素加 AZA 维持。3 个月后，血浆置换组和甲泼尼松冲击组分别有 69% 和 49% 患者肾功能得到恢复，脱离透析。12 个月后，两组分别有 19% 和 41% 的患者进展为 ESRD，而两组的死亡率则无明显统计学差异。因此，对于血肌酐 > 500 μ mol/L、肾活检显示为寡免疫复合物的新月体（局灶节段性坏死性）性肾炎，在使用激素和细胞毒药物的基础上加用血浆置换有助于肾功能的恢复并脱离透析，尤其是伴有抗 GBM 抗体阳性、有肺出血倾向的患者。

四、病程观察和处理

（一）病情观察要点

（1）治疗期间定期监测尿量、尿常规、肾功能，观察其变化情况并判断药物治疗疗效。尿量增多、尿蛋白减少、血尿减轻、血肌酐下降是肾脏炎症得到控制，病情趋于缓解的指标。

（2）定期检测 ANCA: 目前普遍认为 ANCA 在 ANCA 相关血管炎的发病中起着重要的作用，但对于 ANCA 在病情监测及复发预测方面的价值尚存在争议。少数经临床和病理获得诊断的患者可为 ANCA 阴性，同时 ANCA 也可出现在其他疾病过程中，而且血 ANCA 水平并不完全与患者的临床和病理改变相平行，这种情况可以通过改进测定方法如同时用间接荧光和 ELISA 方法测定 ANCA 并结合临床表现和其他辅助检查结果综合分析得到解决。Han 等通过对 48 个诱导缓解的患者长期随访（平均 42.6 个月）发现，共有 16 个患者在随访期间发生 23 次复发，其中有 12 次复发前都有 PR3-ANCA 或是 MPO-ANCA 滴度 4 倍以上的升高，2 次复发前 PR3-ANCA 和 MPO-ANCA 均升高 4 倍以上，有 3 次复发虽有 ANCA 的升高，但不到 4 倍，余下 6 次复发前及复发时 ANCA 不升高或是降低。另外，将伴有 ANCA4 倍以上升高的情况分为 2 组，Ⅰ组维持原治疗不变，Ⅱ组加强免疫抑制剂的治疗，结果发现在随访期间Ⅰ组的复发率为 100%（10/10），发生在 ANCA 升高后的 2 ~ 12 个月内，平均为 5.8 个月。Ⅱ组 11 次升高有 2 次复发，分别发生在 ANCA 升高后的 3、6 个月。因此认为，血 ANCA 较基础水平明显升高对于预测复发，指导治疗具有重要的价值。

（3）观察患者肾外病变情况：肺毛细血管炎导致的肺出血往往可以危及患者生命，注意预防及早期识别，注意患者有无咳血丝痰、咯血、气促、发绀等表现。一旦出现上述表现，应尽快做胸片检查以了解是否有肺出血及其范围。对有肺出血者，还需积极监测血气分析以了解是否有低氧血症。

（4）密切监测药物副反应：继发感染时，给予及时有效的抗生素治疗，避免造成肾功能进一步恶化。由于肾小球滤过率下降，应尽量避免使用肾毒性的抗生素如氨基糖苷类抗生素，而且经肾脏排泄的抗生素如头孢类和喹诺酮类抗生素需根据 GFR 调整剂量。定期复查血常规和肝功能，当白细胞 < 3.0×10^9/L，

中性粒细胞 < 1.5×10^9/L 或出现肝损害时需停药观察。如果患者出现免疫低下的表现，如常合并带状疱疹感染或巨细胞病毒感染，需适当减少免疫抑制剂的剂量，以免引起免疫抑制过度。

（二）疗效判断与处理

一般来说，如果经诱导治疗后症状和体征改善（如食欲改善、浮肿消失）、ANCA 阴转、尿量增多、血尿减轻、尿蛋白减少、肾功能与其病理改变相适应[例如肾活检显示 50% 肾小球硬化，该患者 GFR 不可能完全恢复至正常水平，最多只能恢复至 50 mL/（min · 1.73m^2），这时也可认为已经缓解]。重复肾活检显示肾脏活动性病变明显减少，则表示已达到临床缓解。

五、随访

（1）避免受凉感冒，注意休息，避免使用可致肾损害的药物。

（2）用药期间每月查血常规和肝功能，生育期女性患者随访过程中还需注意月经史。

（3）停用免疫抑制剂后需定期随访（每 3 ~ 6 个月一次），检测 ANCA 并结合其他临床或病理指标判断是否有复发，并及时防止复发。

六、预后

如果不经治疗，多数患者进展至不可逆肾衰竭，一年内死亡率可达 80%，常死于严重肾脏病变或是大量肺出血。激素加环磷酰胺治疗可使 90% 以上患者获得缓解。国外有研究表明 8 年生存率可达 80% 以上，预后和血肌酐水平呈负相关，主要死亡原因为肾衰竭、肺出血及严重感染。约有 50%WG 患者在 5 年内会有至少一次复发，MPA 复发率稍低，复发时重新使用免疫抑制治疗仍然有效。

第三节　乙肝病毒相关性肾炎

一、概述

乙型肝炎病毒（HBV）感染可引起多种多样的肝外病变，肾小球肾炎是发生在 HBV 感染患者的一种疾病。

二、诊断

（一）病史采集要点

本病临床表现多种多样，可类似于各种临床类型的原发性肾小球肾炎样表现，轻者可表现为隐匿性肾炎、慢性肾炎综合征、急性肾小球肾炎甚至急进性肾炎样改变。

1. 起病情况　起病年龄多为儿童及青少年，据报道膜性肾病 80% ~ 100% 为男孩，膜增生性肾炎男女比为 3.8 ∶ 1。儿童时母亲垂直传播或家庭中相互传播，年长及成人常无明显接触史，有的有接受血制品治疗史。

2. 主要临床表现　各种类型临床表现的乙肝病毒相关性肾炎可分述如下。

（1）肾病综合征：绝大多数病者属此类型。临床表现为大量蛋白尿（> 3.5 g/d）；低蛋白血症（血浆白蛋白 < 30 g/L）；高脂血症；水肿。伴有肉眼或镜下血尿，可有高血压及肾功能不全，血清补体常降低，病理类型为膜性肾病和膜增生性肾炎。

（2）肾小球肾炎：本病可有表现为急性肾小球肾炎的临床症状如水肿、少尿、血尿、高血压等。也可表现为慢性肾炎综合征，起病缓慢，反复水肿长达数月至数年。尿蛋白持续（+ +）以上或伴有血胆固醇升高，总蛋白下降，白蛋白下降，病理类型多为弥漫增生型，其中多见于膜性肾炎及膜增生性肾炎。个别患者病程迁延，蛋白尿、血尿持续存在，并逐渐出现贫血、肾功能不全而发展至慢性肾炎，慢性肾衰竭阶段。最终可发展到终末期硬化性肾小球肾炎。少部分患者还可呈急进性肾炎综合征样表现。

（3）无症状性蛋白尿：临床主要表现为少量的蛋白尿，定量通常在 1.0 g/24 h 以下，以白蛋白为主，尿沉渣检查正常，无水肿、高血压及肾功能损害。病理有些可呈轻度系膜增生性肾炎，病程可迁延长达 1 年以上。

（4）单纯性血尿：主要表现为无症状性血尿，包括持续性镜下血尿或反复发作性肉眼血尿。病程也经常较长，血生化无肾炎或肾病改变。肾功能正常，同样无水肿、高血压表现，病理改变可为系膜增生性肾炎。

3. 既往病史　对本病的诊断和鉴别诊断有重要意义，通常有乙型肝炎病毒感染史，家中成员常有肝炎病史。

（二）体格检查要点

1. 一般情况　一般情况好，可有精神萎靡、疲劳、乏力、食欲差等慢性肝炎样表现。部分病者有高血压。

2. 皮肤黏膜　注意患者无有皮肤、黏膜黄染、苍白，水肿较常见。常累及眼睑及颜面，肢体水肿也常见呈凹陷性。

3. 浅表淋巴结　一般无明显异常，部分患者可有头颈部浅表淋巴结肿大。

4. 头颈部　一般无明显异常，应注意有无咽、扁桃体感染表现。注意眼部病变、听力改变。注意有无颅内高压及脑水肿的眼底改变。

5. 胸腔、心脏及肺部　部分患者可有双侧胸腔积液，合并心衰者可出现相应心脏及肺部表现。

6. 腹部　注意有无腹部静脉曲张、部分患者有腹水，肝、脾肿大。

（三）门诊资料分析

1. 尿液检查　尿常规检查可见有红细胞，相差显微镜红细胞形态检查为肾小球源性血尿。可有管型尿（透明管型、颗粒管型），尿蛋白定性可由微量至大量不等，可呈 + ~ + + +，多属非选择性。部分患者蛋白尿可达肾病综合征水平。病情迁延者可有肾小管间质损害表现，如糖尿、氨基酸尿及尿酸化功能障碍。

2. 血常规　红细胞计数及血红蛋白可正常到稍低或严重下降。白细胞计数多正常或稍高。有肝炎活动时血沉可增快。

3. 血液生化及肾功能检查　可有肝功能异常。可有低蛋白血症，高脂血症，一般血清电解质及酸碱平衡无明显异常。早期血清尿素氮及肌酐可在正常范围，随着病情发展，肾功能下降者血尿素氮及肌酐可有不同程度的增高，部分表现为急进性肾炎者还可出现。肾功能进行性下降，血清尿素氮及肌酐进行性上升。

（四）继续检查项目

1. 尿蛋白定量　24 h 尿蛋白定量可从无到大量蛋白尿改变。部分患者尿蛋白定量初次检查就达到肾病综合征水平。

2. 其他血液学检查　乙肝病毒抗原及其标志物常常阳性，乙肝病毒 DNA 水平可明显升高，转氨酶异常。血沉增快，部分大量蛋白尿患者可有低白蛋白血症及高脂血症。部分患者可有免疫球蛋白水平异常，甚至白 / 球蛋白比例倒置，可有低补体血症。风湿及自身免疫性血清学检查、血清蛋白电泳或免疫固定电泳、肿瘤标志物血清学检查等有助于排除如系统性红斑狼疮性肾炎、血管炎肾损害、多发性骨髓瘤肾病及肿瘤相关性肾炎等疾病。

3. 肾功能检查　包括肾小球滤过功能和肾小管功能检查。部分患者可以肾功能正常。也可以有肾小球滤过率、内生肌酐清除率降低，酚红排泄试验、尿浓缩稀释功能及酸化功能减退。肾功能不全分期多属代偿期或失代偿期。

4. 影像学检查　超声影像学检查可见部分患者肾脏大小正常，部分患者可见双肾缩小，肾皮质变薄或肾皮质、髓质分界不清等结构紊乱改变。另外也可见肝、脾肿大的征象。

5. 肾活检病理　对于考虑乙肝病毒相关性肾炎患者应强调行肾活检以进一步明确诊断。如无肾穿刺活检禁忌证，此为诊断的必备检查。肾活检病理多表现为不典型膜性肾病及膜增殖样肾小球肾炎。光镜下可见基底膜不规则增厚，伴系膜增生。免疫荧光可见“满堂红”现象。HBV 抗原及其标志物一个或多个沉积于毛细血管壁及系膜区。除 IgG 外，还有 IgM、IgA、C3、C_{1q}。等沉积。电镜可见上皮下及基底膜内、内皮下、系膜区有电子致密物，有时并可见病毒样颗粒。此外可见极少数的系膜增生性肾小球肾炎、轻微病变、局灶节段性肾小球硬化等，后三者目前尚有争议。

（五）诊断要点

目前国际上尚无 HBV 相关性肾炎的统一诊断标准。我国在 1989 年北京全国乙型肝炎病毒相关肾炎座谈会上讨论，参照国内外多数学者意见，建议国内试用下述三条为 HBV 相关性肾炎的诊断标准：①血清 HBV 抗原阳性；②患肾小球肾炎并可除外狼疮性肾炎等继发性肾小球疾病；③肾组织切片上找到 HBV 抗原标志物。此为最基本条件，缺此不能诊断。由于检验技术或抗体质量的差异，故应做多种抗原检测或肾组织洗脱液检查以及原位杂交等手段来提高检出率。另外由于小儿很少患有原发性膜性肾病，若小儿患者符合①②条，病理确诊为膜性肾病，尤其是电镜观察有此特点时，尽管肾组织未发现到 HBVAg，仍可考虑为 HBV 性相关肾炎的可能。

（六）鉴别诊断要点

由于本病临床表现与相同病理类型的原发肾小球肾炎相似。且诊断时必须在肾组织内找到乙肝病毒标志物。故鉴别诊断我们需要考虑以下情况: ①血清 HBV 及其标志物阳性，而肾组织 HBV 及其标志物阴性，这最大可能肾损害与 HBV 感染无关，不能下 HBV 相关性肾炎诊断。但是当血清抗体过多，肾切片上 HBV 抗原位点被饱和时可能出现假阴性，这时需要酸洗脱肾切片上抗体再重新染色检查。②相反若肾组织中 HBV 及其标志物阳性而血清阴性，这是可能由于 HBV 抗原直接种植于肾小球内，或血清中 HBV 抗原消长并不与肾组织中消长同步，此时只要肾组织切片上确有 HBV 抗原，且上述诊断标准中的②仍然存在，HBV 相关肾炎诊断仍能成立。③儿科患者极少有原发性膜性。肾病，只要诊断标准中的①②成立，且病理类型表现为膜性肾病，即使肾组织未发现 HBV 及其标志物，仍能诊断 HBV 相关性肾炎。

三、治疗

（一）治疗原则

乙肝病毒相关性肾炎目前尚缺乏特效药物治疗，治疗原则主要是防治乙肝病毒感染，抗病毒治疗和适当的糖皮质激素治疗。血管紧张素酶抑制剂（ACEI）、血管紧张素Ⅱ受体阻滞剂（ARB）控制血压，减少尿蛋白。抗凝及抗血小板凝集等综合治疗来保护肾脏，延缓肾功能损害的进程。

（二）治疗计划

1. 一般治疗　休息、饮食治疗同各种相似类型的原发性肾小球肾炎。此外加强护肝、对症支持治疗。

2. 药物治疗

（1）免疫抑制剂：国内曾有人对初发表现为肾综，且无病毒复制，肝功能正常的患者给予糖皮质激素治疗，在减少蛋白尿方面可获得一定疗效。但多数患者认为激素可延迟乙肝中和抗体产生，并可能促进 HBV 复制而加重病情。故必需慎用激素。目前认为只有病情需要，如青少年初发表现为肾综的乙肝相关膜性肾病。且血清 HBV 复制指标（HBV-DNA、HBeAg）正常时才可以应用，同时需监测 HBV 复制指标及肝功能变化，而且不适宜大剂量、长疗程使用激素治疗。细胞毒药物多数学者认为慎用或不主张使用。

（2）抗病毒治疗：干扰素可以通过与细胞表面特异性受体结合，激活某些酶以后破坏多核糖体阻止病毒蛋白质合成，从而阻断乙肝病毒的繁殖和复制，但不能进入宿主细胞直接杀灭病毒。此外还能增强吞噬细胞及淋巴细胞活性，有免疫调节作用。故也有不少学者用于治疗 HBV 相关性肾炎，用药后常可以见到 HBV 复制阴转，蛋白尿缓解或转阴，但剂量和疗程和不良反应尚待进一步观察。拉米呋定（Lamivudine）通过竞争性抑制 HBV-DNA 多聚酶活性，从而抑制 HBV-DNA 合成。由于不影响人体线粒体中 DNA 合成，细胞毒性低，可口服，使用方便，在 HBV 相关性肾炎的应用已得到肯定，特别在病毒复制，乙肝活动时疗效显著。和治疗慢性乙型肝炎一样，对 HBV 相关肾炎拉米呋定 100 mg/d 是较佳的临床治疗剂量。疗程至少 1 年。HBeAg 阴转或 HBV-DNA 10^5copy/mol，根据病情再巩固使用半年，对 HBeAg 阴性、HBeAb 阳性及 HBV-DNA 阳性的前 C 区变异株应用 2 年以上。其他目前新型的抗病毒治疗药物如阿德福韦（Adefovir）原用于 HIV 高效抗逆转病毒的治疗，小剂量（10 mg）和拉米呋定一样，也有很好的抗 HBV 作用。目前主要用于治疗拉米呋定无效或 HBV-DNA 阳性的前 C 区变异株。

四、病情观察及处理

（一）病情观察要点

（1）临床症状的观察和记录需特别注意水肿、血压、尿量及乙肝病毒感染变化的情况。

（2）治疗期间的观察同相似类型的原发性肾小球肾炎治疗。还需特别注意监测肝功能及 HBV 复制指标，如 HBV-DNA、HBeAg。

（3）注意药物及剂量应根据肝、肾功能进行相应调整，特别是病毒复制、肝功能异常的抗病毒治疗。注意药物的不良反应。

（二）疗效评定标准

（1）治愈：症状全部消失、乙型肝炎病毒抗原转阴、尿常规正常。

（2）好转：症状减轻、乙型肝炎病毒抗原转阴或仍阳性，蛋白尿减少。

（3）未愈：症状未减轻、乙型肝炎病毒抗原阳性，尿蛋白不减少或增多。肾功能继续损害。

（4）未治：患者未接受治疗。

五、预后

和原发性肾小球肾炎一样，HBV 相关性肾炎的预后也和其病理类型相关，HBV 相关性肾炎膜性肾病预后较好，尤其是小儿初发表现为肾综者，部分还能自发缓解。而 HBV 相关性肾炎膜增殖肾炎预后较差，儿童也常逐渐进展至慢性肾衰竭。

六、随访

1. 出院带药及医嘱　患者需要注意休息。避免过度劳累。继续带药治疗及注意观察病毒复制、肝功能情况及药物不良反应。

2. 检查项目与周期　对于好转与未愈患者，应定期 1 ~ 2 周复查尿常规、尿蛋白定量、肾功能和电解质、酸碱平衡检查。至少 1 个月复查肝功能变化、乙肝病毒抗原及 HBV-DNA 等检查。

第六章

肾小管疾病

第一节　肾小管性酸中毒

肾小管性酸中毒是由于近端及（或）远端肾小管功能障碍所致的代谢性酸中毒，而肾小球功能正常或损害轻微。临床多见于 20 ~ 40 岁女性，一般依据病变部位及发病机制的不同，肾小管性酸中毒可分为Ⅰ型、Ⅱ型、Ⅲ型、Ⅳ型等 4 型。

一、远端肾小管酸中毒（Ⅰ型）

（一）概述

本型 RTA 是由于远端肾小管酸化功能障碍引起，主要表现为管腔液与管周液间无法形成高 H^+ 梯度，因而不能正常地酸化尿液，尿铵及可滴定酸排出减少，产生代谢性酸中毒。

（二）临床表现

1. 高血氯性代谢性酸中毒

由于肾小管上皮细胞泌 H^+ 入管腔障碍中 H^+ 扩散返回管周，故患者尿中可滴定酸及铵离子（NH_4^+）减少，尿液不能酸化至 pH < 5.5，血 pH 下降，血清氯离子（Cl^-）增高。但是，阴离子间隙（AG）正常，此与其他代谢性酸中毒不同。

2. 低血钾症

管腔内 H^+ 减少，而从钾离子（K^+）代替 H^+ 与钠离子（Na^+）交换，使 K^+ 从尿中大量排出，导致低血钾症。重症可引起低钾性瘫痪、心律失常及低钾性肾病（呈现多尿及尿浓缩功能障碍）。

3. 钙磷代谢障碍

酸中毒能抑制肾小管对钙的重吸收，并使 1，25（OH）$_2D_3$ 生成减少，因此，患者出现高尿钙、低血钙，进而继发甲状旁腺功能亢进，导致高尿磷、低血磷。严重的钙磷代谢紊乱常引起骨病（骨痛、骨质疏松及骨畸形）、肾结石及肾钙化。

（三）诊断要点

（1）出现阴离子间隙（AG）：正常的高血氯性代谢性酸中毒、低钾血症，尿中可滴定酸或 NH_4^+ 减少，尿 pH > 6.0，远端肾小管酸中毒诊断即成立。

（2）对不完全性远端肾小管酸中毒患者可进行氯化铵负荷实验（有肝病者可用氯化钙代替），若尿 pH 不能降至 5.5 以下，则本病诊断亦可成立。

（四）治疗

1. 一般治疗

如有代谢性酸中毒，应减少食物固定酸摄入量，低盐饮食减少氯离子。对继发性患者应控制或去除病因。

2. 药物治疗

（1）纠正代谢性酸中毒：碱性药物的剂量需个体化，可根据血 pH、二氧化碳结合力及尿钙排量加以调整，其中，24 h 尿钙排量（小于 2 mg/kg）是指导治疗的敏感指标。有高氯性代谢性酸中毒者，可用碳酸氢钠 2.0 g，3 次 /d，口服；或用 5% 碳酸氢钠 125 mL，静脉滴注。

（2）纠正电解质紊乱：目前认为纠正酸中毒开始即应予补钾；重症低钾，在纠酸前就应补钾。一般补钾应从小剂量开始，尽量避免使用氯化钾，以免加重高氯血症。补钾时应监测血钾或行心电监护，以防止高血钾，可用 10% 枸橼酸钾 10 mL，3 次 / 天，口服；严重低钾时（血钾小于 2.5 mmol/L），则可用 10% 氯化钾 15 mL 加入 10% 葡萄糖注射液 500 mL 中静脉滴注。存在骨病或缺钙严重的，可给钙剂与维生素 D_3（一般不使用维生素 D_2），可用维生素 D_3 滴丸 5 万 ~ 10 万 U，1 次 / 天，口服；或用骨化三醇（罗钙全）0.25 μg，1 次 / 天，口服；有肾结石、肾钙化时不宜使用维生素 D 和钙剂。当血磷、碱性磷酸酶降至正常时可减量或停用。

二、近端肾小管性酸中毒（Ⅱ型）

（一）概述

Ⅱ型肾小管性酸中毒是由近端肾小管酸化功能障碍引起的，主要表现为 HCO_3^- 重吸收障碍，常见于婴幼儿及儿童。

（二）临床表现

与远端 RTA 比较，它有如下特点：①虽均为 AG 正常的高血氯性代谢性酸中毒，但是化验尿液可滴定酸及 NH_4^+ 正常，HCO_3^- 增多。而且，由于尿液仍能在远端肾小管酸化，故尿 pH 常在 5.5 以下。②低钾血症常较明显，但是，低钙血症及低磷血症远比远端 RTA 轻，极少出现肾结石及肾钙化。

（三）诊断要点

（1）患者有阴离子间隙（AG）正常的高血氯性代谢性酸中毒、低钾血症。

（2）尿中 HCO_3^- 增加，近端肾小管酸中毒诊断成立。

（3）如疑诊本病，可做碳酸氢盐重吸收实验，患者口服或静脉滴注碳酸氢钠后，肾 HCO_3^- 排泄分数大于 15% 即可确诊本病。

（四）治疗

1. 一般治疗

有病因者应注意去除病因。

2. 药物治疗

（1）纠正代谢性酸中毒：可用碳酸氢钠 2 ~ 4 g，3 次 / 天，口服；对不能耐受大剂量碳酸氢钠患者，可用氢氯噻嗪 25 mg，3 次 / 天，口服。一般酸中毒纠正后应减量，可用氢氯噻嗪 50 mg/d，口服。

（2）纠正电解质紊乱：对有低血钾者，应予 10% 枸橼酸钾 10 mL，3 次 / 天，口服：严重低钾时（血钾小于 2.5 mmol/L），则用 10% 氯化钾 15 mL 加入 10% 葡萄糖注射液 500 mL 中静脉滴注，应注意监测血钾或心电监护，以防止高血钾。若血磷低，可用磷酸盐合剂 20 mL，3 次 / 天，口服，长期服用磷盐治疗者，应注意监测血清磷水平，并维持在 1 ~ 1.3 mmol/L。

三、混合肾小管性酸中毒（Ⅲ型）

此型患者远端和近端 RTA 表现均存在，尿中可滴酸及 NH_4^+ 减少，伴 HCO_3^- 增多，临床症状常较重，治疗与前二者相同。可视为Ⅱ型的一个亚型。

四、高血钾型肾小管性酸中毒（Ⅳ型）

（一）概述

此型 RTA 较少见，又称Ⅳ型 RTA。

病因及发病机制：本病发病机制尚未完全清楚。醛固酮分泌减少（部分患者可能与肾实质病变致肾素合成障碍有关）或远端肾小管对醛固酮反应减弱，可能起重要致病作用，为此肾小管 Na^+ 重吸收及 H^+、K^+ 排泌受损，而导致酸中毒及高血钾症。

本型 RTA 虽可见于先天遗传性肾小管功能缺陷，但是主要由后天获得性疾病导致，包括肾上腺皮质疾病和（或）肾小管 – 间质疾病。

（二）临床表现

本型 RTA 多见于某些轻、中度肾功能不全的肾脏患者（以糖尿病肾病、梗阻性肾病及慢性间质性肾炎最常见）。临床上本病以 AG 正常的高血氯性代谢性酸中毒及高钾血症为主要特征，其酸中毒及高血钾严重度与肾功能不全严重度不成比例。由于远端小管泌 H^+ 障碍，故尿 $NH4^+$ 减少，尿 pH ＞ 5.5。

（三）诊断要点

符合以下三点即可确诊本病。

（1）存在高血氯性代谢性酸中毒（AG 正常）。

（2）确诊有高钾血症。

（3）酸中毒、高血钾与肾功能不全程度不成比例。

（四）治疗

1. 一般治疗

治疗上除病因治疗外，尚应纠正酸中毒、降低高血钾，以及予肾上腺盐皮质激素治疗。

2. 药物治疗

（1）纠正酸中毒：有高氯性代谢性酸中毒，可用碳酸氢钠 2.0 g，3 次 / 天，口服；或用 5% 碳酸氢钠 125 mL，静脉滴注。

（2）糖皮质激素治疗：有低醛固酮血症者，可用氟氢可的松 0.1 mg，1 次 / 天，口服。

（3）纠正高血钾：有高血钾者，应限制钾摄入，并可用呋塞米（速尿）20 mg，3 次 / 天，口服；或用聚苯乙烯磺酸钠 15 ~ 30 g，3 次 /d，口服。血钾大于 5.5 mmol/L 应紧急处理，可用 10% 葡萄糖酸钙 20 mL 加入 10% 葡萄糖注射液 20 mL 中，静脉缓慢推注，并用 5% 碳酸氢钠 125 mL，静脉滴注，以及普通胰岛素 6U 加入 50% 葡萄糖注射液 50 mL 中静脉滴注。如经以上处理无效，血钾大于 6.5 mmol/L，则应住院行血液透析治疗。

第二节　肾性糖尿

正常尿液中含有少量葡萄糖，称为基础糖尿。肾性糖尿是指血糖水平正常或低时，尿中排泄的葡萄糖含量超过正常基础糖尿的上限。肾性糖尿是近端肾小管重吸收葡萄糖功能减低的疾病。多为原发性，偶亦继发于慢性间质性肾炎、肾病综合征、多发性骨髓瘤或其他肾损害。原发性肾性糖尿亦称家族性肾性糖尿是常染色体隐性遗传病，也有呈显性遗传。通常，肾性糖尿是一种良性疾病，不需要特殊治疗。

目前普遍接受的肾性糖尿的标准为：①口服葡萄糖耐量试验、血浆胰岛素、游离脂肪酸和糖化血红蛋白含量均正常；②除了妊娠时可能增加，尿中葡萄糖含量相对稳定（10 ~ 100 g/d）；③尿糖的程度不决定于饮食，但可以根据摄入糖类的量而波动；④尿中排泄的糖为葡萄糖，而非其他糖类（果糖、戊糖、半乳糖、蔗糖、麦芽糖、庚酮糖）；⑤肾性糖尿患者储存和利用糖类无异常。

一、肾性糖尿的生理基础

（一）基础糖尿

正常终尿中含有少量葡萄糖，成为基础糖尿，24h 总量小于 0.5g，浓度为 0.28 ~ 0.83mmol/L（5 ~ 15mg/dL）。这样小量的葡萄糖用常规临床实验室方法不能测出（出现阳性反应需大于 40 mg/dL），只能通过葡萄糖氧化酶或己糖激酶酶法检测才能测到。成人每日尿中排泄的葡萄糖量为 30 ~ 300 mg，新生儿或早产儿因肾脏发育尚未成熟，基础糖尿稍多，可达 8.33 mmol/L（150 mg/dL）。

基础糖尿不依赖于血糖浓度、尿量、肾糖阈和肾小管的葡萄糖最大回吸收率（TMG）。这表明基础糖尿不反映近端小管的转运能力，而可能是小量葡萄糖由血浆经小管上皮细胞扩散进入管腔中。这与所有正常人存在的基础氨基酸尿类似。

（二）肾小管对葡萄糖的再吸收作用

葡萄糖近曲小管再吸收的机制尚未完全清楚。一般认为是一种需钠的耗能主动转运过程，能量消耗主要用于钠泵。具体过程有两步：①近曲小管上皮细胞的刷状缘有偶联载体，能与滤液中的葡萄糖结合 Na^+ 而转运入细胞内，其速率受膜两侧糖与钠的浓度差调节；②进入细胞内的葡萄糖积累达一定浓度后，就直接扩散（或经载体结合异化扩散）通过基膜而进入血浆，这型载体对 C_2 有羟基的糖具有特异转运功能。而 Na^+ 则在管周膜上的钠泵的主动转运下，泵出至管周间隙的体液中，使细胞内与管腔内钠保持一定梯度，这样就使葡萄糖的再吸收能够持续不断地进行下去。

（三）肾小管的葡萄糖最大回吸收率（TMG）及肾的排糖阈

利用葡萄糖滴定曲线技术，即在静脉点滴葡萄糖来逐步提高血糖浓度的过程中，可观察到肾小管的葡萄糖再吸收率是与血糖浓度有一定关系，血糖越高，滤液中糖量就越多，肾小管回吸收的糖亦越多。但肾小管回吸收糖的功能有一定的限度，这个限度就是肾小管的葡萄糖最大回吸收率。当肾小球滤液中糖量超过 TMG 时，就出现糖尿。正常人 TMG 为 270 ~ 375 mg/min，男性高于女性，小儿按体表面积纠正后与成人相同，但老年人渐下降。近年研究表明，TMG 也不是完全固定的，因为 GFR、Na^+ 的再吸收量对它均有影响，所以有人认为，TMG 也不能完全代表肾小管的再吸收功能，并主张用 TMG/GFR 来表示。

临床上把出现尿糖时的血糖水平称为排糖阈，一般波动于 8.88 ~ 10.55 mmol/L（160 ~ 190 mg/dL）。

二、病因

发病原理未明，不同的家系研究得到的结果不尽相同。1937 年，Hjarne 等人对一个很大的家系进行研究，该家系中男性和女性均有糖尿患者。当父母均无糖尿时，子女亦无糖尿；当父母中一方有糖尿时，部分子女出现糖尿。后续的研究也支持该病为常染色体显性遗传疾病。也有研究发现重度持续性糖尿可能是常染色体隐性遗传。原发性肾性糖尿的基因缺陷还有待于进一步明确。对 3 名日本患者的研究发现 GLUT2 葡萄糖转运子存在 2 个基因突变的杂合子（L389P 和 V423E），但其他研究并未发现类似情况。近来还发现肾性糖尿患者存在钠糖共转运子的基因突变。本病还可能与 6p 染色体的 HLA 位点相关。在 X 联锁的低磷血症小鼠中也发现有糖尿。

三、发病机制

（1）近端肾小管表面积与肾小球滤过膜面积相比，比率下降，导致球管失衡。

（2）肾小管对葡萄糖重吸收的转运系统有气质或功能上的不平衡。

（3）肾小管细胞内对不同浓度的葡萄糖贮积功能减低。

（4）肾小管细胞膜对葡萄糖的渗透性降低。

（5）肾小管转运葡萄糖的细胞载体对葡萄糖的亲和力减低。

四、病理

早期形态学检查均未发现特异改变，仅为肾小管转输功能异常。近年有报告，在近端曲管上皮细胞有空泡变性，糖原染色阳性反应物质增聚，线粒体溶解，电镜下有明显改变，但尚需进一步复核证实。

五、临床表现

本病比较少见，发病率据 Joslin 统计 50 000 名糖尿的患者中仅 94 例为本病。国内也有少数报告，其临床特点有以下几点。

（1）经常持续糖尿，轻症仅在饭后出现，重症空腹也有，尿糖量轻 ~ 中度，24 h 一般小于 30 g，但亦偶有高达 100 g 以上者。

（2）初生发病，多无临床症状，亦不影响生长发育。虽终身不愈，但预后良好，不影响健康和寿命。

（3）空腹血糖和糖耐量试验均正常，终身追查未发现转变为代谢性糖尿病。如出现酮尿症，多属饥饿性，故在空腹而不在餐后发生。

（4）常有家族史。可能为常染色体显性遗传，同型合子为重型，异型合子为轻型，亦有隐性遗传的报告。

六、分型

肾性糖尿可根据葡萄糖滴定曲线证实肾糖阈减低。通常分为两型。A 型与 B 型可出现于同一家族，说明这两种类型代表不同程度的糖尿，并不必须是两种不同基因突变。

（一）A 型

特征表现是肾糖阈和肾小管葡萄糖最大重吸收率（TMG）均减低。在血糖不高时，肾小管对葡萄糖重吸收亦低于正常。这型肾性糖尿是真正的肾小管功能障碍，可能是所有肾单位的葡萄糖转运子都存在突变，伴有转运能力的下降，临床上较少见。常伴发于其他近端肾小管功能障碍如 Fanconi 综合征、Lowe 综合征及重金属中毒等。

（二）B 型

特征表现是肾糖阈减低，而 TMG 正常，是由于个别肾单位对葡萄糖的重吸收功能减低所致。在血糖浓度还未达到 TMG 值的浓度时，即出现尿糖，故为假性肾性糖尿。常为孤立性肾性糖尿。

有人还提出有第三型，即疲劳性回吸收型，在增加糖负荷的情况下，回吸收糖量呈进行性下降。

七、诊断及鉴别诊断

因无症状，多偶然或根据家族史追查发现。根据前述临床特点与家族史诊断不难，有时需与下列疾病鉴别。

（一）糖尿病

两者区别很重要，特别对真性糖尿患者伴有肾糖阈降低者（可能占糖尿病患者的 1/3）。因为两者治疗方法完全不同。此病血糖升高，葡萄糖耐量曲线呈糖尿病型，但注意有少数肾性糖尿可伴有隐性糖尿病。

（二）其他糖尿

如戊糖尿，常染色体隐性遗传疾病，尿 Bial 反应（盐酸二羧基甲苯）呈阳性可确定为戊糖；果糖尿，尿 Slivanoff 反应（间苯二酚）呈阳性可确定为果糖；乳糖尿、半乳糖尿及甘露庚糖尿，作尿纸上层析法可确定之。

（三）继发性肾性糖尿

如 Fanconi 综合征、Lowe 综合征及其他肾脏病所致的肾性糖尿，可根据原发病特征进行鉴别。

八、治疗

原发性肾性糖尿为良性疾病，不会引起肾功能和代谢状态的恶化。虽然肾性糖尿的程度可随着时间的迁延而变化，但通常数十年都保持稳定无进展。无症状者无须治疗，如有功能性低血糖症状应予对症处理、预后良好。继发性肾性糖尿主要治疗原发疾病。

第三节　肾性尿崩症

肾性尿崩症又称抗利尿激素不敏感综合征，特征是肾小球滤过率和溶质排泄正常，血浆 AVP 水平正常甚至升高，外源性 AVP 治疗无效或疗效很差。肾性尿崩症的基本缺陷在于肾脏对 AVP 的敏感性下降。有些肾脏疾病既损伤肾脏对尿液的浓缩功能，又削弱稀释功能，肾脏持续排泄等渗尿，尿量亦可增多，这种状态不属于肾性尿崩症的范畴。不过，如合并有肾脏对 AVP 的敏感性下降，则应归入肾性尿崩症的范畴。

一、病因、分类与发病机制

肾性尿崩症可分为家族性和获得性两大类。家族性肾性尿崩症少见，按遗传方式分为 X- 连锁隐性和常染色体隐性两种，前者较后者常见。获得性肾性尿崩症也称继发性肾性尿崩症，远较家族性肾性尿崩症多见，可由小管间质性肾病、电解质紊乱、药物和妊娠而引起。有些获得性肾性尿崩症无明显原因可查，称为特发性肾性尿崩症。

根据患者对 AVP 的反应可将家族性肾性尿崩症分为Ⅰ及Ⅱ两型：注射 AVP 后尿 cAMP 排泄不增加的为Ⅰ型，增加的为Ⅱ型。X- 连锁隐性肾性尿崩症属Ⅰ型，常染色体隐性肾性尿崩症属Ⅱ型。

获得性肾性尿崩症的发病机制：小管间质性肾病是引起获得性肾性尿崩症最常见的原因。小管间质性肾病包括一组疾病，这些疾病可损害肾小管，致使 V_2 受体水平降低和（或）活性下降，于是 AVP 的作用减弱，从而产生尿崩症。

低钾和高钙亦可引起获得性肾性尿崩症。低钾引起肾性尿崩症的机制有：①钾的缺乏可通过某种机制增加肾脏 PGE_2 的产生，而 PGE_2 可拮抗 AVP 对集合管的作用；②缺钾可刺激渴感中枢，引起口渴；③缺钾可使内髓间质的 NaCI 浓度降低，从而削弱内髓间质的高渗状态。

高钙引起肾性尿崩症的机制有：① Ca^{2+} 可抑制 AVP 对腺苷酸环化酶的激活作用，从而拮抗 AVP 对集合管的效应；②高钙可通过某种机制使内髓间质的溶质浓度降低，从而削弱内髓间质的高渗状态。

某些药物亦可诱发肾性尿崩症。地美环素主要通过抑制 AVP 对腺苷酸环化酶的刺激作用而致病，它还可直接抑制蛋白激酶 A 的活性。地美环素诱发的肾性尿崩症是可逆的，停药后可恢复。甲氧氟烷在体内可代谢为草酸和氟化物，二者对肾脏皆有毒性作用，不过，肾性尿崩症系无机氟化物所致，与草酸无关。锂盐主要通过抑制集合管 cAMP 的产生而诱发肾性尿崩症，锂盐发挥这一效应的机制较为复杂。有资料显示，锂盐短期内主要通过抑制集合管刺激性 G 蛋白（Gs）的活性发挥作用，长期则通过激活抑制性 G 蛋白（Gi）的活性而发挥作用。此外，锂还可抑制 AQP2 的表达，从而降低集合管对水的通透性。据报道，血清锂浓度在 0.5 ~ 1.5 mmol/L 时 12% ~ 30% 的患者出现肾性尿崩症。锂诱发的肾性尿崩症亦是可逆的，停药后于数月内恢复。

某些特殊的生理状态可引起肾脏对 AVP 的敏感性下降。例如极少数妊娠妇女肾脏对 AVP 的反应降低。此外，居住在高原的人对 AVP 的反应低于正常（这可能是一种适应性反应）。

二、病理生理

肾性尿崩症患者因集合管对 AVP 敏感性下降，远曲小管和集合管对水的通透性降低，致使大量游离水从终尿中排出，从而形成低渗性多尿。由于肾脏排泄游离水过多，故血浆渗透压升高，使 AVP 分泌增加，同时患者出现烦渴多饮。如患者能得到足量的饮水，其血浆渗透压一般不会显著升高甚至正常。但若因某种原因得不到足够的饮水，或因昏迷而不能饮水，则血浆渗透压可明显升高。如肾脏对 AVP 完全没有反应，则理论上流到集合管的尿液将完全被排出（实际上仍然有一部分水被吸收到内髓间质），每日尿量可多至 18 L。久病者可损害内髓高渗状态。

三、临床表现

肾性尿崩症的临床表现与中枢性尿崩症极为相似，烦渴、多饮、多尿为最主要的症状。家族性肾性尿崩症的症状较获得性肾性尿崩症为重，常有显著的低渗性多尿。患儿多于生后数月出现症状，重症者可出现生长障碍和智力低下。如饮水受限，患者可出现严重的高张综合征。对 AVP 抵抗是肾性尿崩症最突出的特征，机体对 AVP 的抵抗只限于 V_2 受体，V_1 受体介导的效应（如血管收缩、促进 ACTH 分泌）则不受影响。给病者输注 AVP，并不能提升尿液渗透压，但可引起腹部绞痛和皮肤苍白。同中枢性尿崩症一样，肾性尿崩症病程较久者也可出现泌尿道扩张，有些患者的膀胱容量可达 1 L。严重者可出现输尿管积水和肾盂积水。

根据症状的轻重，肾性尿崩症亦可分为完全性和部分性两种。完全性肾性尿崩症患者对 AVP 几无反应，症状严重。部分性肾性尿崩症对 AVP 尚有一定的反应。家族性肾性尿崩症男性患者一般表现为完全性肾性尿崩症，女性如发病多表现为部分性肾性尿崩症。继发性肾性尿崩症多表现为部分性，但也可为完全性。

同中枢性尿崩症一样，肾性尿崩症的夜尿也增多，严重者可因夜间频繁排尿而影响睡眠。不过，夜间症状通常较白天为轻。完全性肾性尿崩症患者症状的昼夜变化可不甚明显，部分性肾性尿崩症则较明显。患者夜间的饮水量和单位时间的尿量均低于白天，夜尿的渗透压和溶质排泄率则较昼尿为高。获得性肾性尿崩症者除上述症状外，还有原发肾脏疾病的表现。

四、实验室检查

（一）实验室检查

尿比重和渗透压降低为尿崩症最显著的实验室检查特点，患者的尿比重一般在 1.001 ~ 1.005; 尿渗透压一般在 50 ~ 200 mmol/L，低于血浆渗透压。尿钠、尿钾、尿钙浓度降低，但 24 h 总量一般正常。血钠和血浆渗透压一般在正常高限或轻度升高，但如患者饮水受限则血钠和血浆渗透压可显著升高。血肌酐和尿素氮一般正常，但伴有严重高张综合征者可因肾小球滤过率显著降低而致血肌酐和尿素氮升高。

血浆 AVP 测定对肾性尿崩症的诊断具有重要意义。正常人血浆 AVP 基础值为 1 ~ 5ng/L，肾性尿崩症者显著升高，且完全性者较部分性者更高。

（二）诊断性试验

1. 禁水试验

完全性肾性尿崩症患者因对 AVP 显著抵抗，故于禁水后尿液仍不能充分浓缩，尿量无明显减少，尿比重在 1.010 以内，尿渗透压和血浆渗透压之比仍小于 1。部分性肾性尿崩症患者对 AVP 仍有一定的反应，禁水后尿量减少、尿渗透压和尿比重升高，尿渗透压可超过血浆渗透压但低于 750 mmol/L（多在 400 ~ 500 mmol/L），尿比重低于 1.020。

2. 禁水 –AVP 试验

完全性肾性尿崩症患者在充分禁水后，注射 5 UAVP 并不能使尿渗透压和尿比重升高。部分性肾性尿崩症患者在充分禁水后，注射 5UAVP 一般也不能使尿渗透压和尿比重进一步升高，但有些患者可有轻微的升高。

3. 高渗盐水试验

正常人在滴注高渗盐水后，血浆 AVP 水平显著升高，肾脏对游离水的重吸收增加，尿量较滴注前减少 70% 以上，同时尿比重和尿渗透压升高。高渗盐水试验中，肾性尿崩症患者血浆 AVP 的反应基本正常，但因肾脏对 AVP 敏感性下降，故没有上述尿量骤减、尿比重和尿渗透压升高的反应。

五、诊断

对于排泄大量低渗尿液的患者应想到肾性尿崩症的可能，通过测定血浆 AVP 及禁水 – 升压素试验可确立诊断。

遗传性肾性尿崩症已可进行基因诊断，以脐血提取的 DNA 为材料，可在生后 48 h 做出诊断，这样就可对患儿早期治疗，避免出现体格和智力障碍。

六、治疗

同中枢性尿崩症一样，只要有足够的水摄入，患者无生命危险。因此，对肾性尿崩症应给予足够的饮水，以避免体液渗透压过高及体液缩减。幼儿不能饮水，可由父母喂给水分，但量应适当。如果因某种原因摄入不足，造成高张综合征和休克，应给予相应的处理。遗传性肾性尿崩症目前尚无病因治疗，只能对症地减轻口渴、多尿症状，对继发性肾性尿崩症应查明病因并给予相应的治疗。药物所致者应停用引起尿崩症的药物，电解质紊乱所致者应尽快纠正电解质紊乱。

使用噻嗪类利尿药并减少钠的摄入可造成一定程度的容量不足和钠缺乏，于是近端肾小管的重吸收比例增加，到达远端肾小管的溶质量和液体量相应下降，终尿量遂减少。噻嗪类利尿药可使患者尿量减少一半，尿渗透压升高 1 倍以上。噻嗪类利尿药中以双氢克尿噻最为常用，成人剂量为 50 ~ 150 mg/d，分 2 ~ 3 次口服；小儿剂量为 2 mg/kg 体重。在使用噻嗪类利尿药时，如果不减少钠的摄入量，则效果甚微。螺内酯（安体舒通）也有一定的作用，不过作用较弱，但它对锂盐诱导的肾性尿崩症则特别有效。完全性肾性尿崩症对 AVP 制剂无反应，部分性肾性尿崩症对 AVP 制剂有一定的反应。大剂量 DDAVP（如 200 ~ 400 μg 每 8 h 鼻喷 1 次）可改善部分性肾性尿崩症患者的症状，但这种治疗花费太大。刺激 AVP 释放的药物如氯贝丁酯、氯磺丙脲对完全性肾性尿崩症无效，对部分性肾性尿崩症有微弱疗效。非类固醇抗炎药可抑制肾前列腺素的合成，使到达远端肾小管的溶质量减少，从而降低尿量。最常使用的是吲哚美辛（消炎痛）。异丁苯丙酸（布洛芬）亦常使用，其疗效较吲哚美辛略差。舒林酸也是一种前列腺素合成抑制药，但它不能抑制肾脏前列腺素的合成，故对肾性尿崩症无效。

单一药物不能完全控制肾性尿崩症的症状，近年主张联合用药。常见的联合用药方案有：噻嗪类利尿药加螺内酯、噻嗪类利尿药加前列腺素合成抑制药、前列腺素合成抑制药加 DDAVP 等。联合用药不仅可增强疗效，还可避免某些不良反应，如联合应用噻嗪类利尿药和螺内酯可避免噻嗪类利尿药的低血钾不良反应。

第四节　Bartter 综合征

Bartter 综合征是一组临床表现为低血钾、代谢性碱中毒、肾性失钾、高尿钙、高肾素高醛固酮血症、正常或偏低血压的遗传性肾小管病，遗传方式主要为常染色体隐性遗传。确切的发病率尚不清楚，国外文献报道在 Costa Riea 地区和科威特发病率为（1.2 ~ 1.7）110 万，瑞典为 1.2/100 万。

随着分子遗传研究的进展，Bartter 综合征目前分 5 型，Na^+-K^+-$2Cl^-$ 共转运蛋白 NKCC2 基因突变导致Ⅰ型 Bartter 综合征，钾通道 ROMK 突变导致Ⅱ型 Bartter 综合征，NKCC2 和 ROMK 突变导致表型非常严重的新生儿 Bartter 综合征，CLCNKB 突变导致Ⅲ型 Bartter 综合征，CIC-K 的 β 亚单位 barttin 突变导致Ⅳ型 Bartter 综合征（表现为新生儿型 Bartter 综合征伴感音性耳聋），钙敏感受体 CaSR 激活突变导致Ⅴ型 Bartter 综合征（为常染色体显性遗传，表现为 Bartter 综合征伴低血钙、血甲状旁腺激素水平降低）。

Ⅰ型和Ⅱ型 Bartter 综合征为新生儿 Bartter 综合征，临床特点是出生前羊水过多和早产。出生后反复发热、呕吐、多尿、脱水，导致生长发育迟缓甚至威胁生命。继发于高钙尿的肾性钙化也很常见。患儿有特征性的面容，三角形脸，耳、眼突出，前列腺素 E 水平很高。大部分经典型 Bartter 综合征在儿童期发病，症状多表现为继发于低血钾的肌无力和抽搐。由于低血钾诱导的肾源性糖尿病和尿崩症造成的多尿、夜尿也很常见。

一、发病机制

肾小球滤过的氯化钠大约 20% 在髓襻升支粗段（TAI）被重吸收，TAL 上皮细胞顶膜侧和基膜侧表达各种通道蛋白和转运体在 Na^+、Cl^- 重吸收中发挥着重要的作用。上皮细胞顶膜侧 Na^+-K^+-$2Cl^-$ 共转运体（Na^+-K^+-$2Cl^-$cotransporter，NKCC2）内向转运 1 个 Na^+、1 个 K^+、2 个 Cl^- 离子；K^+ 通过顶端膜侧 ATP 调节内向整流刚通道（inwardly rectifying K+channel，ROMK）再循环入管腔，从而保持管腔中足够的 K^+ 浓度，并维持管腔侧带有正电荷，可使 Ca^{2+}、Mg^{2+} 经细胞间隙被动重吸收；ROMK 基因（KCNJ1）突变会使 Na^+、Cl^- 的回吸收速率下降；在 TAL 上皮细胞基膜侧 Na^+ 的排出通过 Na^+-K^+ 泵（Na^+-K^+-ATP 酶）；而 Cl^- 的排出主要是通过氯通道 C1C-Kb，C1C-Kb 氯通道需要其 β 亚单位 barttin（BSND）才能发挥功能。以上突变均可以使髓襻升支粗段盐重吸收功能存在障碍。盐重吸收功能障碍导致细胞外液量减少，从而引起高肾素 - 醛固酮血症，转运到集合管的 Na^+、Cl^- 和水增加进一步刺激 K^+ 和 H^+ 的分泌，同时伴有的高肾素. 醛固酮血症会进一步导致低钾血症。

二、病理

通过光镜、电镜可见到肾小球旁器细胞肥大增生，含有大量内分泌的原始颗粒，致密斑细胞有增生及退行性变。肾小球玻璃样变和粘连、肾小球基膜增厚或局灶节段硬化、小动脉狭窄。肾小管上皮细胞可有低钾性空泡变性，有时伴有不同程度的间质纤维化。

三、诊断

继发于肾性失钾的低血钾、代谢性碱中毒、正常或偏低的血压是 Bartter 综合征的临床特点，同时可以伴有高肾素高醛固酮血症、高尿钙、血及尿前列腺素 E 水平升高。通常在儿童期起病，男性更容易发病。大多数 Bartter 综合征患者在出生前或新生儿期表现为羊水过多和早产、多尿和烦渴多饮。出生后表现包括生长障碍、威胁生命的发热和脱水、低血压、肌无力、癫痫发作、手足抽搐、感觉异常及由软骨钙质沉着症引发的关节痛，也有成年发病的报道。

（一）低血钾

明显和持续的低钾血症，常在 1.5 ～ 2.5 mmol/L，尿钾升高。出现厌食、频繁呕吐、腹胀、便秘、乏力、多尿和遗尿。偶尔引起肾盂、输尿管积水及巨结肠等空腔器官扩张症。由于失钠和碱中毒，平时喜欢吃咸和酸的食物。严重低血钾者可发生肌瘫、心律失常甚至阿 – 斯综合征，可猝死。

（二）低氯性碱中毒

Cl^-、Na^+、K^+ 丢失，血 pH 偏碱，常感四肢麻木，肌肉颤动，缺钙，Chvostek 试验阳性，Trousseua 试验阳性。血 HCO_3^- 可达 40 mmol/L。

（三）其他症状

发育障碍，智力低下，身材矮小，骨骺闭合延迟，X 线片示骨龄延迟，腹痛、十二指肠扩张，偶有佝偻病，与糖代谢紊乱、营养不良及水、电解质、酸碱代谢紊乱有关。肾小管病变继发电解质紊乱可有高尿钙、高尿酸，甚至发生痛风、肾结石、肾衰竭。X 线片可有肾盂积水。随着分子生物学技术的进步，可以通过对相应基因突变的筛查对 Bartter 综合征进行基因诊断。

四、鉴别诊断

诊断 Bartter 综合征时首先要与呕吐、滥用利尿剂和镁缺乏等鉴别。长期呕吐会导致尿氯浓度降低。镁缺乏引起尿钾排泄和碱中毒，症状很像 Bartter 综合征，但这种情况下一般血镁、尿镁都偏低。在无家族史的患者，诊断 Bartter 综合征前应多次检查尿中利尿剂的含量。

Bartter 综合征常因低血钾而误诊为其他疾病，需与肾小管性酸中毒、原发性醛固酮增多症（简称原醛）及假性醛固酮增多症（LiddLe 综合征）、肾素瘤、肾动脉狭窄相鉴别。

另外，经典型 Bartter 综合征和 Gitelman 综合征的表型有重叠和交叉，两者都表现为低钾性碱中毒，肾性失钾，RAS 系统激活，血压不高。Gitelman 综合征是编码远曲小管表达的 NCCT 的基因突变，Bartter 综合征是由于编码髓襻升支粗段的离子转运体（包括 NKCC2、ROMK、CLCNKB 等）的基因突变。典型的病例不难区分。通常，Gitehnan 综合征比 Bartter 综合征病情轻，发病年龄晚。Gitelman 综合征表现为低尿钙、低镁血症，前列腺素增加不明显；而 Bartter 综合征典型表现为高尿钙或正常尿钙，血镁正常，前列腺素分泌增加。对于临床表现不典型的 Bartter 综合征和 Gitelman 综合征，两者的鉴别诊断需要结合 Cl 清除试验和基因突变检测（表 6–1）。

表 6-1 Bartter 综合征鉴别诊断

疾病	血压	血钾	pH	ATII	Ald	PGE
RTA	N	↓	酸中毒	N	N	N
Bartter 综合征	N	↓	低氯性碱中毒	↑	↑	↑
原醛	↑	↓	碱中毒	N	↑	N
肾素瘤	↑	↓	N	↑↑	↑	N
Liddle	↑	↓	高钠碱中毒	↓	↑	N 或↓

五、治疗

传统治疗是通过食物及药物补钾，如醛固酮拮抗剂、前列腺素酶合成抑制剂及保钾利尿剂氨苯蝶啶口服。吲哚美辛治疗可纠正生化异常，使尿量显著减少，促进生长发育，但未能改善肾钙化。特异性 COX-2 抑制剂如罗非昔布替代非选择性 COX 抑制剂吲哚美辛治疗，可避免胃肠道毒性。血管紧张素转换酶抑制剂（ACEI）的应用可以通过抑制 RAA 系统减少钾排泄，见效比螺内酯快。另外，β 受体阻滞剂普萘洛尔、TXA_2 合成酶抑制剂 dazxiben 等也有部分疗效。上述治疗方案以联合用药较好，能达到长期用药的目的。

第五节 Liddle 综合征

Liddle 综合征，临床表现为高血压、低钾、代谢性碱中毒。临床症状像原发性醛固酮增多症，但其血浆醛固酮水平很低，且盐皮质激素受体拮抗剂螺内酯对其无效，故又称为假性醛固酮增多症。1959 年，Ross 报道了首例 13 岁男孩患高血压、低血钾，疑为原发性醛固酮增多症，但尿醛固酮非常低，双侧肾上腺切除后病情未改善。1963 年，因 Liddle 对其详尽描述而命名为 Liddle 综合征。这是一种少见的常染色体显性遗传病。临床上以高血压、低钾性代谢性碱中毒，低血浆肾素和低血浆醛固酮为特征。

一、病因和发病机制

Liddle 综合征的基本病变为肾小管上皮细胞阿米洛利敏感性钠通道（ENaC）的 β、γ 亚单位基因突变，阻止了调节蛋白结合到 β、γ 亚单位羧基端的富含脯氨酸的区域，使大量活性 ENaC 翻转暴露到管腔膜顶端，导致腔膜上该通道的数量增多，活性增加，钠重吸收增多，钾排泌增加。

二、临床表现

Liddle 综合征患者典型的临床表现为高血压、低血钾、代谢性碱中毒。其临床表现型受到基因外显率和环境的影响而差异很大。

（一）高血压

是最早出现的症状，也是最常见的症状，多发于青少年且较严重，患者多以此症状来就诊。

（二）电解质紊乱

低血钾，也是常见的症状，但约 50% 的患者血压高而血钾正常。血钾一般为 2.4 ~ 2.8 mmol/L; 有时仅轻度低钾，为 3.0 ~ 3.6 mmol/L; 血钾极低（1.8 ~ 2.2 mmol/L）者很少见。代谢性碱中毒血浆 HCO_2 水平升高，动脉血 pH 升高。血钠增加，血浆。肾素、醛固酮水平低。尿钠减少，尿钾增加，尿醛固酮水平低。

（三）低钾

表现如肌无力、周期性麻痹或瘫痪、手足抽搐，甚至出现横纹肌溶解（伴有血浆肌酸磷酸激酶升高）、感觉异常、多尿、烦渴。

（四）并发症

Liddle 综合征家庭成员死亡于脑卒中、心肌梗死、心律失常（尤其是在伴有冠状动脉疾病时）和心力衰竭的危险性增高，以及伴有肾进行性硬化、肾衰竭，但这是高血压所致还是该病本身的特征还不清楚。长期低血钾性碱中毒可致 Kaliopenic 肾病，伴有近曲小管云雾样肿胀和远侧肾小管功能改变，使肾脏酸化尿液、排除酸负荷及浓缩尿液的能力降低。

三、诊断

主要诊断依据是高血压，低钾性代谢性碱中毒，低血浆肾素和低血浆醛固酮。根据临床症状，实验室检查示高血钠、低血钾、代谢性碱中毒、血浆肾素和醛固酮的水平低及螺内酯无效等可以确诊。本病的早期诊断和治疗可以控制临床症状，防止并发症的发生，因而至关重要。

四、治疗

（一）限制盐的摄入和钠通道阻滞剂（保钾利尿剂）

严格限盐或中度限盐加保钾利尿剂可使血压恢复正常，且恢复血浆肾素和醛固酮的水平。通常用氨苯蝶啶 100 ~ 300 mg/d 或阿米洛利 5 ~ 20 mg/d。

（二）噻嗪类利尿剂

其机制为加重低钾血症而纠正高钠，但需大量补充氯化钾；或者限制摄入钠盐，并服用噻嗪类利尿剂或氨苯蝶啶或阿米洛利。

治疗过程中要经常监测血压和血钾，根据血压和血钾情况调整治疗方案，如血压升高，则利尿剂加量或进一步限制钠盐摄入；如血钾降低，则补充氯化钾，增加氨苯蝶啶或阿米洛利量。因本病存在代谢性碱中毒，故不可用碳酸氢钾来纠正低钾。

因血浆肾素和醛固酮的水平低，盐皮质激素受体拮抗剂螺内酯对其无效. 且长期应用可导致低钠血症。

第六节　Fanconi 综合征

Fanconi 综合征是一种遗传性或获得性近端肾小管复合转运缺陷病。主要临床表现是由于近端肾小管对多种物质重吸收障碍而引起的葡萄糖尿、全氨基酸尿、不同程度的磷酸盐尿、碳酸氢盐尿和尿酸等有机酸尿；亦可同时累及近端和远端肾小管，伴有肾小管性蛋白尿和电解质过多丢失，以及由此引起的各种代谢性异常，如高氯性代谢性酸中毒、低血钾、高尿钙和骨代谢异常等。儿童患者主要表现为佝偻病和生长发育迟缓，成人骨病以骨软化和骨质疏松为主。本病患者常无原发性肾小球病变，肾小球功能一般正常或与酸中毒相比不成比例。

一、病因

本病病因很多，有遗传性和获得性两大类（表 6–2）。儿童患者大多与遗传有关，可为原发性近端肾小管功能受累（特发性）或继发于毒性代谢产物在肾脏内聚集如胱氨酸贮积症中的胱氨酸、糖原贮积症中的糖原、肝豆状核变性中的铜、果糖不耐受症中的果糖等。成人患者则多继发于免疫病、肾脏病、金属中毒和药物损害等。流行病学调查资料显示，继发因素引起者明显多于遗传性患者，尤以肾脏病如肾病综合征、急性肾小管坏死、急 / 慢性间质性肾炎、肾移植、肾静脉血栓形成、髓质肾囊肿病和巴尔干肾病等引起者更为常见。由于诊断水平的提高和对异常球蛋白血症认识程度的加深，继发于浆细胞病如多发性骨髓瘤的 Fanconi 综合征已越来越引起人们的重视。这类患者是由于血清中大量特异性轻链成分，如骨髓瘤的单克隆 κ 或 λ 链在近端肾小管内沉积所致。

表 6-2 Fanconi 综合征病因

遗传性
特发性
普通型（AD、AR、XLR）
刷状缘型
Dent 病（X 性连锁低血磷性佝偻病、X 性连锁隐性肾结石）
胱氨酸贮积症（AR）
酪氨酸血症 I 型（AR）
半乳糖血症（AR）
糖原贮积症 I 型（Fanconi-Bickel 综合征，AR）
肝豆状核变性（铜代谢异常，AR）
线粒体病（细胞色素 C 氧化酶缺陷）
Lowe 综合征（AR）
遗传性果糖不耐受症（AR）
获得性
肾脏病
肾病综合征
急 / 慢性肾间质性肾炎
急性肾小管坏死
肾移植
肾静脉血栓形成
髓质囊性病
巴尔干肾病
异常球蛋白血症
多发性骨髓瘤
轻链病
良性单株高 γ 球蛋白血症
干燥综合征
淀粉样变性
中毒
重金属（镉、汞、铅等）
化学毒剂（甲苯、甲基 -3 铬、马来酸、硝基苯、丙二酸）
药物（过期四环素、氨基糖苷类抗生素、巯嘌呤、顺铂、异环磷酰胺、丙戊酸）
其他
恶性肿瘤
甲状旁腺功能亢进
蛋白质营养不良维生素 C 缺乏
严重低钾血症

注：AD，常染色体显性遗传；AR，常染色体隐性遗传；XLR，X 性连锁隐性遗传。

二、发病机制

由于 Fanconi 综合征涉及近端肾小管对多种物质转运障碍，所以推测本病不是由于细胞膜上单一转运因子功能缺陷所致。其发病机制有以下几种可能：①肾小管上皮细胞膜通透性改变，使多种物质发生内流、外流或反流；②细胞内能量生成和转运障碍，如 ATP 合成不足，影响多种物质跨膜转运；③物质通过细胞间紧密连接发生反流；④特殊细胞器病变，如胱氨酸贮积症中的溶酶体病变，Dent 病中的核内体病变等。

三、病理

早期可无明显器质性改变。缺钾可引起上皮细胞空泡样变性，电镜下可看到细胞器形态改变，如线粒体肿胀等，但并不是特异性变化。此外，在浆细胞病引起的 Fanconi 综合征中，光镜下除可观察到典型的近端肾小管上皮细胞肿胀和退行性改变外，特征性改变是轻链降解过程受损，导致在近端肾小管上皮细胞内沉积。这些沉积物大多以结晶的形式存在于胞质的溶酶体或内质网中，形态多样，可呈长方形、菱形、圆形或针状等。如不能形成结晶，光镜下不易观察，则需要通过电镜或免疫电镜才可能有阳性发现。

四、临床表现和诊断

Fanconi 综合征的临床表现分为肾脏和肾外两部分，不同原因引起者肾外表现不同。肾脏表现则主要由近端肾小管对多种物质的转运异常所致，包括以下几个方面。

（一）氨基酸尿

表现为全氨基酸尿，尤其是组氨酸、丝氨酸、胱氨酸、赖氨酸和甘氨酸等生理排泄量较大的氨基酸丢失较多，可通过多种色谱分析法进行定量检测。

（二）磷酸盐尿和骨病

尿中磷酸盐丢失是 Fanconi 综合征的重要特征之一，患者有肾小管磷重吸收减少和低血磷。儿童主要表现为佝偻病，成人表现为骨痛、骨软化、骨质疏松和自发性骨折等。在骨髓瘤引起的 Fanconi 综合征中，骨病表现尤为突出，可因骨软化而出现骨痛、触痛和假性骨折等。低血磷是引起骨病的主要原因，慢性酸中毒和维生素 D 代谢异常也参与骨病的发生。

（三）肾小管性酸中毒

患者远端肾小管酸化功能正常，但由于近端肾小管重吸收碳酸氢盐障碍，常伴有Ⅱ型肾小管性酸中毒，表现为高氯性代谢性酸中毒。

（四）葡萄糖尿

血糖正常，尿糖排泄增加，24 h 尿葡萄糖排泄量在 0.5 ~ 10 g。糖原贮积症Ⅰ型患者可排出大量葡萄糖而导致低血糖发生。

（五）低钠和低钾血症

尿钠大量丢失可引起低血压、低血钠和代谢性碱中毒。近端肾小管钠重吸收减少，运输到远端肾小管的钠增多，激活肾素 - 血管紧张素 - 醛固酮系统，引起继发性失钾，导致低钾血症。

（六）烦渴多饮

多尿、烦渴多饮和脱水可以是本病的突出症状。可能由于低血钾导致远端肾小管和集合管受损，继发肾小管浓缩功能障碍，引起上述一系列症状。

（七）蛋白尿

少量低相对分子质量肾小管性蛋白尿，部分患者尿中出现白蛋白和 β_2 微球蛋白等。

（八）高尿钙

常有高尿钙，但由于同时存在多尿症状，因此很少发生肾结石和肾钙化。高尿钙发生机制尚不明。

（九）肾衰竭

遗传性者可因未及时采取有效的治疗措施，较早发生肾衰竭而死亡。获得性者因原发病不同而有差异，如继发于浆细胞病的 Fanconi 综合征，半数患者可发生肾衰竭，明显高于其他原因引起者。

五、分型

特发性 Fanconi 综合征可分为三种类型。

（一）婴儿型

1. 急性型

多于出生后 6 ~ 12 个月发病，常因多尿烦渴、脱水消瘦、便秘、呕吐、拒食、无力和发热等症状就诊。患儿可有抗维生素 D 佝偻病及严重营养不良。肾性全氨基酸尿，血浆氨基酸浓度正常。实验室检查常有低血钾、低血磷、低血钙和碱性磷酸酶增高，并有高氯性代谢性酸中毒，尿中可滴定酸及 NH_4^+ 可减少，尿糖微量或 4 ~ 5 g，血糖正常。预后差，常死于尿毒症酸中毒或继发感染。

2. 慢性型

常于 2 岁后发病，症状较轻，突出表现为侏儒症和（或）抗维生素 D 佝偻病。

（二）成人型

起病缓慢，10 ~ 20 岁后发病。有多种肾小管功能障碍，如糖尿、全氨基酸尿、磷酸盐尿、低血钾和高氯性酸中毒等，但突出表现是软骨病。少数患者还可有酮症，晚期可出现肾衰竭。

继发性 Fanconi 综合征患者可有上述肾小管功能不全的表现，但并不一定同时出现。因有原发病的肾脏及肾外改变，所以较易诊断。

六、治疗

（一）对因治疗

继发性者应着重去除病因，如重金属中毒和药物损害等，应防止继续接触毒物并促进毒物排泄；遗传代谢病可通过饮食限制以减少代谢性毒物沉积；应用巯乙胺治疗胱氨酸症；D 青霉胺治疗肝豆状核变性等。部分患者通过上述治疗，病情可有明显好转。

（二）对症治疗

1. 酸中毒

根据碳酸氢根丢失情况给予补充碱剂 2 ~ 10 mmol/（kg · d），可用碳酸氢盐、枸橼酸盐或乳酸盐等，分次给予（4 ~ 5 次 / 天），以血中碳酸氢根水平恢复正常为标准。补钠和纠正酸中毒可加重低血钾，故当低血钾时应同时注意补钾 2 ~ 4 mmol/（kg · d）。

2. 多尿

去除病因，如低血钾等，酌情补足含盐液体（钾、钠和钙等），防止脱水发生。

3. 低血磷

中性磷酸盐 1 ~ 3 g/d，分 5 次口服，如有腹泻或腹部不适可减量。补磷加重低血钙及骨病，应并用维生素 D 以防治骨病。口服维生素 D 50 000 ~ 100 000 U/d 或 1，25-（OH）$_2$D$_3$0.25 μg/d，每日 2 ~ 3 次，减少尿磷排泄，提高血磷水平。维生素 D 应从小剂量开始，逐渐加至足量。为防止肾钙化，应监测尿钙排量，以不超过正常排量为妥。

4. 低尿酸血症、氨基酸尿和蛋白尿

一般无须治疗。

5. 肾衰竭

需透析或肾移植治疗。

第七章

急、慢性间质性肾炎

第一节　急性间质性肾炎

间质性肾炎指肾脏间质有炎症细胞浸润和水肿或纤维化，因常伴有不同程度的肾小管损伤，故又有肾小管 - 间质性肾炎之称。急性间质性肾炎（acute interstitial nephritis，AIN）原指各种感染引起的肾脏的形态学特征，现指各种原因引起的一种临床病理综合征，特征是临床急性起病，肾功能急剧恶化，在 GFR 下降同时常有肾小管功能不全；病理以肾间质炎性细胞浸润、水肿伴有小管上皮细胞退行性变、坏死为病理特征。AIN 是急性肾衰竭（ARF）的重要原因之一，占 ARF 的 10% ~ 15%。

一、病因

（一）感染

甲组链球菌、金黄色葡萄球菌、白喉杆菌、布氏杆菌、钩端螺旋体菌、军团菌，弓形体、EB 病毒及肺炎支原体、大肠杆菌、流行性出血热病毒、麻疹病毒等，都可引起急性间质性肾炎。

感染引起间质性肾炎的机制尚不完全清楚，其中有些病原体可直接侵入肾脏，参与间质炎症反应的细胞由产生抗侵入病原体抗体的细胞和参与吞噬有关的细胞组成。侵入肾脏的细菌释放内毒素或外毒素，直接损伤组织，通常为微生物直接侵袭肾脏并在肾脏内繁殖所引起的肾间质化脓性炎症，即肾盂肾炎等。

由系统感染（多为肾外感染）引起的变态反应所致的急性间质性肾炎，其病原体包括：细菌、病毒、螺旋体、支原体、原虫及蠕虫等。如由 Hantaan 病毒引起的肾出血热综合征、由黄疸出血型钩端螺旋体引起的钩端螺旋体病等。

（二）药物

药物变态反应引起的急性间质性肾炎是目前临床上最常见的类型。与急性间质性肾炎强相关的药物有甲氧西林、青霉素类、先锋霉素Ⅰ、非类固醇抗炎药和西咪替丁；可能相关的有羧苄西林、头孢菌素类、苯唑西林、磺胺类、利福平、噻嗪类、呋塞米、白细胞介素、苯茚二酮。弱相关的有：苯妥英钠、四环素、丙磺舒、巯甲丙脯酸、别嘌醇、红霉素、氯霉素和氯贝丁酯。其中由抗生索引起的急性间质性肾炎占大多数。

药物性急性间质性肾炎一般是由变态反应引起的，与直接毒性作用关系不大，因急性间质性肾炎仅在用药的少数患者中发生，与用药剂量无关，肾脏损伤常伴有过敏的全身表现（发热、皮疹、嗜酸细胞增多、关节痛），再次接触同一药物或同类药物时仍可再发生反应，循环中有某些致病药物的抗体，同时有一些体液或细胞免疫介导反应的证据。

（三）代谢性原因

严重的代谢失调，如高血钙、高尿酸血症和低血钾等可导致急性间质性肾炎。

（四）其他原因

有继发于肾小球肾炎、继发于 SLE、继发于肾移植、代谢性原因、特发性急性间质性肾炎等。在各种免疫复合物型疾病中，SLE 最常见在 TBMs 和肾小管周围毛细血管壁有免疫复合物沉积（50%）。60% 的患者有单核细胞引起的局灶性或弥漫性间质浸润，伴或不伴中性粒细胞和浆细胞，肾小管有不同程度的损伤。弥漫增殖性较膜性或局灶增殖性狼疮肾炎常见肾小球外免疫沉积物，肾小管间质性肾炎也较为常见。

人们早已注意到肾小球肾炎可伴有间质炎症反应，但只是在近些年才重视其机制的研究。继发于移植肾，肾小球外免疫球蛋白的沉积只是促发间质反应诸因素之一。沿 TBMs 线状和颗粒状沉积物均有报告，多数都能洗脱出抗 –TBM 抗体。

（五）特发性急性间质性肾炎

另有一些患者找不到任何致病因素称之为特发性 AIN，这类患者唯一共有的特征是可逆的急性肾衰竭、肾间质水肿和单核细胞浸润。

二、发病机制

感染的病毒、细菌及其毒素可直接侵袭肾脏引起间质损伤，一些药物、毒物、物理因素以及代谢紊乱亦可直接导致 AIN。但是产生 AIN 的主要原因是免疫反应，包括抗原特异性和非抗原特异性所致的肾间质损伤。研究证实，由细胞介导的免疫反应途径在 AIN 的发病中起了重要作用。运用单抗免疫组化进行研究，发现肾间质中参与炎症反应的浸润细胞大多为 T 淋巴细胞，以 CD4 细胞占多数；但在由非甾体类解热镇痛药（NSAIDs）、西咪替丁、抗生素类药物引起的病例中，则以 CD8 细胞略占多数。

经典抗原介导的免疫性间质性肾炎是抗肾小管基膜抗体性间质性肾炎，循环血中可测得抗原特异性 IgG。肾小管基膜上可见 IgG 呈线性沉淀，或颗粒状沉积于某些系统性红斑狼疮和干燥综合征患者的小管基膜上，这种表现在其他 AIN 病例中极为罕见。间质内浸润细胞发病初多为中性粒细胞，2 ~ 3 周后转为单核细胞。

三、临床表现

（一）全身过敏表现

常见药疹、药物热及外周血嗜酸性粒细胞增多，有时还可见关节痛及淋巴结肿大。但是由非甾体抗炎药引起者常无全身过敏表现。过敏症状可先于肾衰竭 1 周前发生，也可同时发生。大多数患者（60% ~ 100%）有发热，30% ~ 40% 的患者有红斑或斑丘疹样皮损，瘙痒，但关节痛无特异性，较其他症状少见。偶有腰痛，可能与肾被膜紧张有关。1/3 的患者有肉眼血尿。

（二）急性感染的症状

感染引起的急性间质性肾炎主要见于严重感染和有脓毒血症的患者，症状有发热、恶寒、腰痛、虚弱等，血中多形核白细胞增高。急性肾盂肾炎为其典型的表现。

（三）尿化验异常

常出现无菌性白细胞尿、血尿及蛋白尿。蛋白尿多呈轻度，但当非甾体抗炎药引起肾小球微小病变型肾病时却常见大量蛋白尿，并可由此引起肾病综合征。

感染性急性间质性肾炎尿中以多形核白细胞为主，可见白细胞管型，并有少量红细胞和尿蛋白。过敏性急性间质性肾炎 80% 以上有血尿、蛋白尿和脓尿，90% 有镜下血尿，发现嗜酸细胞尿强烈提示药物过敏引起的急性间质性肾炎。

蛋白尿一般是肾小管性的，很少达肾病综合征的程度，多在 1.2 g/d 以下，但非类固醇抗炎药引起的急性间质性肾炎，尿蛋白可达肾病范围，嗜酸细胞尿不如其他常见。

依据临床和无红细胞管型除外急性肾小球肾炎和血管炎后，尿中嗜酸细胞极有助于急性肾小管坏死与过敏性间质性肾炎的鉴别，但无嗜酸细胞不具鉴别价值，因许多急性间质性肾炎患者无嗜酸细胞尿，并且嗜酸细胞尿随时间而异。特发性急性间质性肾炎尿中嗜酸性粒细胞不增加，伴有眼葡萄膜炎的有嗜酸性细胞尿。

（四）肾功能损害

1. 肾小管功能不全

间质损伤的基本表现即肾小管功能不全。由于肾小管各段的功能不同，肾小管功能不全的类型与损伤部位有关，而损伤的程度决定功能不全的严重性。皮质部位的肾小管间质损伤主要影响近端小管或远端小管，髓质部位的损伤影响髓襻和集合管，从而决定了各自的表现。影响近端小管的病变导致 HCO_3^-

尿（Ⅱ型 RTA）、肾性糖尿、氨基酸尿、磷酸盐尿和尿酸尿。肾功能不全患者若见血磷和尿酸盐水平降低应怀疑有肾小管间质疾病。远端小管受损出现Ⅰ型 RTA、高血 K^+ 和失盐。影响髓质和乳头的病变累及髓襻、集合管和产生及维持髓质高渗所必需的其他髓质结构，导致肾性尿崩症、多尿和夜尿。但临床上所见肾小管受影响并非单一的，在同一病例可见多种功能异常。

2. 急性肾衰竭

表现为急性肾衰竭伴或不伴少尿。并常因肾小管功能损害出现肾性糖尿、低比重及低渗尿。急性间质性肾炎引起的肾功能损害从单纯的肾小管功能不全到急性肾衰竭。据报道，本病引起的急性肾衰竭占急性肾衰竭总数的 13%。急性肾衰竭时见少尿或无尿，如初始的症状和体征未察觉而继续用致病性药物时常见少尿。

（五）继发性急性间质性肾炎的表现

表现以原发病为主，继发性急性间质性肾炎的表现无特异性。原发病伴有间质病变时肾功能损害多加重。但 SLE 和肾移植患者在肾小球病变不明显时，突出的间质病变即可导致急性肾衰竭。这在 SLE 患者常发生在有肾外和血清学各种表现的患者，尽管肾功能恶化，尿液分析却无多少异常。急性尿酸性肾病表现为少尿、结晶尿和血尿。

（六）特发性急性间质性肾炎的表现

是指少数经肾组织活检证实为 AIN 却无任何诸如药物、感染以及全身疾病等致病因素，除急性肾衰竭外其他临床表现无特异性，无发热和皮疹，伴眼葡萄膜炎的特发性急性间质性肾炎。患者常伴有非少尿型 ARF，可见于各年龄组男女患者，以中年女性多见。皮疹、嗜酸性细胞增多等全身过敏症状少见，大多有高 γ 球蛋白血症，血沉增快，近端小管重吸收钠的能力降低，并出现糖尿、氨基酸尿、中等量的蛋白尿。少数患者免疫荧光检查可见肾小管基膜有颗粒样沉积。多数预后较好，有的自然缓解，对皮质激素疗法有的有效，有的无效。眼葡萄膜炎易复发。

（七）肾活检

组织学表现无特异性，对病因学无提示作用，化脓性感染引起的大量嗜中性粒细胞例外。最常见的表现是间质水肿引起的肾小管分离。间质的炎症细胞主要是淋巴细胞、浆细胞或巨噬细胞，各自的比例随类型而异。有些病例见嗜酸性粒细胞，尤其是药物变态反应引起的间质性肾炎。炎细胞灶是局灶性的，但有时可呈弥漫性实质损害。药物引起的变态反应偶可见巨细胞。肾小管有各种变化，在一些病例因间质肿胀而移位。在另一些病例，肾小管萎缩，或其数目明显减少。肾小管常有扩张，内排列低级的上皮细胞，这种情况当有急性肾衰竭时特别常见。有时可见小的坏死区域，常由炎症细胞引起。肾小管管型的数目不一。动脉和小动脉常不受影响，但在老年病例和高血压病病例，小动脉可见某种程度的内膜增厚。在伴有急性肾衰的病例，于直小血管可见有核细胞。在大多数病例肾小球无异常，但在肾衰的患者肾小球囊内排列的细胞具有肾小管细胞的特征。电镜和免疫荧光显微镜检查可见线型或颗粒型免疫沉积物，成分有 IgG、IgM、C_3 和自身抗原等。

四、诊断及鉴别诊断

（一）诊断

根据病史和体格检查，结合临床表现和实验室检查，便可做出诊断。感染引起的急性间质性肾炎发生在严重的肾脏或全身性感染患者：有的在用抗生素期间出现急性间质性炎症，倾向于是药物引起的，但不能排除感染引起的病变。药物引起的急性间质性肾炎发生在开始用药后的 3 ~ 30 d 内，有变态反应的全身表现及肾脏方面的表现。继发性的急性间质性肾炎表现以原发病为主，兼有肾小管受损的表现，或伴有肾小管间质损伤后病情恶化加速. 偶见以肾小管间质病变为主导致肾衰竭者。常先有肾小球疾病的临床表现如蛋白尿、水肿、高血压等，在若干时间之后，突然出现小管 – 间质受损的症状，如多尿、夜尿、低渗尿等。

急性间质性肾炎的典型病例常有：①近期用药史；②全身过敏表现；③尿化验异常；④肾小管及肾小球功能损害。一般认为若有上述表现的前两条，再加上后两条中任何一条，临床急性间质性肾炎即可诊断成立。但非典型病例常无第二条，必须依靠肾穿刺病理检查确诊。

（二）鉴别诊断

有急性肾衰竭、血尿和蛋白尿的急性间质性肾炎，需与急性肾小球肾炎及急性肾小管坏死相鉴别。

1. 与急性肾小球肾炎鉴别

急性肾小球肾炎患者在用抗生素的当时或用药后的很短时间内即可发生严重的肾衰，常见红细胞管型和低补体血症；而在急性间质性肾炎患者，疾病发生在开始治疗后的较长时间，补体正常，嗜酸细胞增多，可见嗜酸细胞尿，无红细胞管型。

2. 急性肾小管坏死鉴别

急性肾小管坏死患者尿中可见游离的肾小管上皮细胞、灰褐色的颗粒管型和上皮细胞管型；有些药物既能引起急性间质性肾炎，也能引起其他肾脏病，如非类固醇抗炎药可使原有的肾脏病加剧，利福平可导致急性肾小管坏死等，一般可借助于尿液分析进行鉴别诊断。

五、治疗

（1）感染所致的急性间质性肾炎抗感染治疗，参照尿路感染治疗。

（2）药物所致的急性间质性肾炎首先停用致敏药物。去除过敏源后，多数轻症急性间质性肾炎即可逐渐自行缓解。但有的病例肾功能恢复不完全，功能恢复的程度和速度与肾脏病变的严重性有关。无氮质血症的病例，尿沉渣在几天内可转为正常；肾功能不全的病例则可能需要 2 ~ 4 个月的恢复时间。

（3）免疫抑制治疗：重症病例宜服用糖皮质激素如泼尼松每日 30 ~ 40 mg，病情好转后逐渐减量，共服用 2 ~ 3 个月，能够加快疾病缓解。激素的使用指征为：①停用药物后肾功能恢复延迟；②肾间质弥漫细胞浸润或肉芽肿形成；③肾功能急剧恶化；④严重肾衰竭透析治疗。为冲击疗法或口服。很少需并用细胞毒药物。

（4）继发性急性间质性肾炎的治疗：积极治疗原发病，如系统性红斑狼疮，干燥综合征等。

（5）特发性急性间质性肾炎的治疗主要是用皮质激素，有的无效。部分病例能自然缓解。

（6）急性肾衰竭的治疗，可用支持疗法，表现为急性肾衰竭病例应及时进行透析治疗。

六、预后与转归

急性间质性肾炎的预后较好，大多数为可逆性，少数患者可遗留肾损害，并发展为终末期肾衰竭。其预后主要与疾病的严重程度、肾功能状况、肾间质浸润的程度、急性肾衰竭的持续时间和年龄等有关。

第二节　慢性间质性肾炎

肾小管间质疾病是一组主要表现为急慢性炎症、间质纤维化和（或）肾小管转运功能异常的疾病。由于种种原因，在过去较长一段时间内人们对肾小管 – 间质疾病知之甚少，甚至将肾小球疾病以外的肾疾病都简单地看作是“肾盂肾炎”。近 20 年来，由于肾脏病理学和免疫学等相关学科的发展，人们对肾小管间质疾病的认识已有很大进展。研究表明，肾小管间质疾病相当常见，其临床重要性并不亚于肾小球疾病。

慢性间质性肾炎（chronic interstitial nephritis，CIN），又称慢性肾小管 – 间质性肾炎，是一组以肾间质的炎症为主要表现，伴随不同程度的肾小管萎缩和肾间质纤维化的慢性病变。其整体或局灶的小管间质区病变较小球或血管损害明显，肉眼观肾脏小和萎缩；因为毒素代谢性疾病和遗传性疾病导致的慢性小管 – 间质性肾炎为对称性双侧疾病；其他病因时肾脏瘢痕可不均等和仅累及一侧肾脏。除了肾盂肾炎或梗阻性尿路病变外，肾盂结构可不受影响。早期以肾小管功能损害为主，后期表现为慢性进展性肾衰竭。

属于本病的病因或病种很多，在澳大利亚、美国镇痛药肾病较多见，发病高峰在 50 ~ 55 岁，女性患者多见。我国常见者是伴尿路梗阻的复杂性慢性肾盂肾炎，而药物、代谢性或免疫性疾病引起本病综合征的发病特点与病因关系密切。若为感染所致，多好发于中青年女性：药物性发病者与服药（尤其镇痛药）史有关，地区差异可能与种族、气候、饮食习惯等有关。值得一提的是，我国老年人慢性马兜铃酸肾病并不少见。

一、病因

（一）药物或化学物质

1. 镇痛药肾病

美国 3% ~ 5% 由慢性小管间质性肾炎导致的终末期肾脏疾病病例与此有关。可能的病因是习惯性服用复方镇痛药（如对乙酰氨基酚和阿司匹林），可能对乙酰氨基酚通过在髓质内氧化生成自由基损害。

2. 环孢素和普乐可复

应用于肾移植和治疗某些自身免疫疾病的免疫抑制药与一种特殊的慢性小管间质性肾炎有关，包括累及髓放线的条状纤维化及入球小动脉消失和硬化，抗肿瘤药物（如顺铂、亚硝基脲，少见的卡铂）亦能导致剂量依赖性疾病。

3. 锂中毒

锂治疗常诱发轻型的肾性尿崩症，但如血清浓度达不到中毒时，进展性慢性小管间质性肾炎少见。

（二）梗阻性肾病

肾乳头部位以下尿路梗阻是半数以上间质性肾炎的原发性病因。

（三）慢性（非梗阻性）肾盂肾炎

在无梗阻或其他肾脏病的原发病因时，因肾脏细菌感染引起的慢性进行性肾盂肾炎导致慢性肾衰竭临床较少见。

（四）免疫性间质性肾病

间质及其有关结构的免疫性损伤，可以是一些慢性肾脏病的重要促发因素。

（五）巴尔干肾病

本病是一慢性进行性间质性疾病，发病隐匿，病因不明，病例局限于多瑙河流域。有报道该病可能类同于马兜铃酸肾病。

（六）特发性间质性肾炎

约 10% 有间质性肾炎的患者查不到致病原因。

二、发病机制

各种原因引起肾小管间质损伤的机制大致可分为以下几个方面，即微血管损伤、肾小管细胞损伤、肾小管细胞。炎症细胞相互作用、成纤维细胞表现型的变化、肾小管细胞. 成纤维细胞相互作用，使肾小管萎缩、间质纤维化、间质浸润等。慢性肾小管损伤，释放生长因子和细胞因子，致使细胞成分合成与降解失调，出现肾小管萎缩。生长因子和细胞因子使间质成纤维细胞增殖，细胞外基质沉积增加，形成间质纤维化。释放的生长因子和细胞因子具有化学吸引作用，使细胞浸润及浸润细胞增殖。肾小管萎缩、间质纤维化、间质浸润及管周毛细血管病变都可导致球后毛细血管腔闭塞，结果是肾小球毛细血管压力升高，肾功能进行性丧失。

一般认为由间质性肾炎至小管间质纤维化分为以下几个阶段。

（一）诱导阶段

以单核细胞浸润为标志，这些炎症细胞的聚集可能是由活化的小管上皮细胞分泌的炎症因子或细胞因子介导的。

（二）炎症阶段

浸润的单核细胞刺激固有的成纤维细胞和小管上皮细胞表型转换并产生大量的细胞外基质。小管上皮细胞在这一阶段主要是通过上皮 - 间充质转换（epithelium–mesenchymal transition，EMT）来参与。在炎症阶段，一些炎症因子或细胞因子，如 TGF-β_1、EGF、ET-1 和 FGF-2 等激活的成纤维细胞产生大量的 ECM 并损伤正常细胞。

（三）炎症后阶段

炎症消退后，基质合成酶的作用仍然持续，可能主要依赖固有细胞，如小管上皮细胞的自分泌的形式。最终 ECM 堆积并破坏了血流供应，而周边的成纤维细胞的存活能力亦到了极限，退化并形成缺少细胞的瘢痕化区域。其中，最后一阶段最为重要，因为这一阶段可能表现为一个非常长的阶段。

（四）间质性肾炎的转归

成熟肾小管上皮细胞丧失其上皮表型，而获得其未成熟的间充质表型的过程，实际上是一种“返祖”现象。EMT 的不同转归：损伤性刺激消退，肾小管上皮细胞可能恢复正常；细胞增生并转化为成纤维细胞；细胞凋亡和在再生信号刺激下细胞再分化成崭新的肾小管上皮细胞。相当一部分成纤维细胞来源于 EMT，EMT 在相当程度上参与了小管－间质纤维化。

梗阻性肾病最初的影响是阻塞尿流，同时肾脏不停地产生尿液，梗阻近端的输尿管持续蠕动，不久，梗阻近端管腔和肾盂内的流体静压上升。该压力传递到肾内肾单位，最终导致 GFR 下降。GFR 下降的幅度取决于梗阻是否完全和压力升高的幅度。

基本上，主要的非类固醇抗炎药（NSAID）都可引起肾脏不良反应。NSAID 抑制环氧合酶，减少前列腺素合成，抑制 11- 脂氧合酶和 15- 脂氧合酶，促进白三烯形成，NSAID 还干扰白细胞移行及其功能。低容量、缺盐、充血性心衰和其他伴有肾上腺能神经高活性状态时，肾脏释放前列腺素是防止肾缺血的主要机制之一。NSAID 抑制这种保护性机制可使肾血流量和 GFR 下降，导致原来处于边缘状态的肾功能恶化，出现急性肾衰竭。

慢性尿酸盐肾病可伴随或不伴随痛风表现。慢性高尿酸血症可导致尿酸钠结晶在髓质间质中沉积伴继发性慢性炎症、纤维化和肾衰竭。尿沉渣无异常和高尿酸血症与肾功能不全的程度不成比例较常见（如血清肌酐 < 1.5 mg/dL 时尿酸盐 9 mg/dL，血清肌酐 1.5 ~ 2 mg/dL 时尿酸盐 10 mg/dL，更严重的肾衰竭时 12 mg/dL）。

肾脏草酸盐排泄增多可诱发进展性慢性肾衰竭。在患有遗传性过最草酸盐产生疾病（Ⅰ型和Ⅱ型原发性高草酸盐尿症）、获得性胃肠道疾病（如对于肠道吸收增多的肥胖者行回肠旁路手术）或外源性物质代谢为草酸盐（如摄入乙烯乙二醇，甲氧氟烷麻醉，大剂量维生素 C）的患者中，草酸盐与 Ca 结合后是高度不溶性的，尿液中排泄了较正常量为多的草酸盐很快超过了草酸钙的溶解度。草酸钙能产生肾脏结石，导致急性肾衰竭或慢性小管间质损害；可引起血尿，肾绞痛，尿路感染和脓尿，高血压和肾小管酸中毒。在肾小管酸中毒时，小管腔和间质中有草酸钙结晶，并被炎症细胞（可能包括巨细胞）和间质纤维包绕。

三、临床表现

（一）病史

发病缓慢，早期症状不明显。常有慢性泌尿系统感染、长期使用镇痛药物、慢性化学物质或重金属接触史、慢性尿酸性肾病、肾小管酸中毒病史或遗传性间质性肾炎家族史等。

（二）症状和体征

早期一般缺乏肾脏疾病的症状，水肿通常不存在，渐渐出现各种类型的慢性小管间质性肾炎所共有的临床表现，如多尿或夜尿增多等肾小管功能损害症状，血压正常或仅轻度升高等；后期见慢性肾衰竭的表现，如厌食、恶心、呕吐、疲乏体重减轻及贫血、高血压。

镇痛药肾病通常出现腰痛和血尿，但经常被非特异性的主诉如头痛，全身不适，体重下降和消化不良掩盖。高血压、轻度蛋白尿和尿浓缩功能损害常见。

（三）实验室检查

1. 尿改变

可有白细胞尿，蛋白尿是微量的，血尿不常见。当存在重度蛋白尿或明显血尿时提示合并有肾小球疾病。5% ~ 10% 慢性肾衰竭（CRF）病例是由小管间质性肾炎引起的。肾病范围蛋白尿提示镇痛药肾病伴发局灶肾小球硬化、微小病变或膜性肾病。

2. 小管功能障碍

小管功能障碍征象与急性小管间质性肾炎相似，早期可以出现低分子蛋白尿，尿 NAG 酶改变不一，可以出现肾小管酸化功能障碍或肾小管酸中毒的表现。

3. 影像学检查

早期诊断意义不确定，肾脏影像检查尿路的 X 线照片一般无特异性。某些原因的间质性肾炎有其相应的特异性表现，如梗阻性尿路病的肾盂积水和输尿管积水，镇痛药肾病和镰状细胞病的乳头坏死等。在疾病早期，肾脏大小和轮廓可正常，但双肾缩小为本病的普遍特征。由于皮质瘢痕形成，肾脏轮廓一般不规则，肾盏常扭曲、扩张及变钝。尿路造影片偶可正常。超声波检查对梗阻性肾病和肾脏囊性病具有诊断价值，超声和 CT 扫描对确定肾内结石的部位和大小都极为有用。CT 优于排泄性尿路造影和超声显影。主要的表现是肾脏容量降低和外形不规则。乳头钙化存在对于早期诊断的敏感性为 92%，特异性为 100%。

4. 生化和肾功能检测

（1）生化检测：代谢性因素引起的间质性肾炎可能存在持续性高尿酸等。

（2）肾功能检测：初诊患者行放射核素肾动态可以提示梗阻性肾病的存在，并发现肾小球滤过率减低；SCr、BUN 和 $HC0_3^-$ 的检测可以检测肾功能的变化。

5. 肾活检

慢性间质性肾炎的组织病理学表现对病因学无特异性。疾病早期，尽管髓旁和髓质区域有严重病变，活检的皮质标本可无异常。当与肾小球肾炎鉴别有困难时，可用肾活检来排除肾小球肾炎。

在疾病晚期，肾脏大体标本小于正常，外观不规则，见多发的瘢痕。有学者认为 1 个或多个肾盏扩张及相应的皮质有瘢痕，是细菌感染的病理特异指征，但对此尚有不同看法。显微镜检，间质呈典型的慢性炎症变化，主要见淋巴细胞、浆细胞和成纤维细胞，有大量的胶原和含黏多糖的基质沉积。肾小管细胞萎缩扁平，肾小管外形因周围的纤维组织而扭曲，并常见管腔扩张，内含嗜酸性管型。肾小管基膜特征性增厚。肾小球表现多样，可从正常至完全损坏。疾病后期肾小球才继发性受累，周围绕以纤维组织，最后肾小球簇发生纤维化和透明样变。血管组织受累的程度各异，但有高血压的患者（约占间质性肾炎患者的 50%）可见肾小动脉硬化。因肾间质主要位于髓质区。髓质及乳头在硬化和变形病变中严重受累。有时可见肾乳头坏死。尤其是在镇痛药肾病患者。

四、诊断及鉴别诊断

下列临床线索提示有慢性间质性肾炎的可能：①有反复发作肾盂肾炎史或滥用镇痛药史；②不明原因的白细胞尿或轻微尿改变；③疾病后期可有不明原因的肾衰竭，伴或不伴高血压；④肾小管功能受损表现：多尿、夜尿、低相对分子质量及蛋白尿；⑤肾小管性酸中毒表现，主要为高氯性代谢性酸中毒，多尿、烦渴，低比重、高 pH 尿。

对存在上述线索的患者，应详细询问病史及其他有关情况，结合各项检查，判断有无慢性间质性肾病的可能。对于由急性期迁延而来的、病因明确的、表现典型的病例，根据临床及实验室资料即可做出诊断。明确慢性间质性肾炎的诊断有一定难度，如不存在肾活检的禁忌证，进行病理诊断可以将该病与其他原发性、继发性肾小球疾病区分开来，以便做出诊断。

五、治疗

（一）一般治疗

慢性间质性肾炎目前尚无特异有效的药物治疗，治疗的主要原则是停止使用对肾脏有毒性的药物或脱离对肾脏有损害的环境，延缓肾衰竭的发生和发展。

（1）注意休息，加强营养，改善机体的营养状况，增强抵抗力。

（2）纠正体液、电解质、酸碱平衡紊乱。

（3）对症治疗：控制血压，纠正贫血；若存在泌尿系感染，应积极采用高效、肾毒性低的抗生素；有明显氮质血症者，可行透析治疗。

（二）治疗原发疾病

对原发病，要给予一定的干预措施，主要为药物引起的中毒性肾病，应停用该药；重金属引起的中毒性肾病，应减少接触并用解毒药。有梗阻者应该解除梗阻，同时控制感染。同时纠正一切可能引起或加重改变的代谢因素。

（1）高钙血症：不论任何病因皆可导致继发于小管细胞坏死和小管内梗阻的慢性小管间质性肾炎。肾脏钙质沉着和肾结石常常是相关表现，纠正高钙血症可使肾脏损害大大减轻，提示存在功能性因素。对有尿路梗阻、尿液反流等疾病的患者，必要时予以手术治疗。

（2）对急性过敏性间质性肾炎，应用泼尼松治疗，可有效地缩短肾脏恢复时间。

（3）慢性铅中毒的典型表现是高血压，因为尿酸盐分泌减少如高尿酸血症（铅痛风）损害小管功能，有时出现氨基酸尿或肾性糖尿，进行性小管萎缩和间质纤维化常见。电焊工、电池工人和饮用非法酿造的乙醇者最危险。诊断通常依据标准输入依地酸后，尿中铅排泄异常升高。X线荧光亦能发现骨铅浓度升高，反映出接触铅的累积。如肾脏瘢痕不能逆转，恢复可能是不完全的。治疗包括去除接触铅源和长期应用螯合药物（如依地酸）增加铅排泄。

（4）镉中毒通常是因工业接触而引起的，伴有小管功能不全如低相对分子质量小管性蛋白尿（如 β_2- 微球蛋白），氨基酸尿和肾性糖尿；肾小球滤过率降低是典型表现，与小管功能不全严重性和镉剂量有关。职业接触史，尿 β_2- 微球蛋白增高，尿镉水平增高（$> 7\mu g/g$ 肌酐）提示诊断，减少接触镉是最重要的治疗方法，然而在大多数病例中，小管性蛋白尿是不可逆的，对于慢性肾脏疾病没有特殊的治疗。在人类，螯合物无效，实际上可能增加镉的肾毒性。

（5）钾丢失疾病可能伴有肾脏病变，包括尿浓缩功能损害，近端肾小管细胞空泡形成，远端肾小管细胞少量改变。在慢性低钾血症患者肾活检中见慢性间质炎症性变化和纤维化；肾囊肿亦可能形成，治疗包括纠正基础病因和口服钾补充。

（6）尿路感染：对于细菌感染引起的慢性间质性肾炎，应用抗生素抗感染。用药时注意细菌敏感性的变化、用量和疗程，并根据肾功能状态调整药物用量，尽量选择对肾脏毒性小的药物。

（7）原发性高草酸盐尿症进展至终末期肾衰竭的患者，需行肝 - 肾联合移植以纠正基本代谢缺陷，可能的话应纠正基础病因。含草酸盐丰富的食物（如茶，巧克力，菠菜，大黄）应该避免，并增加液体摄入以增加尿量，增加口服 Ca 以结合胃肠道草酸盐，补充维生素 B_6（每日 3 ~ 3.5 mg/kg）促进乙醛酸转化为甘氨酸而不是草酸盐。

六、预后

慢性间质性肾炎的预后随病因及肾功能损害程度而异。病因能被彻底清除时，慢性间质性肾炎可以治愈。若已发展至慢性肾衰竭，预后不良。此时的预后主要取决于肾功能受损程度及高血压程度有关。

许多疾病（如镇痛药肾病，镰状细胞病，梗阻性尿路病变，糖尿病）可伴有肾乳头损害，肾盂扩张和皮质表面瘢痕。

第三节　肾乳头坏死

肾乳头坏死又称坏死性乳头炎或肾髓质坏死。多见于 40 岁以上中老年人，其基本病变是肾脏血循环受损，引起一个或多个肾锥体远端的局限性或弥漫性缺血坏死。根据部位不同，肾乳头坏死分为髓质型和乳头型两型。髓质型病变表现为最里层肾髓质局灶性坏死，而肾乳头保持存活；乳头型病变则是整个肾乳头和肾小盏毁损。因而，有学者提出，将髓质型病变称为部分性肾乳头坏死，将乳头型病变称为完全性肾乳头坏死。大多数急性肾乳头坏死病变，开始时是一个独立的肾乳头坏死性病变，如病变损伤持续进展，则病灶融合形成肾乳头坏死。

一、病因

（一）糖尿病

是最常见的相关疾病，占总数的 50% ~ 60%。在一项静脉肾盂造影的研究显示：在所有接受检查的胰岛素依赖型糖尿病患者中，约 25% 有肾乳头坏死。尸体解剖资料显示，糖尿病引起肾乳头坏死发生率占 3% ~ 7%，而非糖尿病中仅为 0.2%。

（二）尿路梗阻

各地报道不一，占 15% ~ 40%。梗阻是肾乳头坏死常伴症状及发病因素。

（三）肾盂肾炎

严重的肾盂肾炎是肾乳头坏死的常见病因之一，常与糖尿病或尿路梗阻合并存在。

（四）血管炎

包括坏死性血管炎、韦格内肉芽肿和移植肾血管炎。目前甚至有学者提出将糖尿病也归于血管炎范畴。

（五）止痛药肾病

滥用镇痛药或超量使用都可引起肾乳头坏死。特别是非甾体类消炎药的使用，如果应用于糖尿病、镰状红细胞病以及某些肝脏疾病时，肾乳头坏死的发生率可能大大增加。

（六）其他

镰状红细胞病、肾结核、巨球蛋白血症、肾静脉血栓、移植肾排异、肝脏疾病、胰腺炎等。

二、发病机制

肾乳头坏死是一种缺血性坏死，与肾乳头的血液循环特点有关。肾血流量的 85% ~ 90% 分布在肾皮质，10% ~ 15% 分布在肾髓质，愈靠近肾乳头血液供应愈少，其血供主要来自肾髓质深部的直小动脉和肾盏的螺旋小动脉。上述各种肾脏病变均可使肾乳头血供受损，导致一个或多个肾锥体远端的局限性或弥漫性缺血坏死，这是肾乳头坏死的基本发病机制。

在多数肾乳头坏死的病例发现有感染存在。有文献显示 2/3 的肾乳头坏死患者起病表现为畏寒、发热，且尿培养阳性，故有学者认为肾乳头坏死是急性肾盂肾炎的一部分，或称坏死性肾盂肾炎。

有研究发现，镇痛药引起由细胞色素 P450 系统参与的代谢过程中，生成过多的活性氧成分，同时抑制前列腺素合成，导致乳头缺血性梗死。

缺血、感染、梗阻和其他引起肾乳头坏死的病因（如糖尿病）可同时存在，而且缺血坏死、梗阻和感染可形成恶性循环，在肾乳头坏死发病机制中具有重要作用。

三、病理

本病常累及双侧肾脏，阻塞或感染所致肾乳头坏死者多累及一侧肾脏。大体解剖，病变处肾乳头因缺血和化脓发生坏死，呈黄色或灰红色，坏死区域可波及整个锥体，部分坏死肾乳头部位出现缺损、结痂，甚至钙化斑。

光镜见肾间质水肿，髓襻和肾小管周围毛细血管基膜增厚，肾乳头上皮细胞、血管内皮细胞和肾间质细胞局灶性坏死，晚期镜下表现为梗死样凝固性坏死，坏死组织和正常组织的分界明显，病灶周围有大量炎性细胞浸润，间质纤维化，坏死中心区域可形成空洞。慢性发展者，可有不同程度的钙化。肾乳头坏死早期坏死区域肿胀、分裂形成窦道，肾盂造影见窦道成弧形，当整个坏死乳头与正常组织分离时，造影可见围绕窦道内坏死组织的环形影，如坏死乳头被吸收或脱落，造影可见正常乳头部位形成“杵状肾盏”。

四、临床表现

本病主要见于中老年人，平均发病年龄 53 岁。其临床表现取决于坏死累及的部位、范围、受累的乳头数及发展的速度。

（一）轻型

表现为轻度发热、腰痛、血尿，或有部分患者完全没有临床症状，因其他原因做静脉肾盂造影时，意外发现。正常人每侧肾脏平均有 8 个肾锥体，由于肾脏有较强的储备功能，因此当有 1 ~ 2 个肾乳头发生坏死，肾功能可以正常。

（二）重型

急性起病，表现为寒战、高热、肉眼血尿、少尿、腰痛，甚至进行性肾功能恶化。此时多合并严重泌尿系感染，如双肾表现为急性广泛肾乳头坏死，临床上多表现为急性肾衰竭。如坏死的肾乳头脱落，并阻塞输尿管，可引起肾绞痛和急性尿路梗阻。

五、实验室检查

（一）尿常规

血尿常见，多为肉眼血尿，可有蛋白尿、白细胞尿。

（二）肾功能

重症者多有肾功能不全，病变重者肾功能呈进行性恶化。

（三）静脉肾盂造影

对肾乳头坏死的诊断有重要价值。但在合并肾功能不全患者慎用。典型肾乳头坏死 X 线特征为“环形征”，即造影剂进入未完全脱落的肾乳头坏死的周围，和（或）肾乳头区发现有杵状或斑状充盈点，为造影剂进入脱落后的空洞内。

（四）B 超

可在肾盂或输尿管上段见到脱落的肾乳头组织影，或合并梗阻时有肾盂积水。

（五）组织学检查

在可疑病例应收集全部尿液，用滤纸或纱网过滤，寻找乳头组织。如尿中排出坏死脱落组织，进行病理检查，如证实为坏死的肾乳头，则可确诊。

六、诊断

有上述原发病的存在，结合临床，一般诊断不难。其确诊依据为：尿沉渣中找到脱落的肾乳头组织，经病理检查证实。如静脉肾盂造影发现环形征和（或）肾小盏边缘有虫蚀样改变，有助于诊断。

如临床上出现以下情况，应高度怀疑本病：①重症急性肾盂肾炎或慢性肾盂肾炎急性发作，以肉眼血尿为主，对治疗反应差，肾功能日趋恶化者；②糖尿病并发严重的肾盂肾炎，对治疗效果不佳，肾功能进行性衰竭者；③尿路梗阻突发暴发性尿路感染者；④长期服用镇静剂或止痛药的患者出现本病临床表现者；⑤血尿和（或）腰痛者，尿中有坏死组织排出。

七、鉴别诊断

急性肾乳头坏死应和急性肾小管坏死等原因所致的急性肾衰竭鉴别，注意与肾实质囊性病、反流性肾病、肾结核、肾盂肾炎鉴别，也应与尿石症引起的肾绞痛鉴别。

八、治疗

本病的治疗原则是积极治疗原发基础疾病，消除诱发因素，改善肾脏血流量，减轻症状，促进肾脏组织修复。

（一）原发病的治疗

有复杂因素的应尽快消除，包括控制血糖、解除尿路梗阻、纠正滥用止痛药。

（二）抗感染治疗

应用有效的抗生素，最好根据药敏实验选择，清除全身或尿路感染。抗生素的使用要足量、足疗程，以期彻底根除感染。如无药敏结果，可选用对革兰阴性杆菌疗效比较好、肾毒性较小的第三代头孢菌素。

（三）增加肾脏血流量

肾乳头坏死的病理基础是以肾乳头为中心的肾髓质血流障碍，因此改善肾脏血流供应，可减轻肾脏损害。一般可选用肝素、尿激酶、低分子右旋糖酐及复方丹参注射液。

（四）控制血压

有助于减缓肾脏疾病的发展。

（五）替代治疗

如为广泛性急性肾乳头坏死，临床表现为急性肾衰竭，应给予透析治疗。

（六）其他

对于糖尿病患者，如果不是必须，尽可能避免留置导尿。对单侧急性肾乳头坏死，如持续大量血尿或引起严重梗阻的个别病例需行肾切除。对变态反应所致者可给予肾上腺皮质激素治疗。

（七）预后

其预后取决于肾乳头坏死的严重程度。原发病的防治，有效的控制感染和及时解除梗阻能明显改善预后。

第四节　尿酸肾病

人类嘌呤代谢异常，尿酸生成过多或排泄减少使血中尿酸浓度增高称高尿酸血症；而尿中排泄尿酸增多称高尿酸尿症。长期高尿酸血症可产生痛风性关节炎和痛风石。无论高尿酸血症还是高尿酸尿症，均可使尿酸（盐）在肾组织沉积引起肾损害称尿酸肾病（uricacid nephropathy）。现在痛风不仅流行在西方，亦是日本、新加坡、马来西亚等亚洲国家的多发病。20 世纪 80 年代以来，随着我国人民生活水平的提高及寿命的延长、人口老龄化，其发病率正迅速增加。痛风也是一种与现代经济发展和饮食结构有密切关系的疾病。

一、病因

（一）尿酸的生成和降解

尿酸是三氧化嘌呤，主要由细胞代谢分解的核酸和其他嘌呤类化合物以及食物中嘌呤经酶的作用分解而来。尿酸的生成过程较为复杂（图 7–1）。由 5– 磷酸核糖 + 三磷酸腺苷在其合成酶作用下生成 1– 焦磷酸 –5– 磷酸核糖，然后和谷氨酰胺在磷酸核糖焦磷酸酰胺移换酶（PRPP）转变为 1– 氨基 –5– 磷酸核糖、加甘氨酸、甲酰基等至少 9 个步骤，变成次黄嘌呤核苷酸。这是一个重要环节，向下可转变为次黄嘌呤进而生成黄嘌呤和尿酸，也可转变为其他种嘌呤核苷酸。次黄嘌呤，鸟嘌呤核糖转换酶（HGPRT）、PRPP 和次黄嘌呤、黄嘌呤氧化酶（XO）是嘌呤代谢过程中三个重要酶，当这些酶缺乏或失去控制时、尿酸大量产生。如 HGPRT 能将次黄嘌呤和鸟嘌呤转变为相应核苷酸，可减少尿酸合成。此外，鸟苷酸、腺苷酸和次黄嘌呤核苷酸对 PRPP 有抑制作用，这是一种负反馈。

尿酸在尿酸氧化酶作用下降解，人类缺乏尿酸氧化酶，所以尿酸是嘌呤代谢的最终产物。某些低等动物，不但有尿酸氧化酶，还有其他酶，因此嘌呤分解代谢产物不一定是尿酸（图 7–1）。

灵长类动物如猩猩、猿、猴和狒狒等，与人类相似、无尿酸氧化酶。蝌蚪在水里生活时有各种上述分解酶，能排氨，但当长成蛙时在陆上生活时只排泄尿素。这是因为这种动物在其发育的过程中尿素酶被淘汰了。海龟在海水中也像蝌蚪一样排泄氨，但在陆上生活时，就只能排泄尿酸。人类在漫长的进化过程中丢了分解尿酸的酶，以至有高尿酸血症、痛风，这是大惑不解的事。

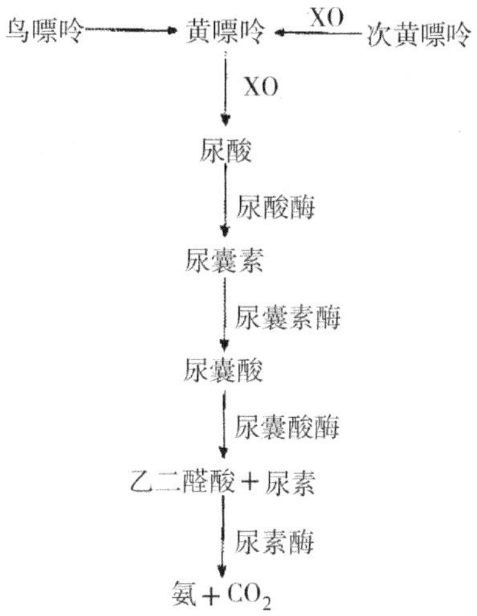

图 7-1　尿酸的分解

（二）尿酸的排泄

尿酸在体内没有生理功能。在生理情况下体内产生尿酸 2/3 ~ 3/4 由肾脏排出，其余则由肠道排出。由肠黏膜细胞分泌入肠腔。肠道细菌含有尿酸氧化酶，其从粪便排出的不是尿酸。当肾功能不全时血尿酸升高，从肠道排出可略增多。

血浆中 5% ~ 7% 的尿酸和蛋白质结合，主要和清蛋白结合，其次和 α_1、α_2 球蛋白结合。血透者其尿酸和蛋白质结合下降，低于 3%。游离尿酸由肾脏排泄有四个步骤（图 7-2）。

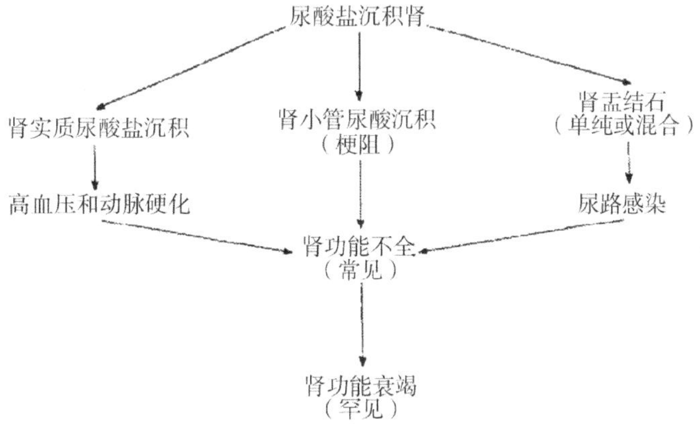

图 7-2　高尿酸血症产生肾功能不全

（1）肾小球滤过。

（2）滤过的尿酸 98% ~ 100% 在近端，肾小管起始部 S_1 段主动重吸收，且和钠离子重吸收有关。

（3）在近端肾小管曲部 S_2 段尿酸主动重吸收逐渐减少，而分泌到肾小管的尿酸量逐渐增多，达 50%。

（4）在近端肾小管的直部 S_3 段，对其尿酸二次重吸收可达 40% ~ 44%。这称分泌后重吸收。目前认为这种分泌后重吸收可在髓袢升支和集合管进行。最后仅 6% ~ 10% 滤过的尿酸随尿液排出体外。值得注意的是肾脏不仅是排泄尿酸，而且也是生成尿酸的重要器官。动物实验证明，尿中排泄的尿酸约 7% 是由肾脏产生的。

（三）高尿酸血症

目前，采用的尿酸氧化酶方法检查，正常人血尿酸浓度，男性 0.5 ~ 0.38 mmol/L（2.4 ~ 6.4 mg/dL），女性为 0.1 ~ 0.3 mmol/L（1.6 ~ 5.2 mg/dL）女性血尿酸水平较男性低的原因可能和妇女的雌激素水平或口服避孕药物有关。绝经期后女性血尿酸水平和男性相似。体液中尿酸 98% 以钠盐形式存在，在 37℃、pH 为 7.4 生理条件下尿酸最大溶解度为 0.38 mmol/L（6.4 mg/dL）。因此不论男性或女性，当血清尿酸值大于 0.416 mmol/L（7 mg/dL）被称为高尿酸血症。

生理情况下体内尿酸维持着一个动态平衡、总的尿酸池贮存尿酸 1 200 mg，每日有 600 ~ 900 mg 进行交换，每日产生 750 mg，每日由肠道分解 100 ~ 365 mg，每日尿液排出 500 ~ 1 000 mg 每日摄入含嘌呤或核苷酸食物，通常尿酸的排泄使血尿酸维持在正常水平。如将正常饮食变为无嘌呤饮食，血尿酸浓度仅下降 59.5 μ mol/L（1 mg/dL）左右，因而饮食不是产生高尿酸血症的主要原因。其主要原因为内源性生成过多或排泄障碍。内源性尿酸生成过多的原因中，目前十分重视嘌呤代谢酶的异常，其中以三种酶影响最大，即 HGPRT 酶活性下降、PRPP 和 XO 活性升高。HGPRT 缺乏时，次黄嘌呤、鸟嘌呤不能生成相应的核苷酸、体内次黄嘌呤大量转变为尿酸。PRPP 合成酶活性升高，可提高细胞内 PRPP，它是嘌呤合成中的一个关键化合物，进而导致体内尿酸生成过多。XO 能使次黄嘌呤转化为黄嘌呤，最终生成尿酸。近年研究认为，尿酸生成过多还和人的体表面积和体重有关。究竟与人体肌肉含量，脂肪含量有关，还是仅与人的总体积有关，还在研究之中。

肾脏排泄是调节血尿酸浓度的重要部分、原发性排泄减少型高尿酸血症，通常实验室检查不能发现任何异常。仅尿酸清除异常，主要近端肾小管 S_2 尿酸排泄障碍。影响肾脏排泄尿酸的因素主要有以下这些。

（1）慢性肾功能不全早期有健全的肾单位的代偿，尿酸浓度上升不显著，与肾小球滤过率（GFR）降低不成比。有人认为，慢性肾功能不全早期有利尿酸因子（uricosuric factor），当 GFR < 10 mL/min 方产生显著的高尿酸血症。但是值得注意的是，多年研究发现即使肾小球滤过率正常以及肾小管分泌功能也正常，尿酸排泄可异常。原发性高血压患者，由于近曲小管对钠的处理功能受损或早期肾血管病变使肾小管尿酸排泄受损引起高尿酸血症。

（2）血容量减少时，如限制钠盐摄入，利尿剂和尿崩则尿酸清除率降低。当血容量减少、尿流率低于 1 mL/min 使尿酸在近端肾小管 S_3 段内蓄积超过肾小管周围毛细血管中的浓度，可出现返回弥散（Back-diffusion）现象。相反，钠盐负荷，抗利尿激素分泌使血容量增加，尿酸清除率上升。

（3）有机酸影响肾小管对尿酸的分泌。有机酸从体内排出需借助于肾小管阴离子泵，此时和尿酸进行竞争。或由于有机酸积聚于近端肾小管使肾小管代谢障碍限制了尿酸的分泌。有机酸增多见于乙醇中毒、剧烈运动和糖尿病酮症酸中毒等代谢失调。

（4）利尿药、抗结核药、阿司匹林、儿茶酚胺等均能影响对尿酸的排泄。利尿药物减少肾小管对尿酸分泌还是增加其重吸收，目前还不清楚。抗结核药物如乙胺丁醇和匹嗪酰胺均能抑制肾小管分泌尿酸。阿司匹林小剂量抑制肾小管分泌尿酸，当剂量增加到每日 2 ~ 3 g 时，可以抑制肾小管对尿酸的重吸收，起清除尿酸的作用。儿茶酚胺影响肾血流量，减少了尿酸的排出。

（5）铅可抑制肾小管对尿酸的分泌。慢性铅中毒时，尿酸清除率减退较肌酐清除率减退为明显。

尿酸生成过多和排泄减少可同时存在，约占全部高尿酸血症的 20%。

二、病理改变

高尿酸血症和（或）高尿酸尿症对肾脏的损害有三种类型，即慢性高尿酸血症肾病、急性高尿酸血症肾病和尿酸肾结石。最终均可产生肾功能不全（见图 7-2）。

（一）慢性高尿酸血症肾病

又称痛风肾病，高尿酸血症是生化检测结果，而痛风是临床诊断。长期痛风有显著的肾损害者占 41%，25% 死于肾衰竭，痛风患者尸检几乎都有肾脏病变。其病理基础是尿酸盐结晶在肾间质沉积、髓质部沉积较多，乳头高于皮质 8 倍多、因肾乳头部钠离子浓度高，尿酸钠易于沉积。在急性期尿酸盐沉积物周围有炎症细胞浸润，随后可有肾小球基膜增厚，肾小球纤维化，肾小管萎缩和变性，间质血管增粗。

从病理上看属于慢性间质性肾炎。关于微小结晶怎样引起急性炎症，目前认为可能尿酸结晶作为一种化学物质被中性多形核细胞吞噬，破坏了细胞内溶酶体演化过程，激活多肽或激肽系统，白细胞破坏游离酶进入局部产生了炎症。

（二）急性高尿酸血症肾病

当大量尿酸从肾排泄时，尿酸结晶在肾小管，集合管腔、肾盂以至下尿路急骤沉积。这种情况可引起管内压力增高、肾内压也高，压迫小口径肾静脉网，导致肾血管压力增高，降低肾血液灌流。管内压力增高，肾血流灌注减少及小管阻塞均可致肾小球滤过率降低，从而诱发急性肾衰竭，临床主要见于以下几个方面。

（1）白血病、淋巴瘤和恶性肿瘤的广泛播散、组织破坏、核酸的分解代谢亢进。

（2）化疗和放疗对细胞的损伤，可产生肿瘤溶解综合征（Tumor lysis syndrome）。化疗又阻滞了核酸的回收利用、尿酸生成骤增。恶性肿瘤化疗后，24 h 尿尿酸可达 2 g 之多。

（3）镰状细胞贫血，溶血性贫血和继发性红细胞增多症、红细胞生存期缩短、尿酸产生增多。

（4）急性肌病和癫痫持续状态可发生缺血性肌细胞损害。

（5）急性乙醇中毒、妊娠中毒症，糖原累积病引起高乳酸血症以及糖尿病酮症酸中毒等有机酸增加，急性高尿酸血症的发生和酸中毒、脱水程度有关。

（三）尿酸结石

尿酸盐的溶解度比其他盐类要小得多，因而尿酸结石比其他盐类形成的机会要多。高尿酸尿症和尿 pH 降低是尿酸结石形成的两个重要因素。当 pH 提高 2，尿酸饱和度增加 20 倍以上。提高尿液的酸度将大大地增加尿酸结石形成机会。健康人摄取普通饮食，每日随尿渣排出的尿酸约 600 mg，若日尿量为 1 000 mL，则尿酸浓度为 3 568.8 μmol/L，尿 pH 为 5.5 时呈过饱和状态，而在 pH 为 6 时则呈不饱和状态。正常人尿酸 pH 为 6 左右，有较大的昼夜变化，夜间和清晨酸性较强，上午和午后有碱潮（alkalinetides），使尿 pH 上升超过 6。这种碱潮的削弱和消失，使尿液持续酸性，有利于结石的形成。慢性腹泻和回肠造瘘后，因大量碱性物质丢失及长期酸性尿，有 7% ~ 12% 的患者发生尿酸结石，近端肾小管病变虽有尿酸重吸收障碍，高尿酸尿症，但很少有尿酸结石，此时为碱性尿。

尿酸和草酸钙结合产生混合性结石，这种混合性结石产生的原因，可能是尿酸结晶作为核心有利于草酸钙沉积。

三、临床表现

长期高尿酸血症的严重后果主要为痛风性关节炎和肾损害。肾损害仅次于关节病变。关节常有明显的症状、而肾脏病变是隐匿的，痛风反复发作 10 年以上方有肾损害的表现。急性高尿酸血尿肾病主要为急性肾衰竭。

（一）慢性高尿酸血症肾病

痛风性关节炎呈急性发作、深夜加重。常为精神紧张、疲劳、筵席、酗酒和感染所诱发。轻微外伤和手术也可诱发。受累关节以跖趾关节为多，其次为踝、手、腕、膝和肘关节，尤以第一跖趾关节最为常见。关节疼痛开始数小时后出现感觉过敏以及显著的红、肿、热、痛。肩、髋等大关节较少累及，但一旦受累常有渗液。随疾病进展，尿酸盐在关节内沉着逐渐增多，频繁发作后关节肥大、纤维组织增生、关节畸形，僵硬以致活动受限。

长期失治的痛风患者，在病程各个阶段发生痛风结节（或称痛风石），是由于血尿酸过高，尿酸呈过饱和状态沉积所致。除中枢神经外，见于任何部位，而关节附近较显著。可在关节周缘滑囊膜，腱鞘，软骨内和耳郭的皮下组织中发现。结节在软骨或附近侵蚀骨质，可产生穿凿样骨缺损。在关节面骨缺陷四周皮质向外向上伸延形成火山口（Volcanic crater）样缺陷。

痛风肾病尿液改变主要为轻度蛋白尿和少量的红细胞，早期的肾功能变化是浓缩功能的减退，以后逐渐影响肾小球滤过功能。当有高血压、动脉硬化、糖尿病、肾囊肿和淀粉样变等病变同时存在时，则可严重危害肾功能。肾衰竭是痛风肾病的归宿。

国外报道，痛风合并高血压约为40%，国内为63.1%。因为25% ~ 35%的原发性高血压伴有高尿酸血症。所以高尿酸血症可能是心血管疾病的危险因素。高尿酸血症常伴有高血压、肥胖等动脉硬化的危险因素易致冠心病，也可能与尿酸盐结晶沉积于动脉壁而损伤动脉内膜有关。

（二）急性高尿酸血症肾病

当大量尿酸经肾脏排泄时，尿酸结晶在肾小管、集合管腔、肾盂和下尿路急性沉积，引起肾小管腔内压力增高，肾小囊压也增高，致使肾小球滤过率急剧下降。急性高尿酸血症肾病多见于淋巴瘤、白血病等骨髓增生性疾病和恶性肿瘤广泛播散时，放疗和化疗时更易发生。其临床特征是初期尿酸排出增多，尿中有多形结晶，发生血尿及少量蛋白尿。病理进展时出现少尿和无尿，可伴有腰痛，恶心、呕吐、嗜睡等尿毒症症状。

急性高尿酸血症肾病血尿酸和尿尿酸均显著上升。文献报道，血尿酸大于等于 1 189.6 μmol/L（20 mL/dL）者占 60%；而原发性痛风仅占 14%；20% 患者 24 h 尿尿酸排出量大于 19.48 mmol/L，而原发痛风仅占 6%。

（三）尿酸盐结石

10% ~ 25%痛风患者有肾结石，通常高于正常人群的200倍。每日尿酸排出 100 mg 者约 20% 有结石症，如排出 1 100 mg/d 几近半数有肾结石。尿酸盐结石同样和高尿酸血症有关，当血尿酸大于 13.76 μmol/L 则 50% 有肾结石。

尿酸盐结石的症状主要有尿路局部刺激症状、尿流梗阻和继发感染三方面。这些症状因结石的大小、形态、部位和有无感染而异。尿酸盐结石多呈圆形或卵圆形，表面光滑或稍粗糙，呈黄褐色，质地坚实。主要症状为肾绞痛。少数患者有双侧肾绞痛（肾 – 肾反射），活动后出现血尿、排石。可表现为排尿困难，尿流中断以至突然尿闭（结石性尿闭）。小的结石可从尿中排出。

约 80% 以上的痛风患者的结石是尿酸盐，纯尿酸结石是透光的，通常不能显影。但直径 2 cm 以上的结石可能为草酸钙和磷酸钙等混合结石可显影。上尿路巨大结石可使肾盂肾盏变形。

四、诊断

在我国高尿酸血症和痛风已是常见疾病，已较少漏诊和误诊，常将各种关节痛如风湿性关节炎、类风湿性关节炎、结核性关节炎和关节周缘的丹毒误诊为痛风也时有发生。

（一）高尿酸血症

高尿酸血症是痛风的一个重要生化指标。长期高尿酸血症可引起痛风，但少数人亦可多年有高尿酸血症而无痛风的临床症状。在高尿酸血症确定以后，判断尿酸是否生成过多十分重要，主要看以下几点。

（1）尿中尿酸排泄量大于 800 mg/d（普食）或 600 mg/d（低嘌呤饮食）。

（2）尿酸清除率（Cua）12 mL/min。尿尿酸（Uua）测定方法是准确收集 60 min 尿，留尿中间采血测血尿酸，计算每分钟尿酸排泄量与血清尿酸值之比，正常范围在 6.6 ~ 12.6 mL/min。

（3）Cua 与 Ccr 比值，即 $\text{Cua/Ccr} = \dfrac{\text{Uua/Sua}}{\text{Ucr/Scr}} \times 100\%$，若大于 10% 属生成过多型，小于 5% 属排泄减少型，介于 5% ~ 10% 属混合型。随意尿与 24 h 尿的 Cua/Ccr 呈显著相关，故在门诊可采用简便的 1 次尿计算法。

（二）痛风的诊断标准

（1）关节液白细胞内有尿酸盐结晶。

（2）痛风结节针吸或活检有尿酸盐结晶。

（3）具有以下 12 项中 6 项以上者亦可确认（有 98% 的准确性）：①1 次以上急性关节炎发作；②单关节炎发作；③炎症在一天之内达到高峰；④关节充血肿胀；⑤第 1 趾跖（趾）关节疼痛或肿胀；⑥单侧第 1 趾跖关节肿痛发作；⑦累及单侧跗骨关节；⑧可疑痛风石；⑨血清尿酸水平升高；⑩不对称单关节痛；⑪ X 线示骨皮质下囊性变而不伴骨浸润；⑫关节炎症发作期间，关节液细菌培养阴性。

（4）具备以下三项者：①典型单关节炎，随之有一个无症状间歇期；②给予秋水仙碱治疗后，滑膜可迅速缓解者；③高尿酸血症。

凡具备以上四项中一项者即可确诊。

（三）尿酸肾病的诊断

临床已被确定为痛风者，应注意尿和肾功能等方面检查以及时确立痛风肾病的诊断。痛风如以肾脏病症状为主者，较易漏诊和误诊。但临床有以下情况之一者要考虑原发性痛风。

（1）中年以上的男性有痛风或关节痛的家族史者。

（2）急性不对称小关节炎。

（3）深夜骤发的关节炎，疼痛剧烈者。

（4）夜尿、多尿和尿常规轻度异常或伴有肾小管功能不全和缓慢发展的肾功能减退。

（5）脱水，使用利尿剂或输血后关节疼痛明显者。

（6）肥胖、高血压和糖尿病伴有进行性肾衰竭。

（7）关节痛伴有尿路结石，尤其 X 线阴性多发性结石者。

五、鉴别诊断

高尿酸血症，伴有尿液变化和肾功能减退，要考虑尿酸肾病的诊断，但应注意和原发性肾小球病鉴别，以下几点有助于鉴别诊断。

（1）尿酸肾病血清尿酸上升较尿素氮和肌酐显著，血尿酸 / 血肌酐大于 2.5（以毫克 / 分升计算）。

（2）痛风肾病关节炎明显，原发性肾小球病即使有高尿酸血症也很少发生关节炎，可能这类患者对尿酸反应轻。

（3）尿酸肾病病史长，通常先有肾小管功能受损，而肾小球功能受损轻，肾功能减退进展缓慢。肾活检在偏光显微镜下可见到双折光尿酸结晶可确立尿酸肾病诊断。由于尿酸盐沉积以肾组织深部为著，穿刺肾活检往往不易达到此深度。

测定尿中尿酸 / 肌酐的比值（以毫克 / 分升为单位）可以鉴别急性高尿酸血症和其他原因引起的急性肾衰竭。后者成人为 0.5 左右，最高为 0.9 而急性高尿酸血症肾病的最低比值为 1。但 10 岁以下儿童可大于 1，在评定结果时要考虑年龄因素。尿酸结石占尿路结石的 5% ~ 10%，是发现高尿酸血症和痛风的重要线索。对尿路结石患者，要警惕尿酸结石的可能性。排出结石的成分分析可以确定是否为尿酸结石，但技术要求高，应注意血和尿尿酸测定。B 超和 CT 检查有助于结石的定位诊断。

总之，慢性尿酸肾病，必须确立高尿酸血症和痛风的诊断，对于伴有关节炎、痛风石者诊断较易。白血病、淋巴瘤等患者放疗、化疗时要警惕急性高尿酸血症肾病。对于泌尿系结石者，要重视对结石的病因研究，注意尿酸结石的可能性。

六、治疗

控制血尿酸是防止尿酸肾病恶化的重要措施。对继发性高尿酸血症重要的是去除病因。

（一）一般治疗

肥胖和糖尿病是痛风的诱因，调节饮食，控制热量摄入、避免过胖是防止痛风和高尿酸血症的重要环节。肥胖者应限制其总热卡以每日 104.6 ~ 125.5kJ/kg 体重为宜。突然大量减少热量摄入，会导致酮血尿、酮体和尿酸竞争从肾小管排出，使尿酸排出减少，促进痛风急性发作。饮食限制嘌呤摄入，减少外源性核蛋白，以降低血清尿酸水平，并增加尿酸的排出。选择食物时要避免高嘌呤食物。按含嘌呤的量可将食物为三类：第 1 类为含嘌呤高的食物每 100 g 食物含嘌呤 0.1 ~ 1 g。例如动物内脏肝、肾、胰、心及脑等，鱼类中鲤鱼、鲭鱼、鱼卵、小虾；禽类中鹅、鹧鸪，这些食物对痛风肾病不宜食用。第 2 类含嘌呤中等的食物，每 100 g 食物含嘌呤 0.09 ~ 0.1 g。如牛、猪和绵羊肉、菠菜、豌豆，蘑菇、扁豆、芦笋等，这些食物在缓解期可用。第 3 类含微量嘌呤食品如牛奶、鸡蛋、精白米、咖啡和糖等一般不作严格限制。

维生素 B 及维生素 C 能促进组织内沉着的尿酸盐溶解。因尿酸易溶解于碱性液中，膳食中多食用碱性食物，使尿液呈碱性反应，促进尿酸的排出。蔬菜和水果属碱性食物，又能供给丰富的维生素和无机盐，因此，痛风时蔬菜和水果的摄入有利于痛风的恢复。此外，乙醇易使体内乳酸堆积，乳酸对尿酸的排泄有竞争性抑制作用，易致痛风的发作。可可碱、茶叶碱和咖啡碱在人体代谢成甲基尿酸盐，此物不沉积在痛风石内，和痛风石生成无关，因此这些饮料不严格限制。

对高尿酸血症者，维持足够的尿量和碱化尿液十分重要，有利于尿酸排出。在酸性内环境，尿酸结晶可在过饱和溶液中析出。碱化尿液可予以重碳酸钠或枸橼酸钠。治疗尿酸结石适宜的 pH 范围为 6 ~ 6.4，不要超过 7；否则又有磷酸盐结石形成的危险。

（二）排尿酸药物

凡肾功能尚好、尿酸排泄也正常，可用利尿酸药物。常用的药物有苯磺胺（Probenecid），它能抑制肾小管对尿酸重吸收，如肾功能不全则难以奏效。但尿排泄低下型高尿酸血症如肾功能有轻度损害也可使用，当尿酸排泄增多后，肾功能也可改善。常用剂量 0.5 g，日服 2 次或 3 次。其常见不良反应为发热、皮疹和白细胞减少等过敏或毒性作用。亚磺酸匹拉宗（Sulfinpyrazone）其药理作用和羟苯磺胺相似，但作用较强，常用量每日为 100 ~ 400 mg。苯溴酮（Benzbromaron、痛风利仙）通过抑制肾小管对尿酸重吸收，以增强尿酸排出。其毒性低，是较强的降尿酸药物，肾功能不全者其疗效优于其他排尿酸药，其有效剂量每日 25 ~ 100 mg。

排尿酸药能使血尿酸降低，并可防止痛风结节形成，对已形成的结节使其缩小。但使用上述利尿酸药可使尿中尿酸升高，惹致结石形成，特别是起始治疗时尤然。治疗必须从小剂量开始，逐渐增加剂量，以免血尿酸值急骤下降使组织中沉积的尿酸结晶溶解而使痛风急性发作。

（三）抑制尿酸生成的药物

1963 年，研究抗癌药物发现别嘌呤醇（Allopurinol）对癌肿无效，但能降低血尿酸。其作用机制为抑制黄嘌呤氧化酶，从而减少了黄嘌呤和尿酸的合成。对伴有肾损害者同样有效。所以是痛风的首选药。近研究发现使用此药后总的氧化嘌呤量减少，可能是在 HGPRT 作用下消耗 PRPP 使尿酸合成减少。别嘌呤醇在体内半衰期短仅 2 ~ 3 h，迅速氧化成别黄嘌呤（Oxipurinol），别黄嘌呤半衰期长达 18 ~ 30 h，它同样是黄嘌呤氧化酶抑制，别嘌呤醇每日服 1 次即可。常用剂量 300 ~ 400 mg，其不良反应为眩晕，恶心、发热、皮疹和血清转氨酶升高。偶尔可发生中毒性上皮坏死溶解（Toxic epidermol necrolysis）。

（四）痛风急性发作的处理

可选用秋水仙碱（Colchieine）和非甾体类抗炎药。

1. 秋水仙碱

秋水仙碱是治疗急性痛风性关节炎的首选药物，能迅速控制急性发作，其主要作用机制抑制中性白细胞对尿酸盐结晶的吞噬作用，并阻断趋化因子的释放、减少多形核白细胞流动和粘连，抑制酪氨酸磷酸化及白三稀 B_4 产生，从而减少尿酸结晶的沉积、减轻炎症反应、消肿和缓解疼痛作用。目前视为治疗痛风急性发作的特效药。用药愈早效果愈好，如急性发作最初几小时立即治疗，90% 有效，如超过 12 h，75% 在 24 ~ 48 h 奏效。首次剂量为 0.5 ~ 10 mg，以后每小时 0.5 mg，直至疼痛缓解或出现腹泻等胃肠症状时停用。疼痛缓解后可用 0.5 mg，每日 1 次或 2 次维持。胃肠道反应严重者，可用秋水仙碱 2 mg 加入生理盐水 20 mL 内，静脉缓慢注入，时间不短于 10 min，并防止漏入皮下。主要不良反应为胃肠道反应。肾功能不全者，24 h 内剂量以不超过 3 mg 为宜。

2. 非甾体类抗炎药

在治疗急性痛风与秋水仙碱有相似效果，能迅速有效地缓解疼痛，减轻炎症。有学者认为，急性痛风性关节炎发作超过 72 h，用非甾体抗炎药和秋水仙碱相比二者无显著差异，且药物种类多、不良反应少、临床使用较广泛，主要有双氢芬酸钠，如扶他林、布洛芬、萘普生、吲哚美辛、舒林酸等。扶他林为苯乙酸消炎、止痛和解热药，比吲哚美辛强 2 ~ 2.5 倍，其特点为疗效强、不良反应少，个体差异小，口服剂量开始 50 mg，以后 25 mg，每日 3 次。舒林酸（奇诺力）为新药，它在体内代谢成具有活性的硫化物，且具有抑制前列腺素，发挥镇痛、消炎作用。其胃肠道反应轻，不影响肾脏的前列腺素，也适用老年肾功能有损害者，其半衰期长，高效，快速的使炎症、疼痛和压痛症状迅速缓解。剂量每次 200 mg，每日 2 次，疗程 7 d。口服本药应与流汁或食物同时服用。

肾上腺皮质激素对病情严重，对秋水仙碱或非甾体类抗炎药禁忌或无效果，可口服皮质类固醇激素治疗，能迅速缓解急性发作。泼尼松开始剂量每日 30 ~ 50 mg，症状缓解后，逐渐减少剂量，服药 7 ~ 10

d 停用。也可静点 ACTH 40U 加入 5% 葡萄糖 500 mL；或肌内注射 ACTH 凝胶，每日 40 ~ 80U 2 ~ 3 d 逐渐减量，乃至停药。激素虽然迅速控制症状，但停药后易反跳、长期使用激素后秋水仙碱和非甾体镇痛药疗效大大削弱。所以尽量不用皮质激素。

此外，恶性肿瘤和白血病使用化疗或放疗同时可使用别嘌呤醇预防。但注意它能增加 6MP 和硫唑嘌呤毒性应减量使用。

第八章

肾血管疾病

第一节　高血压肾硬化和肾动脉硬化

美国肾脏病数据系统（USRDS）的资料显示，高血压肾脏病是终末期肾衰竭（ESRD）进行透析患者最常见的原发病之一。本节主要讨论高血压小动脉肾硬化。

无论高血压是原发的或者是继发的，肾循环持续暴露于血管腔内高压使得肾动脉出现损伤（玻璃样动脉硬化），从而导致肾功能的丧失（肾硬化）。高血压小动脉肾硬化可以分为两种：良性和恶性（或称为加速性）肾动脉硬化。

一、病因和流行病学

Richard 首次描写了高血压和肾脏病可能相关。各种类型的肾脏病，特别是肾功能不全都可能出现高血压。人群中有 3% ～ 4% 高血压患者是由于原发性肾脏病引起的，而肾血管性高血压大约占 1%。

大部分恶性高血压是由于原发性高血压控制不佳所引起的。肾脏病是导致恶性高血压的另一个常见因素，其他一些少见的因素包括结节性多动脉炎、肾动脉狭窄、子痫、Cushing 综合征以及原发性醛固酮增多症等。一些药物例如雌激素以及口服避孕药也有可能诱发恶性高血压。

二、病理

良性高血压小动脉肾硬化的肾脏大小基本是正常或减小，同时肾皮质减少。虽然比较大的动脉可能存在动脉粥样硬化改变，入球小动脉的病理学改变主要是血管壁沉积了匀质的嗜酸性物质（玻璃样动脉硬化）。这些沉积物的主要成分是血清蛋白质和脂质，是由于血管腔内静水压升高导致的内皮损伤而渗漏到血管壁中。增厚的管壁导致管腔狭窄，最终引起肾小球和肾小管的缺血损伤。

在已诊断为高血压导致的慢性肾脏病患者中进行肾活检，资料显示除了肾小血管出现动脉硬化外，还存在间质纤维化、肾小球基底膜增厚、肾小球球性硬化。

长期良性高血压的患者或者以往不知道存在高血压的患者都可能发展成恶性高血压。表现为血压突然升高（舒张压往往 > 130 mmHg）合并有视盘水肿、中枢神经系统症状、心源性呼吸困难和快速的肾功能减退。如果患者血压显著升高和肾功能快速降低，即使没有视盘水肿，也不排除恶性高血压的诊断。因为肾脏毛细血管出血，肾脏表现为蚤咬肾。组织学中可以发现两种特征性的血管损伤。首先受累动脉表现为纤维素样坏死，动脉壁中存在含纤维的嗜伊红样物质。血管壁增厚偶然合并炎性渗出（坏死性动脉炎的表现）。第二种病变主要累及叶间动脉，表现为血管壁中细胞组分的同心圆样的增生增殖，同时有胶原沉积，形成增生性动脉炎（洋葱皮样损伤）。纤维素样坏死偶然可以延伸入肾小球，导致肾小球增殖性改变和肾小球坏死。大多数肾小球和肾小管改变继发于缺血和梗死。导致恶性高血压发生、发展的机制不详。两种病理生理改变是恶性高血压发生和发展的关键：①血管壁渗透性增加导致血浆成分特别是纤维素渗入血管壁，出现持续的血管病变；②疾病过程中肾素 - 血管紧张素 - 醛固酮系统激活加速并维持血压升高，导致血管损伤。

三、发病机制

高血压对血管的损伤与血管床在高血压中的暴露程度相关。所以，高血压的肾损害主要取决于三种因素：①全身血压升高导致的血管负荷增高；②升高的全身血压传导到肾血管床使其负荷增加的程度；③局部组织对于压力负荷增高的敏感性。由于大多数人每日自发的血压波动大而且快速，传统的单独测量血压来确定血压和肾损害之间的定量关系存在不足，因此连续血压监测技术在高血压靶器官损害的研究中有非常大的优势。

一般来说，肾脏微血管通过适当的自身调节防止全身短暂或持续地增加血压将压力传导至肾小球，从而维持稳定的肾脏血流和肾小球内压。这些自身调节反应是肾脏对全身性高血压的主要的防护。只要全身血压仍然维持在这种自身调节的范围内，那么良性的肾硬化可能会出现；而如果全身血压超过了自身的调节范围，急性严重的损伤（恶性肾硬化）将会发生。然而，一旦血管损伤出现，肾血管的自身调节机制继发性地受到损害，从而导致这种肾保护机制的损害，也就进一步放大了全身血压增高导致的肾损害。一般来说，长期慢性高血压使自身调节的上限和下限都向右移，从而呈现一种保护性调节。那么，如果是同样严重的高血压，血压快速地升高且没有肾脏自身调节曲线的保护性地右移，更容易超过自身调节的范围而导致严重肾损伤。

即使没有严重的高血压，如果升高的全身血压传导到肾脏小血管使其压力增加，也可以导致肾硬化。例如单侧肾切除或早期 1 型糖尿病肾病（发生明显的肾病前），入球血管舒张使外周血压更多地传导到肾小血管。如果这些患者的肾脏自身调节机制良好或没有严重的高血压，那么高血压仅引起轻度的损伤，所以大多数单侧肾切除患者预后良好，一些糖尿病肾病患者病情进展缓慢。但如果患者已经存在糖尿病或非糖尿病性的慢性肾脏疾病（CKD），肾脏自身调节机制已经受到了损伤，高血压导致损害的阈值显著降低，高血压引起的肾脏损伤也将明显增加。此时，即使患者没有显著的高血压，由于传导到肾小球内的压力也可以增高至足以导致快速的肾小球硬化。

大量的 CKD 动物模型如 5/6 肾切除的研究提供了最清楚的证据证明上述现象。使用血压生物遥测技术的研究显示，在这些疾病状态中，残存正常肾小球的进行性硬化和血压之间存在定量关系。因为肾血管收缩和舒张（即自身调节）依赖于电压依赖的 Ca^{2+} 通道介导的 Ca^{2+} 流，5/6 肾切除的动物模型使用双氢吡啶类钙拮抗剂（CCB）使肾脏自身调节能力完全丧失（图 8-1），因此高血压导致肾小球损伤的阈值显著降低，使用 CCB 的动物存在更多的肾小球硬化。如果给予 5/6 肾切除动物低蛋白质饮食以减轻肾小球入球血管的扩张以及肾脏自身调节的不全，即使存在相似的高血压，但肾小球硬化减轻了。而如果低蛋白质饮食同时使用 CCB，肾脏的自身调节能力将减退，从而阻断了低蛋白质饮食延缓肾小球硬化的作用。

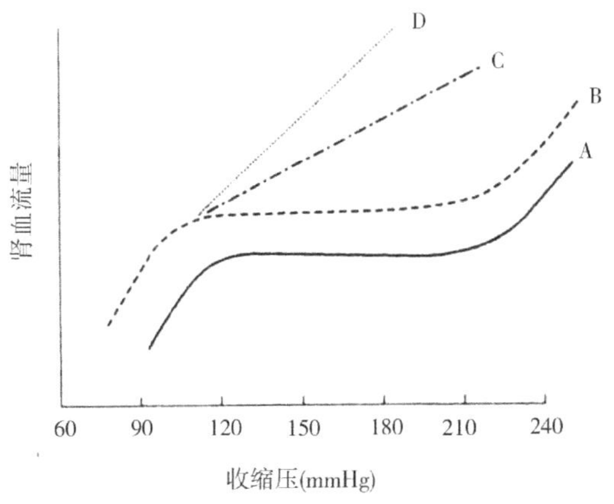

图 8-1 肾脏自身调节曲线

A. 正常肾脏的自身调节曲线 B. 单侧肾切除后肾脏自身调节减退 C. 5/6 肾切除后，残肾的自身调节严重受损 D. 5/6 肾切除同时使用双氢吡啶类 CCB 后，残肾丧失自身调节能力

上述这些发现仅限于主要通过扩张血管进行调节的血管床，对于那些以血管收缩为主的血管床，如果肾血管自身调节能力受到损害，在全身血压降低时肾脏不能维持适当的灌注压和肾小球滤过压，从而使肾脏出现缺血性的改变，组织学中就会发现肾小管间质缺血性损伤的现象。

非血压依赖的基因或其他一些因素和高血压引起肾脏损伤的严重程度也可能相关。近来体外研究发现的血管紧张素Ⅱ和醛固酮等非高血压依赖的促肾小球损伤的作用受到了极大的关注。这些非血压依赖的因素引起了下游的氧化应激、生长因子被激活。很多体内研究证明，和其他降血压药物相比，肾素－血管紧张素系统（RAS）阻断剂和（或）醛固酮拮抗剂有超越降压作用外的肾保护作用。使用RAS阻断剂后并没有发现高血压损伤肾脏的阈值增高了或者血压和肾小球硬化之间的关系曲线有改变，这些都反映了非血压依赖的肾保护。而前述的一些介导进一步组织损伤的氧化应激、生长因子活化等事件可能也只是组织应激或损伤的表现之一。因此，需要更多的研究去证明这些非血压依赖的因素。

恶性高血压的发病机制更为复杂，但短时间内血压显著升高是发病的关键。RAS的激活；血管加压素、内皮素分泌增加；前列环素、激肽释放酶－激肽系统抑制等扩血管物质的合成和分泌减少；血管内凝血机制的激活以及一些免疫机制，都被认为和疾病的发生、发展相关。

四、临床特征

良性高血压小动脉肾硬化往往在长期高血压患者中发现，这些患者的高血压还没有达到恶性的程度。这些患者通常是老年人，经常是常规体检时发现高血压或者因为一些非特异的症状如视力模糊、疲劳、心悸、鼻出血和颈项不适时诊断高血压。

肾硬化伴有持续的全身性高血压可以影响心血管系统，如心肌肥厚，可能合并充血性心力衰竭和脑血管并发症的相关症状外，体检时也容易发现视网膜血管改变（动脉狭窄以及火焰状出血）。肾脏首发症状往往是夜尿增多；尿检发现镜下血尿和轻度蛋白尿、微量白蛋白尿、β_2微球蛋白和NAG排出增加；轻度或中度血清肌酐的升高。总的来说，临床上很少出现明显的肾脏异常。更多特异性检查可以发现输液后尿钠排泄增加，肾动脉造影时肾内血管直径变细甚至闭塞。除非肾血流降低，良性肾硬化患者可以维持接近正常的肾小球滤过率。高尿酸血症也容易在良性高血压肾硬化患者中发现。疾病晚期肾功能不全时出现尿毒症相关症状。

恶性高血压大部分发生于以往有高血压患者，中年男性最多。首先出现往往是神经系统症状，表现为头晕、头痛、视物模糊、意识状态改变。此后表现为心源性呼吸困难和肾衰竭。肾脏受损表现为快速升高的血清肌酐、血尿、蛋白尿以及尿沉渣中红细胞、白细胞管型。肾病综合征可能存在。早期由于低钾性代谢性碱中毒引起血浆醛固酮水平升高。

五、并发症

良性高血压小动脉肾硬化的并发症相对出现较晚，而恶性高血压的并发症出现常比较迅速。神经系统损伤是最常见的并发症之一。血压急骤升高可致高血压危象，表现为剧烈头痛、视力模糊；若血压进一步升高可能引起急性脑循环功能障碍，致使脑血管痉挛、脑水肿、颅内压增高，称高血压脑病，出现恶心、呕吐、抽搐、昏迷、一过性偏瘫、失语等。眼底检查可发现小动脉痉挛、视盘水肿、出血及渗出物等。通常经过降压治疗后，头痛与意识障碍可明显好转。如降低血压治疗不能改善高血压脑病症状，应考虑患者出现缺血性或出血性卒中。在我国高血压是诱发卒中的最直接原因之一，在积极或适当控制血压的同时应给予患者相应的治疗。

高血压病患者常见室间隔和心室壁增厚，主要是由于血浆儿茶酚胺和局部肾素－血管紧张素水平升高以及左心室收缩负荷过度导致。心肌肥厚和合并心脏扩张则形成高血压心脏病。恶性高血压由于舒张压持续的升高，可能在短期内迅速诱导心力衰竭的发生，短期应积极降低血压缓解症状，长期控制血压宜选择ACEI或ARB药物以及α、β受体阻滞剂进行治疗。动脉粥样硬化也是长期高血压的一个常见并发症，可进一步形成主动脉瘤。冠状动脉粥样硬化则导致冠心病，如果同时存在心脏肥厚或扩大，那么极容易诱导发生心力衰竭。下肢动脉粥样硬化可引起间歇性跛行，并存糖尿病病变严重者可造成肢体坏疽。

但目前没有十分有效的抗动脉粥样硬化的治疗方法，降低血脂可能对于延缓动脉粥样硬化的发展有一定的帮助。

通常良性肾动脉硬化发展到 ESRD 非常缓慢，但尿毒症却是恶性高血压最常见的并发症，大多数患者需要透析治疗。透析时适当地超滤、减轻容量负荷也非常有助于控制患者的血压。

六、诊断

临床诊断良性小动脉肾硬化必需条件是存在原发性高血压且远早于肾脏损伤（以蛋白尿为标志）出现；持续的蛋白尿，尿检中出现少量有形成分；视网膜动脉硬化或动脉硬化性视网膜改变；排除各种原发性肾脏病和其他继发性肾脏病。老年患者存在高血压性心肌损伤、心力衰竭、脑血管意外、血尿酸升高以及肾小管功能损害先于肾小球功能损害，都提示可能存在高血压性肾脏病的可能。但即使上述条件都符合，也有诊断错误的可能。如临床诊断困难，肾活检可以明确诊断。

恶性高血压肾损害的诊断包括存在恶性高血压（血压持续升高，舒张压 > 120 mmHg；眼底检查出现条纹状或火焰状出血和棉絮状渗出；有广泛的急性小动脉病变累及心、脑、肾等器官）；蛋白尿和血尿；肾功能进行性恶化。

七、治疗

针对高血压肾损害的病理生理机制，干预治疗应从以下三个方面着手：①降低血压；②降低传导到肾小血管的压力；③阻断或降低局部致组织损伤和纤维化的细胞 / 分子途径。

无论良性或恶性病变，控制高血压是首要的治疗目标，开始治疗的时间、治疗的有效性以及患者的并发症是影响良性肾硬化病程的关键因素，大多数未治疗的患者出现高血压的肾外并发症。不同的是，恶性高血压是一种急症，自然病史 1 年的病死率为 80% ~ 90%，几乎所有死亡原因都是尿毒症。应该进行更多的监测以控制急性肾衰竭导致的神经系统、心脏和其他器官的并发症。但是最根本的治疗是积极、努力、迅速地控制血压，这样可以逆转大多数患者的各种并发症。

美国高血压预防、检测、评估和治疗全国联合委员会第 7 次报告（JNC7）中针对普通人群的血压控制目标为血压 < 140/90 mmHg，以降低心血管并发症。而对于合并糖尿病、肾病患者的血压目标值应该 < 30/80 mmHg。2007 欧洲高血压治疗指南则在此基础上提出如果尿蛋白 > 1 g，可以将血压降得更低。K/DOQI 针对 CKD 患者高血压的控制提出的治疗目标除了降低血压、延缓肾脏病进展外，保护心血管也是很重要的一个方面。通常的治疗方法包括生活方式的改变、药物治疗等。

健康的生活方式包括低盐饮食（每日钠摄入≤ 2.4 g）、有氧锻炼（每日至少 30 min）、减肥和控制饮酒，除了直接降低血压外，也可以增加降血压药物的敏感性，是控制高血压、减少并发症最基本的方法。改变生活方式后血压不能控制，应考虑加用药物。保护靶器官最主要依赖于血压的控制。对于普通人群来说，各类降血压药物（包括 ACEI、ARB、CCB、β 受体阻滞剂和利尿剂）的降压作用相似。但从效益 – 费用比来看，虽然氢氯噻嗪（双氢克尿噻）可激活肾脏肾素 – 血管紧张素 – 醛固酮系统，仍被一些指南推荐其作为药物治疗的首选，也是多种药物联合治疗高血压的基础药物。对于肾病，特别是糖尿病肾病患者来说，肾素 – 血管紧张素 – 醛固酮系统阻断剂（包括 ACEI 和 ARB）应该作为首选药物使用。对于非糖尿病肾病的患者，如果尿蛋白 / 肌酐 > 200 mg/g，ACEI 和 ARB 也是首选的药物。ACEI 为基础的降压治疗可以减少进展到 ESRD 和病死率约 22%。而另一项研究也证明 ACEI 的治疗可以显著减少肌酐清除率降低 50% 患者的数量。使用 ACEI 或 ARB 治疗的另一个优点在于可以更好地控制蛋白尿，ACEI 或 ARB 降低蛋白尿的效果一般是剂量依赖性的，因此当血压和蛋白尿控制不佳时，可以增加 ACEI 或 ARB 至最大剂量。但当 ACEI 或 ARB 剂量改变时，应密切监测其在肾功能和血钾方面的副作用。一旦血清肌酐水平较基础值增加 > 30%，应该减量甚至停药。

对于合并肾脏病的高血压患者来说，降血压药物的剂量通常较普通人群大。中到大剂量的高血压药物或者联合使用降血压药物非常常见。同样，由于 CKD 患者肾脏清除药物的能力可能减退，药物的副作用可能也比较明显。肾小动脉硬化的患者如果使用最大剂量的 ACEI 或 ARB 仍未能控制血压，则应该考虑加用其他降血压药物。通常首先考虑加用利尿剂，普通人群可以选择噻嗪类或袢利尿剂，而 CKD 3 ~ 5 期患者则首选袢利尿剂。如联合使用 ACEI 或 ARB 和利尿剂仍不能控制血压，下一步可以根据情况加用 β 受体阻滞剂或 CCB，必要时也可以使用 α 受体阻滞剂或中枢性降压药物。特别对于已存在心血管疾病的患者，卡维地洛（α、β 双通道阻滞剂）有比较好地保护心血管的作用，可以更早期地使用。无论选择何种降血压治疗方案，将血压控制于目标范围是最终的目标之一。

对于恶性高血压患者来说，应积极控制血压，但过快地降低血压可能超过肾脏或脑的自身调节范围而产生严重的并发症。因此，在疾病的急性期必须使用静脉降血压药物，应在 12 ~ 36 h 内逐步降低舒张压至 90 mmHg，病情稳定后加用口服降压药。由于此类患者水钠负荷并没有显著增加，血压升高主要由于血管收缩导致，因此选用扩血管药物为主。可同时使用 β 受体阻滞剂防止扩血管后的心率增快。如果一些药物引起水钠潴留，可以加用利尿剂。

八、预后

良性高血压小动脉肾硬化预后相对良好，单纯由于高血压导致肾硬化肾功能不全的进展通常非常缓慢。血压控制后肾功能可以在很长一段时间内保持稳定。一项研究显示，42% 高血压患者合并肾脏病变，但 60% 以上的死亡原因为心力衰竭和脑血管意外，10% 患者死于尿毒症。因此，高血压肾硬化患者更应该关注他们心脑血管的并发症。高血压导致肾动脉硬化的危险因素包括老年人、男性、有高血压肾硬化家族史、出生时肾小球数量少、收缩性高血压、血脂异常、蛋白尿、开始治疗时肾小球滤过率降低和吸烟。

恶性高血压预后较差，一般认为不经治疗则 1 ~ 2 年内死亡，大多数死于尿毒症。其预后和血压是否得到及时控制、控制程度以及开始治疗时肾功能水平有关。

第二节　肾动脉狭窄和缺血性肾病

肾动脉狭窄的定义是肾动脉主干或其分支的狭窄。成人肾动脉狭窄主要由于动脉粥样硬化引起，少部分患者的病因是肾动脉肌纤维发育不良。儿童肾动脉狭窄多是由于肌纤维发育不良导致。显著的肾动脉狭窄解剖学定义为肾动脉腔狭窄 > 50%，如果狭窄 > 75%，血流动力学受到明显的影响。血流动力学受影响时会导致肾血管性高血压或缺血性肾病。

肾血管性高血压是指由于肾动脉狭窄引起的血流动力学改变导致的高血压。ACEI 或 ARB 往往能控制肾血管性高血压，但可能造成急性肾小球滤过率（GFR）降低。缺血性肾病的定义是由于肾动脉狭窄导致的 GFR 下降。部分缺血性肾病可以通过血管成形术治疗。

一、流行病学

目前还没有针对普通人群的肾动脉狭窄的研究，因此准确的肾动脉狭窄流行病学资料很难估计。大多数研究选择的是有肾动脉狭窄危险因素的患者，例如冠状动脉疾病、外周血管病、糖尿病、血脂代谢异常或高血压的患者。缺乏准确的流行病学资料的另一个原因是肾动脉狭窄和缺血性肾病没有明确的定义并且诊断方法不统一。

尸检的研究显示，肾动脉狭窄（RAS）的发生率为 4% ~ 50%，60 岁以上的患者发生率（16.4%）明显高于 60 岁以下的患者（5.5%）。在进行动脉造影检查的患者中，肾动脉狭窄的发生率更高。调查显示 38% 的动脉瘤患者、33% 动脉闭塞性疾病的患者以及 39% 下肢动脉闭塞性疾病的患者存在肾动脉狭窄。近期的资料显示冠状动脉狭窄的患者肾动脉狭窄的发生率为 14% ~ 29%。在最近一项较大规模的肾动脉狭窄流行病学的调查中，1305 位进行冠状动脉造影的患者存在单侧和双侧明显的肾动脉狭窄（狭窄面积 > 50%）的发生率分别是 11% 和 4%，15% 的患者存在不显著的肾动脉狭窄（狭窄面积 < 50%）。

肾动脉狭窄是终末期肾衰竭（ESRD）的病因之一，占 5% ~ 8%。有资料显示 11% ~ 15% 的新的血液透析患者存在肾动脉粥样硬化性疾病，他们年龄的中位数是 70 岁。美国 USRDS 的数据表明肾血管病在 ESRD 中的比例由 1991 年的 2.9/100 万人口上升到 1997 年的 6.1/100 万人口。

肌纤维发育异常约占肾动脉狭窄病例的 10%。虽然肌纤维发育异常可以影响血管的内膜、中层和外膜，但 96% 病例累及动脉中层纤维。该病主要发生在 15 ~ 50 岁的女性，经常累及肾动脉远端 2/3 以及肾动脉的分支，影像学中主要为串珠样动脉瘤的表现。累及内膜和外膜的肌纤维发育异常临床上主要表现为缺血和栓塞，而动脉中层肌纤维发育异常极少引起远端缺血和动脉栓塞。因此，与动脉粥样硬化肾动脉狭窄不同，肌纤维发育异常几乎不会导致肾动脉闭塞。

90% 肾动脉狭窄患者由于动脉粥样硬化所致，通常累及肾动脉开口和肾动脉主干近端 1/3。非常严重的患者，特别是有缺血性肾脏病的患者可以发现肾内动脉存在节段和弥漫的动脉粥样硬化。肾动脉粥样硬化性狭窄的发病率随着年龄增加而增高。在肾动脉粥样硬化的患者中，诊断后 5 年有 51% 的患者出现肾动脉进行性狭窄，3% ~ 16% 肾动脉完全闭塞，21% 的肾动脉狭窄面积 > 60% 的患者出现肾萎缩。所以肾动脉粥样硬化是一种常见的进展性疾病。

二、病理生理和发病机制

肾血管性高血压是指由于肾灌注的降低导致的动脉血压升高。很多疾病可以引起肾血管性高血压，具体见表 8-1。严格地说，只有在肾血管成形术成功地控制了高血压后才能做出肾血管性高血压的诊断。

表 8-1　肾血管损伤造成肾脏低灌注以及肾血管高血压的病因

- 单侧性疾病（类似双肾单侧钳夹高血压模型）
  - 单侧动脉粥样硬化性肾动脉狭窄
  - 单侧肌纤维发育不良
    - 中层纤维增生和肥厚 96%
    - 外周纤维增生 1% ~ 2%
    - 内膜纤维增生 1% ~ 2%
  - 肾动脉瘤
  - 动脉栓塞
  - 动静脉瘘形成（先天性 / 外伤性）
- 节段性动脉闭塞（外伤后）
  - 外源新生物压迫肾动脉（嗜铬细胞瘤）
- 双侧性疾病或孤立的功能肾（类似单肾单侧钳夹高血压模型）
  - 单侧功能肾肾动脉狭窄
  - 双侧肾动脉狭窄
  - 大动脉收缩
  - 系统性血管炎（多动脉炎等）
  - 动脉栓塞性疾病

肾素 – 血管紧张素 – 醛固酮系统在肾血管性高血压的发病中起重要作用。单侧肾动脉狭窄使血压升高，并直接作用在对侧无狭窄的肾脏。升高的灌注压使无狭窄侧的肾脏代偿性地增加排钠，抑制肾素的释放，使全身升高的血压降低，那么狭窄侧的肾脏持续地出现低灌注，并持续地释放肾素。因此，这种类型的高血压通常是血管紧张素依赖性的，并且和血浆肾素活性升高有关。而当对侧的肾动脉同样存在狭窄或对侧是无功能肾，肾血管性高血压的机制则完全不同了。尽管发病初期出现肾素释放，血压升高的同时伴随着水钠潴留（因为没有对侧正常肾脏代偿性增加排钠），但持续存在的水钠潴留和血压升高最终使肾素水平降低到正常范围。因此这种高血压并不依赖于血管紧张素Ⅱ，检测肾素活性在诊断双侧肾动脉狭窄导致的高血压时价值不大。

高血压和外周血管收缩反映了血管紧张素和其他血管活性物质的复杂相互作用。肾血管病变导致交感神经兴奋性增加。同时全身血管系统氧化应激增加，导致自由氧离子产生增多。血管损伤也使内皮细胞功能紊乱，产生的内皮素和血管舒张系统如前列环素的平衡受到干扰。氧化应激和内皮细胞功能紊乱在肾血管性高血压的发病机制中的作用也被近期的临床实验进一步证实。

许多存在肾动脉狭窄的患者没有“肾缺血”的表现，引起缺血性肾病的原因比肾动脉狭窄更复杂。与动脉粥样硬化相比，肌纤维发育不良引起的肾动脉狭窄很少导致缺血性肾病，所以动脉粥样硬化的因素可能在缺血性肾病中发挥作用。肾动脉狭窄的患者肾血管狭窄部位远端的灌注压低于肾脏自身调节范围后，肾脏血流和 GFR 下降引起肾功能减退。灌注压恢复或血管损伤因素被去除，这个过程就能够逆转。如果肾脏低灌注的情况持续存在，反复的肾血流降低可以导致肾脏不可逆的纤维化。

缺血性肾病具体的发病机制并不十分明确。一般认为缺血性肾病是由于肾血流下降导致肾脏缺血和肾排泌功能不全。然而，10% 的肾脏血供即可满足肾脏的代谢需要，因此很难使用因解剖原因存在肾血供不足解释肾功能减退。并且当肾脏灌注压下降到正常的 40% 时，仍能维持肾血浆灌注和 CFR，进一步降低肾灌注压可以引起 GFR 的急剧下降。所以只有极为严重的肾动脉狭窄（70% ~ 80% 的狭窄）才可能导致肾灌注压降低至正常的 40%。当收缩压低于 70 ~ 80 mmHg 时，肾脏血流的自身调节机制失效，一些降低剪切力的因子和一氧化氮产生减少，内皮素生成增加和肾素 - 血管紧张素系统激活以及 TGF-β 和 PDGF-β 的产生增加可能导致肾局部缺血，肾小管损伤、上皮细胞塌陷以及肾间质纤维化。

三、临床特征

年龄 > 55 岁或 < 30 岁，以前没有高血压史的患者出现高血压，或者原先控制良好的高血压患者出现高血压加重，均应该考虑肾动脉狭窄的可能；其他提示存在肾动脉狭窄的表现包括在没有使用利尿剂治疗时出现低钾血症和代谢性碱中毒；外周血管病的症状和体征；无法解释的进行性肾功能不全；反复发生肺水肿；双侧肾脏大小不等；体检时发现腹部杂音。

缺血性肾病临床的特点是显著的肾功能减退。当肾动脉狭窄导致缺血性肾病时，最常见的临床表现包括：①年龄 > 60 岁的高血压或非高血压的患者，有无法解释的肾功能不全；②高血压患者出现进行性氮质血症；③心血管或外周血管病患者出现氮质血症；④使用 ACEI 或 ARB 后导致急性肾衰竭；⑤急性肺水肿。

有显著的双侧肾动脉狭窄并影响肾脏血流动力学的患者，使用 ACEI 或 ARB 治疗发生急性肾衰竭比较常见。肾脏血流灌注降低时，通过自身调节入球小动脉的舒张以及出球小动脉的收缩维持稳定的 GFR。由于肾脏低灌注导致肾内肾素 - 血管紧张素生成增多，血管紧张素Ⅱ（Ang Ⅱ）作用使出球小动脉收缩维持了肾小球的毛细血管压以及 GFR。使用 ACEI 抑制 Ang Ⅱ生成或 ARB 抑制 Ang Ⅱ的作用均导致肾内的自身调节机制障碍、GFR 降低，一般在用药后 1 ~ 14 d 发生急性肾衰竭。美国 K/DOQI 关于高血压和抗高血压药物指南指出，使用 ACEI 或 ARB 后，GFR 降低超过 30% 应该考虑存在肾血管病；当没有发现其他导致急性肌酐升高的原因时，应中止 ACEI 或 ARB 的治疗。值得注意的是，部分患者开始使用 ACEI 或 ARB 时没有发生肌酐升高，加用利尿剂后往往会导致 GFR 明显降低。因为 ACEI 或 ARB 改变了肾小球血流动力学而非肾血流量，因此终止 ACEI 或 ARB 一般均能改善 GFR。

虽然大部分缺血性肾病患者仅仅存在轻度蛋白尿，也有报道可能肾病范围的蛋白尿发生。此时蛋白尿被认为是动脉粥样硬化缺血性肾病肾实质病变的标记。肾内高水平的 Ang Ⅱ可能是蛋白尿的发生原因，研究发现纠正肾动脉狭窄、降低肾内 Ang Ⅱ水平可以改善蛋白尿。

单侧肾动脉狭窄的患者使用 ACEI 或 ARB 治疗时因为对侧肾脏的 GFR 相应增高，很少发生肾功能减退。如果在已知单侧肾动脉狭窄的患者使用 ACEI 或 ARB 后肌酐 > 176 μmol/L，提示发生了双侧肾动脉狭窄或肾实质病变。

四、诊断

评估怀疑有缺血性肾病的患者需要进行一系列的检查以确定一侧或双侧肾脏功能、双肾的大小以及准确地描绘血管的情况。血管损伤并不能证明功能损伤。需要更多的检测以确定肾动脉粥样硬化损伤是否是 GFR 下降的原因。诊断缺血性肾病和肾血管性高血压有很多相似之处，但值得重视的是两者有根本的差异。肾血管性高血压患者往往至少有一个正常功能的肾脏，而缺血性肾病患者双肾功能都有显著的异常（表 8–2）。

表 8–2　针对肾血管性高血压和缺血性肾病的诊断试验和干预治疗的目标

诊断试验的目标
确定存在肾动脉狭窄：定位和损伤类型
确定是否存在单侧或双侧（或孤立肾）肾动脉狭窄
确定狭窄侧和非狭窄侧肾脏的功能
确定肾动脉疾病对血流动力学影响的严重性
设计干预治疗的方案：动脉粥样硬化性疾病的程度和定位
治疗的目标
Ⅰ改善血压的控制
降低高血压的患病率和死亡率
改善血压的控制并减少药物用量
Ⅱ肾功能的保护
降低因为使用降压药导致的肾脏低灌注的危险性
减少急性肺水肿的发生
减缓进行性血管堵塞引起肾功能的丢失：肾功能的保护
挽救肾功能：恢复 GFR

检测肾动脉结构异常的方法包括传统的血管造影、螺旋 CT 血管成像、磁共振血管成像。检测继发于 RAS 的肾脏功能异常有肾静脉肾素测定、卡托普利肾图和多普勒超声波检测等。

1. 卡托普利（开博通）肾图　原理是存在显著肾动脉狭窄的患者，其 GFR 依赖于 Ang Ⅱ。Ang Ⅱ维持这类患者肾动脉的灌注压、肾小球内的压力和 GFR。使用卡托普利降低了肾脏灌注压，从而使肾小球内压力和 GFR 降低。在单侧肾动脉狭窄的患者中，一侧的 GFR 降低同时对侧肾脏继发性 GFR 升高，最终两侧肾脏 GFR 的差异被放大。肾功能不全的患者基础肾图中即存在 GFR 降低，使用卡托普利后 GFR 降低不明显，进行卡托普利肾图的意义存在争论。因此，卡托普利肾图可能适用于有正常肾功能或 GFR > 50 mL/min 的患者。其缺点在于检查前需要认真地进行术前准备（包括 ACEI 或 ARB 停药）。

2. 多普勒超声波检测　超声波检测常用于测量肾脏大小。没有其他肾脏病的情况下，如果双侧肾脏大小相差 1 cm 提示可能存在肾血管疾病。B 超和多普勒超声可以检测肾动脉和肾内血管的血流。肾内阻力指数（RI）可用于检测肾血管病患者的肾纤维化和（或）肾萎缩。有研究显示 RI 值 > 0.8 的肾动脉狭窄的患者，即使进行了肾血管成形术，也不能改善其肾功能、血压。多普勒超声也可以用于肾动脉狭窄的定位，但超声检查在肥胖患者或局部肠道气体较多的患者中应用比较困难，即使是有经验的超声诊断室医生也需要比较长的时间，并且副肾动脉和其他变异的动脉往往无法检测到。这些问题影响了超声检查在肾动脉狭窄患者中的敏感性、特异性和预测价值。

3. 螺旋 CT 血管显像和磁共振血管显像（MRA）　螺旋 CT 和 MRA 都可以提供准确可靠的图像。螺旋 CT 的敏感性为 64% ~ 99% 而特异性为 92% ~ 98%。与传统的血管造影比较，螺旋 CT 最重要的优点在于不仅可以观察血管腔内，而且可以观察动脉管壁（特别是那些存在钙化的患者）。对比剂的肾毒性和血管造影相似。肾功能已经受损或对对比剂过敏的患者，MRA 可能是极好的、无创的检测方法。使用钆增强的 MRA 在检测肾动脉主干或副肾动脉狭窄中有相当高的敏感性。MRA 检查不受患者肾功能影响，而且不需要使用碘。其缺点在于MRA仅提供了解剖而非生理学的信息，并且对于肾内动脉的检测作用有限。

4. 肾动脉造影　尽管有对比剂肾病和动脉栓塞肾病的风险，动脉造影还是被认为是诊断肾动脉狭窄的金标准。动脉造影可以确诊和了解肾动脉狭窄的原因，并能评估肾内动脉病的范围，确定肾脏大小。低渗透压对比剂可以将对比剂引起的不适降至最低，但仍需谨慎使用。动脉内数字减影血管造影术（DSA）可以减少对比剂的使用剂量。在有严重的少尿型肾衰竭患者中，使用非碘的对比剂如二氧化碳或钆可能减少对比剂肾病的可能性。在进行冠状动脉造影时同时进行肾动脉造影“监测”肾血管病目前仍有很大的争论，部分学者认为这种方法不值得提倡。

非侵袭性方法评估肾动脉狭窄见表 8-3。

表 8-3　非侵袭性方法评估肾动脉狭窄

试验	作用	特点	缺点
关于肾素－血管紧张素系统的研究			
外周血血浆肾素活性的测定	反映钠分泌的充分性	检测肾素－血管紧张素系统的活性水平	对于肾血管性高血压有很低的预测准确性，结果受药物和很多其他因素影响
使用卡托普利后肾素活性的测定	导致狭窄远端压力降低	增加狭窄侧肾脏肾素分泌	对于肾血管性高血压有很低的预测准确性，结果受药物和很多其他因素影响
肾静脉肾素活性的测定	比较两侧肾脏肾素的释放	部分预测血管成形术后血压改善情况	无法预测血管成形术后血压的改善，结果受药物和很多其他因素影响
功能研究评价总体肾功能			
血清肌酐的测定	检测总体肾功能	容易进行，价格低	对于肾实质或单肾功能的早期改变不敏感
尿液分析 核素（^{125}I 或 ^{51}Cr 标记的 DTPA）影像检测 GFR	评价尿沉渣和蛋白 尿检测总体的 CFR	容易进行，价格低 对于有正常或异常肾功能的患者能有效地评价 CFR	特异性不高，容易受到其他疾病影响昂贵，未能广泛使用
研究血液灌注以评估肾脏不同的血流			
使用 $^{99m}T_c$ 核素进行卡托普利肾图检测	卡托普利导致的 GFR 下降放大了肾灌注中的差异	排除肾血管性高血压的普通的研究	在有严重的动脉粥样硬化或血肌酐 > 177 μmoL/L 的患者中有很多限制
使用 $^{99m}T_c$ 或 $^{99m}T_c$ 标记的 DTPA 进行核素显像以评估侧肾脏的血流	评价单侧肾脏的血流	可以计算单侧肾脏的 CFR	存在梗阻性肾病可能会影响结果
血管研究以评估肾动脉			
超声检查	显示肾动脉，测定肾血流速度来评估狭窄的严重性	容易进行，价格低	准确性依赖超声诊断室医生的经验，在诊断肌纤维发育不良和副肾动脉中不如侵袭性血管显像有价值
磁共振肾血管显像	显示肾动脉和肾周大动脉	没有肾毒性，在肾衰竭患者中有用，可以提供很好的影像	昂贵，在诊断肌纤维发育不良中不如侵袭性血管显像有价值，支架导致成像伪影
CT 血管显像	显示肾动脉和肾周大动脉	可以提供很好的影像，支架不会导致成像伪影	未能广泛使用，需要使用大剂量对比剂，有潜在的肾毒性

总的来说，对于怀疑肾动脉狭窄的患者进行相关的诊断试验可能遵循下列原则：①诊断试验的选择依赖于各个中心不同的经验和设备，“最好”的诊断试验往往是最常做的方法；② GFR > 50 mL/min 的

患者，首先应进行功能性研究如卡托普利肾图；③ GFR < 50 mL/min 的患者，首先应进行解剖学研究如 MRA。

五、治疗和预防

肾动脉狭窄的治疗目标是通过恢复肾脏血流灌注以控制血压和稳定肾功能。对于肾动脉狭窄的患者怎样才是最好的治疗存在极大的争论，治疗方案往往需要肾脏科医生、血管外科医生以及介入治疗医生共同讨论制定。治疗方案包括经皮腔内肾血管成形术（Percutaneous Transluminal Renal Angioplasty，PTRA）、经皮腔内肾动脉支架安置术（Percutaneous Transluminal Renal Artery Stenting，PTRAS）、外科血管成形术和保守药物治疗。

（一）药物治疗

肌纤维发育不全的患者极少出现肾脏排泌功能的减退，使用 ACEI 治疗这些患者的高血压一般有效。球囊血管成形术适用于难治性高血压的患者。对于肾动脉粥样硬化的高血压患者，阿司匹林、降胆固醇药物以及戒烟是阻止粥样斑块发展最基本的手段。

一般认为，ACEI 或 ARB 比其他降压药更能有效地控制肾血管性高血压，并且改善了这些患者（包括存在严重的动脉粥样硬化的患者）的生存率。但是 ACEI 或 ARB 治疗肾血管高血压患者往往引起肾小球滤过压降低，导致急性肾功能不全。原先存在肾功能不全、充血性心力衰竭以及长期使用利尿剂、血管扩张药和 NSAIDs 治疗是 ACEI 导致肾功能不全的危险因素。使用 ACEI 或 ARB 治疗高危患者（双侧肾动脉狭窄或单侧功能肾动脉狭窄的患者）约 1/3 出现血清肌酐升高，一般于停药后 7 d 肌酐恢复到基础水平。只有很少的报道提示 ACEI 导致的肾功能不全是不可逆的，大多数医生认为这种治疗导致的肾功能不全可能不是因为 ACEI 所致，任何降压治疗都可能引起肾脏低灌注导致肾衰竭。

对于缺血性肾病几乎没有有效的药物可以治疗。即使成功地进行了血管成形术，但进行性肾衰竭仍会发生，提示缺血性肾病可能是多因素的结果。改善动脉粥样硬化可能是最根本的治疗方法，但保守治疗的长期效果仍存在争论。

（二）外科血管成形术

在 ACEI 治疗和球囊血管成形术开展前，单侧主动脉肾动脉搭桥术是最常用的手术方法。然而在很多中心，主动脉肾动脉搭桥术逐渐减少。在一些中心 80% 的患者使用腹腔动脉或肠系膜动脉分支和肾动脉进行搭桥的手术方案。这些手术的围手术期死亡率在 2.1% ~ 6.1%，而肾动脉内膜剥脱术的围手术期死亡率为 1% ~ 4.7%。增加围手术期死亡率的因素包括是否需要进行大动脉重建、手术前已有氮质血症和使用大动脉人工血管作为主动脉肾动脉搭桥的血管来源。独立的增加围手术期患者死亡的预测因子包括早期移植物失功；存在冠状动脉疾病；存在难以控制的高血压；是否需要进行腹主动脉动脉瘤修补。外科手术其他并发症包括心肌梗死（发生率 20% ~ 90%）、需要外科探查的出血（2.0% ~ 3.0%）、卒中（0 ~ 3.3%）和胆固醇栓塞（10% ~ 4.3%）。早期移植物失功的发生率为 1.4% ~ 10%，是最强的独立的围手术期预测因子，通常是由于和技术问题有关的移植物栓塞所导致。与此相反，晚期移植物失功通常由于逐渐发生的血栓、内膜增生和进行性动脉粥样硬化所致。

很少有研究比较动脉球囊扩张术和外科血管成形术。一个研究单侧肾动脉狭窄的临床观察中患者被随机分为外科手术和肾动脉球囊扩张术组，结果提示两组患者高血压治愈率分别是 86% 和 90%，而 2 年的肾动脉通畅率分别是 97% 和 90%。作者推荐肾动脉扩张术可以作为肾动脉狭窄患者治疗的首选方案，但需要密切随访。

一些非随机的研究指出恢复肾脏血流可以保护一部分患者的肾功能。然而没有随机前瞻性研究证明外科血管成形术延缓肾动脉狭窄患者的肾脏病进展。

（三）肾动脉球囊血管成形术和（或）合并支架安置术

经皮肾动脉球囊血管成形术包括传统的球囊血管成形术和球囊血管成形合并支架安置术（图 8-2）。使用冠状动脉或外周动脉的导引钢丝和球囊导管。推荐在治疗前使用阿司匹林，术中使用低渗透压的对比剂和肝素。传统的球囊血管成形术只建议在因肌纤维发育不良引起的难治性高血压患者中使用。其成功率为 82% ~ 100%，狭窄的复发率为 10% ~ 11%。

传统的球囊血管成形术对于动脉粥样硬化性肾动脉狭窄的患者几乎无效，其再狭窄率为 10% ~ 47%。一项综合了 1 118 例患者的资料显示院内死亡率为 0.5%，肾切除率为 0.3%，2.0% 的患者需要行肾脏外科手术，肾动脉侧支闭塞率为 2.2%，胆固醇栓塞率为 1.1%。传统的球囊血管成形术对于非开口处肾动脉狭窄的成功率比开口处狭窄高，分别为 60% ~ 62% 和 72% ~ 82%。动脉粥样硬化患者进行肾动脉球囊成形术的生存率和血管通畅率远低于肌纤维发育不良的患者。

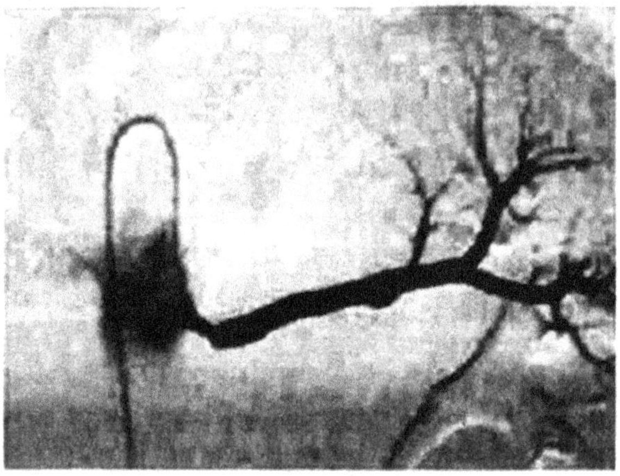

左侧肾动脉选择性造影显示起始部明显狭窄

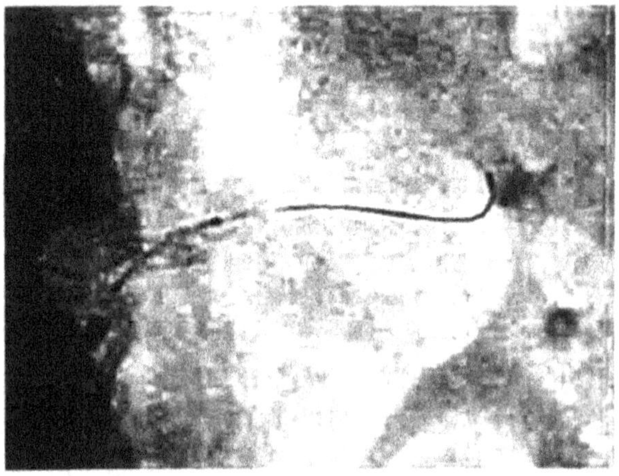

植入Palmaz支架，支架完全张开

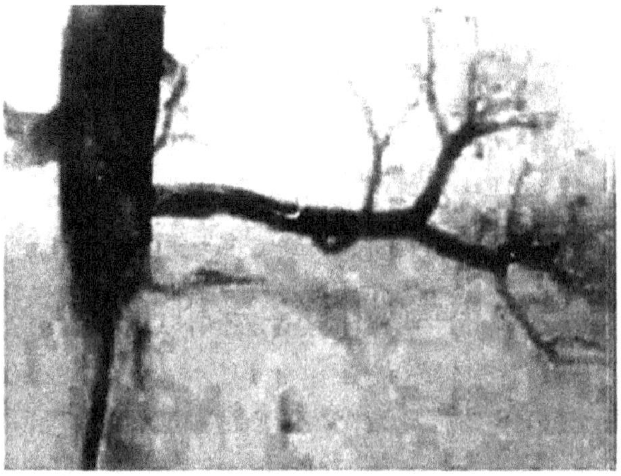

左侧肾动脉起始部狭窄段血管径恢复正常

图 8-2　肾动脉球囊扩张合并支架安置术

使用支架可以有效地防止单纯球囊术后的血管弹性回缩、残余狭窄。FDA 没有批准专用于肾动脉狭窄治疗的支架，因此可以使用胆道支架、冠状动脉支架和髂动脉支架。大多数研究报道成功率为 94% ~ 100%，术后 1 年的再狭窄率为 11% ~ 23%。

一个前瞻性随机的研究比较了球囊血管成形术和单独药物治疗降低 RVS 患者血压和肾动脉通畅率的作用。106 例患者随机分为球囊血管成形术组（n=56）和单独药物治疗组（n=50），随机化后 3 个月两组患者的血压相同，但血管成形术组的患者服药更少并且 Ccr 更高。药物治疗组中 22 例患者不得不接受球囊血管成形术，术后 22 例患者的血压得到明显改善，但 Ccr 没有任何好转。随机化 12 个月两组患者的血压水平和 Ccr 没有差异。有人认为除非患者的血压无法用药物控制或患者存在进行性氮质血症，球囊血管成形术在治疗肾动脉狭窄中仅略好于单独药物治疗。

虽然直接研究血管成形术对高血压的影响有很多困难之处，但普遍认为血管成形术治疗肌纤维发育不良患者高血压（60%）的效果好于动脉粥样硬化患者（< 30%）。最初高血压改善后复发的患者并不常见，如果再次出现高血压，则提示再狭窄和动脉粥样硬化。最近的研究提示血清 B 型心房利钠肽（BNP）水平可以预测肾动脉狭窄患者血管成形术后高血压是否能控制。

对于缺血性肾病患者来说，哪些患者应该进行血管成形术，应该使用何种血管成形术，还没有达成共识。血管成形术治疗缺血性肾病是考虑狭窄引起的血流动力学改变导致肾功能不全这一假设。很多临床医生不鼓励进行血管成形术，除非患者双侧肾动脉狭窄并且肌酐水平升高，然而一些证据提示患者血清肌酐升高前进行血管成形术是比较好的方法，基础肾功能和患者死亡率相关。基础血清肌酐每升高 88μmol/L，围手术期、晚期死亡和肾衰竭的危险升高 2 ~ 3 倍。基础肌酐 > 133μmol/L 是最强烈的独立的预测晚期死亡的因子（RR=5.0）。已经存在严重肾衰竭的患者下列因素提示肾血管成形术可能改善或恢复肾功能：①侧支循环对远端肾动脉床的充盈；②血管造影术中可以看见肾盂分泌显影；③肾活检中肾小球和肾间质没有纤维化；④肾长度 > 9 cm；⑤近期升高的血清肌酐，血清肌酐 < 354μmol/L；⑥肾内血管阻力指数 < 0.8；⑦使用 ACEI 或 ARB 治疗时 GFR 下降，但这些条件并非绝对。

治疗肾动脉狭窄和缺血性肾病的策略如图 8-3 所示。

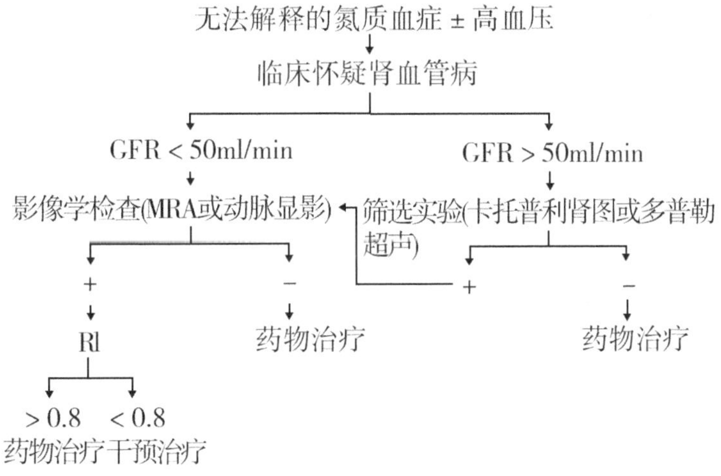

图 8-3 治疗肾动脉狭窄和缺血性肾病的策略

血管成形术治疗缺血性肾病的可能的原因包括：①胆固醇栓塞；②对比剂肾病；③损伤复发；④血管开放后高动脉压使肾小球受损。目前有研究发现使用保护装置防止胆固醇栓塞的发生后球囊成形术能改善轻中度肾功能不全患者（Ccr > 15 mL/min）的肾功能。而针对损伤复发的研究集中于使用药物支架之后。一项非随机对照研究（GREAT study）观察了 105 位肾动脉狭窄患者分别进行药物支架和裸支架治疗，术后 6 个月发现药物支架组和裸支架组相比再狭窄的发生率轻度降低（分别是 6.7% 和 14.3%）。

第九章

急性肾衰竭

第一节　急性肾损伤

急性肾损伤（AKI）是危及生命的一种疾病进程，5% 的住院患者和 30% 进入重症监护室（ICU）的患者发生 AKI。AKI 相对于急性肾衰竭是一个更适用于患者肾脏发生损害的名词。伴有 AKI 的患者不考虑其他高危因素时死亡率即升高 5 倍。AKI 的特征是肾小球滤过率下降导致氮源性废物的滞留（肌酐、尿素氮以及其他常规方法无法检测的物质）。AKI 早期患者无临床症状，初步诊断依靠观察到的血尿素氮和肌酐水平的异常升高或者尿量减少。尽管没有明确的定义，人们往往认为血肌酐升高 0.5 mg/mL 或者较基础值升高 25% 即可诊断为 AKI。

少尿（尿量少于 400 mL/d 或者 15 mL/h）在 AKI 时经常出现，并且它也可能是肾功能下降的重要指标。然而，尿量不能作为测定肾功能的唯一方法。非少尿性 AKI 患者具有较好的预后，基本上是由于肾损伤不严重和（或）非少尿性 AKI 组肾毒性诱导的 AKI 发生率较高。而血液透析对改善 AKI 患者的生存作用有限，在很多研究中 AKI 死亡率仍然 > 50%。

一、定义

RIFLE 分层诊断标准包括不同的肾损伤分级标准，依据是血肌酐上升的百分比、尿量和治疗结果。

1. 肾损伤分期

（1）风险期（risk）：血肌酐上升 1.5 倍，或者 GFRT 降 25%，或者尿量 < 0.5 mL/（kg · h）持续 6 h。

（2）损伤期（injury）：血肌酐上升 2 倍，或者 GFR 下降 50%，或者尿量 < 0.5 mL/（kg · h）持续 12 h。

（3）衰竭期（failure）：血肌酐上升 3 倍，或者 GFR 下降 75%，或者尿量 < 0.5 mL/（kg · h）持续 24 h 或者无尿持续 12 h。

（4）失功能期（loss）：肾功能完全丧失（如需要肾脏替代治疗）持续超过 4 周。

（5）终末期肾病期（ESKD）：肾功能完全丧失（如需要肾替代治疗）持续超过 3 个月。

2. 急性肾损伤网络（acute kidney injury network，AKIN）　对 RIFLE 标准进行了修订，新标准包括诊断和分期系统。

（I）1 期：血清肌酐值升高≥ 0.3 mg/dL 或较基础值升高 1.5 ~ 2 倍，尿量 < 0.5 mL/（kg · h）超过 6 h。

（2）2 期：血清肌酐值较基础值升高 2 ~ 3 倍，尿量 < 0.5 mL/（kg · h）超过 12 h。

（3）3期：血清肌酐值较基础值升高3倍；血肌酐 > 4 mg/dL 并且快速上升至少0.5 mg/dL，尿量 < 0.3 mL/（kg · h）超过 24 h 或者无尿 12 h。

二、病因

AKI 的病因分为肾前性、肾性和肾后性三类。

1. 肾前性氮质血症　肾前性氮质血症是 AKI 的最常见病因，占 30% ~ 50%，以肾血流量减少为特征，最初是由于有效动脉血流量减少所致。如果早期发现并及时纠正导致肾血流量减少的因素，肾前性氮质血症可以很快逆转。当细胞外液量明显减少（低血容量）或者细胞外液量正常但有效循环血容量相对减少（充血性心力衰竭）时，肾有效动脉血流量下降，导致肾前性氮质血症的发生。有效动脉血流量是指动脉实际灌注到功能器官的血流量，决定有效动脉血流量的因素包括：动脉的实际容积、心排血量和血管阻力。尽管仔细的体格检查能够评估细胞外液总量和静脉血液量，但需要认识到细胞外液总量和静脉血液量与有动脉血流量没有直接关系。因此在特定情况下临床医师必须依赖体格检查以外的手段来评估脏器的血流灌注。侵入性的心脏监测和肾钠排泄分数有助于评估动脉有效循环血容量。

钠排泄分数 < 1% 同时伴有血尿素氮或肌酐的升高提示肾前性氮质血症，肾血流量减少导致钠潴留。肾前性氮质血症患者由于近端肾小管细胞未受损，发挥正常的功能重吸收钠和水。近端肾小管对钠的重吸收增加致使远端肾小管转运钠减少，引起肾素分泌增加，这介导了醛固酮合成增加导致远端肾小管重吸收钠增加。最终结果表现为低钠排泄分数（ < 1%）。肾前性氮质血症出现例外的高钠排泄分数的情况包括检查之前 24 h 内利尿药的应用、糖尿、代谢性碱中毒伴有尿碳酸氢盐升高，钠丢失减少、慢性肾脏疾病伴有基础钠排泌增高。低钠排泌分数也可见于急性肾小球肾炎的早期、尿路梗阻、色素肾病、造影剂引起的 AKI。

动脉有效循环血容量降低同样刺激抗利尿激素的释放，致使远端肾小管重吸收水分和尿素增加，在应用高渗液体的烧伤或者创伤患者中当肾前性氮质血症发生时，尿素氮排泄分数降低（ < 35%）是特别有用的指标。由于肾前性氮质血症肾小球滤过的尿素被重吸收而肌酐被排泄。血尿素氮和血肌酐的比值也增加至 > 20 ：1（正常 10 ：1）。引起肾前性氮质血症的主要药物有血管紧张素转化酶抑制药（ACEI）、血管紧张素受体拮抗药和非甾体类抗炎药（包括 COX-2 抑制药）。ACEI 可以扩张肾小球出球小动脉、减少肾小球滤过压。在某些特定的人群如双侧肾动脉狭窄的患者，肾小球滤过率主要依赖血管紧张素Ⅱ的作用，如果这些患者服用 ACEI 类药物，即使肾血流量没有变化，肾小球滤过率会迅速下降。非甾体类抗炎药通过阻断前列腺素对肾内血管的扩张效应引起肾前性氮质血症。对于有效动脉循环血容量减少的患者，例如充血性心力衰竭、肾病综合征、肝脏疾病和已有肾功能不全者应避免使用这些药物。

2. 肾实质性急性肾损伤　肾实质性急性肾损伤分为四类：肾小管疾病、肾小球疾病、间质性疾病和肾血管性疾病。

（1）急性肾小管坏死：急性肾小管细胞损伤是肾实质性 AKI 最常见的病因，占所有医院获得性 AKI 的 90%，急性肾小管坏死是这类肾实质性 AKI 的通称，一般由缺血、脓毒症或者毒素引起。急性肾小管细胞损伤导致的急性肾小管功能障碍比真正的细胞坏死更为常见。如果不是缺血严重到肾皮质坏死并伴有严重的少尿或无尿，急性肾小管坏死往往是可逆的。

缺血后肾小管细胞损伤或者死亡通过一系列机制对于 GFR 的改变发挥重要作用。在 AKI 的初始阶段，ATP 缺失导致近端小管细胞、内皮细胞和平滑肌细胞损伤和凋亡。AKI 的发展阶段是持续的缺血、血管内瘀血和进行性低氧。内皮细胞的损伤和活化导致血管活性介质的失衡和持续性血管收缩，在外层髓质表现明显。这些血管活性物质和内皮损伤共同作用致使血管通透性增加，肾间质压力上升，毛细血管血流量随之减少，这样导致在再灌注过程中持续低氧，促进了这一区域细胞的损伤和凋亡。这一病理生理过程最终的结果是 GFR 的进一步下降。随后 AKI 进入持续阶段，血尿素氮和肌酐持续上升。如果没有进一步的损伤，在 1 ~ 2 周或以后进入恢复阶段。在所有阶段都存在细胞凋亡，有利于损伤细胞的重塑，恢复正常的结构和功能状态。大多数细胞通过细胞修复恢复正常，一部分上皮细胞再分化、复制、迁移至上皮缺损处，然后附着于基底膜，重建其极性结构。

（2）急性肾损伤与脓毒症：有 20% ~ 25% 的脓毒症患者和 51% 的脓毒症休克患者发生 AKI，脓毒症和 AKI 同时存在时死亡率高达 70%，而单纯 AKI 患者死亡率为 45%。因此脓毒症相关的 AKI 是一个严重的临床问题。实验研究表明：AKI 合并脓毒症早期的主要致病因素是肾血管收缩而肾小管功能正常，肾小管重吸收水钠增多。因此早期干预可以阻止 AKI 的进展和细胞损伤。肾血管收缩至少部分是由于肿瘤坏死因子促进内皮素释放的作用。内皮细胞的损伤、氧自由基的产生、补体途径的激活和弥散性血管内凝血都在缺血性 AKI 的病理生理过程中发挥着作用。

既然脓毒症和 AKI 的早期阶段是潜在可逆的，这应该是干预治疗的最佳时机，然而对于进入 ICU 72 h 内的 AKI 患者进行干预治疗的有关临床试验并没有得到阳性结果，脓毒症患者死亡率反而有所增加。而超过 200 例患者的随机研究发现：入院 6 h 内的目标指导的治疗方法是有效的。用这种方法治疗的患者多器官功能障碍评分和院内死亡率明显低于标准治疗的患者。目标指导的治疗方法包括容量扩充和血管加压素应用，保持平均动脉压在 65 mmHg 以上，若中心静脉氧饱和度低于 70%，则输注红细胞使血红细胞比容维持在 30% 以上，若这些措施无法使中心静脉氧饱和度 > 70%，则应用多巴胺。

（3）肾毒性物质：肾毒性物质引起肾小管细胞损伤的机制包括直接细胞毒作用、血管收缩和肾小管堵塞。

（4）外源性肾毒性物质：

①抗生素：肾毒性物质例如氨基糖苷类、重金属、膦甲酸、潘他米丁、两性霉素可以直接引起肾小管细胞损伤，氨基糖苷类物质的肾毒性最重要的表现是继发于急性肾小管坏死的 AKI，发生在 10% ~ 20% 的应用氨基糖苷类药物患者中。维持血药浓度在治疗范围内能够减少但不能完全消除肾毒性风险。肾毒性肾病的危险因素包括：肾毒性药物大剂量或者重复使用、长时间治疗、高龄、容量减少、有效动脉血容量下降、共用其他引起肾脏缺血或具有肾脏毒性的药物。再次强调：患者动脉有效血容量减少是肾毒性物质引发 AKI 的高危因素。这种协同作用可以使肾毒素导致的 AKI 发病率增高 10 倍。

氨基糖苷类药物导致的 AKI 往往尿量正常，尽管同时伴有肾低灌注，患者血尿素氮和肌酐可能在药物应用后 48 h 升高，但通常临床表现为药物应用后 1 周上述指标升高。患者可能伴有低镁血症或者尿量增多。每天 1 次给药能达到每天多次给药的疗效而肾毒性减轻。对于已有慢性肾脏疾病的患者应避免给药。

环孢素和他克莫司的肾毒性具有剂量依赖性，血药浓度的升高有助于预测肾衰竭。许多患者需要行肾活检来鉴别肾毒性和其他病因导致的 AKI。通常在药物减量或者停药后肾功能会有所改善。

②造影剂：造影剂可以引起肾血管收缩和直接细胞损伤，典型的造影剂肾病表现为造影后 24 ~ 48 h GFR 的急剧下降。基础肾功能减退、糖尿病肾病、严重的心力衰竭、容量减少、高龄、大剂量造影剂的应用以及同时暴露于其他肾毒性物质均更容易导致 AKI 的发生，因此在造影前需行扩容治疗。

③肾小管内堵塞：AKI 可以发生在肿瘤细胞快速崩解的恶性肿瘤患者（肿瘤溶解综合征）。这种细胞的崩解是自发或者发生在化疗后，由于尿酸产生增多表现为高尿酸血症，引起尿酸性肾病，血尿酸水平峰值往往 > 20 mg/mL。预防 AKI 发生的措施包括尿量维持在 3 ~ 5 L/d；在化疗前开始应用别嘌醇。别嘌醇可以抑制嘌呤氧化酶，碱化尿液同样可以促进嘌呤的溶解和排泄。静脉应用嘌呤氧化酶可以快速降低血尿酸水平，它能够将尿酸转化为更易溶解的 5- 脲基乙内酰脲。一些治疗性药物例如阿昔洛韦、磺胺类药物、甲氨蝶呤、氨苯蝶啶，以及骨髓瘤轻链引起的 ATN（主要病理生理学改变是肾小管堵塞），为了尽量减少这些药物的肾毒性，需要进行水化疗法和增加尿量。

④乙二醇：通常以防冻剂形式摄入的乙二醇，可以产生阴离子间隙增大的严重代谢性酸中毒，乙二醇被乙醇脱氢酶代谢为羟基乙酸和草酸，它们对于肾小管细胞具有毒性作用。多处组织的草酸钙沉积导致低钙血症，尿沉渣中往往可以找到草酸钙结晶。积极静脉滴注碳酸氢钠能够促进乙醇酸的排泄，同时静脉给予乙醇或者甲吡唑阻止乙二醇的代谢。许多患者需要急诊透析以清除乙二醇和乙醇酸，纠正代谢性酸中毒。

⑤内源性毒素：横纹肌溶解导致的肌红蛋白尿是 AKI 的常见病因，在血容量减少同时坏死肌肉组织释放的大量肌红蛋白可以导致急性肾小管坏死。横纹肌溶解的患者往往有肌肉疼痛的症状，血肌酸磷酸激酶水平升高，同时可以出现电解质紊乱如高钾血症和低磷血症：滥用可卡因、精神抑制药恶性综合征、治疗高脂血症的 β - 羟 [基]- β - 甲 [基] 戊二酸单酰辅酶 A（HMG-CoA）也可引起横纹肌溶解。患者尿色呈暗棕色，因为肌红蛋白的存在，即使没有红细胞尿潜血也呈阳性，其他表现有高钾血症、高磷血症、低钙血症以及随后的高钙血症。最重要的治疗措施是快速的血容量的补充，最近的救治经验提示早期快速的容量补充和碱化尿液能够预防 AKI 的发生。

严重的输血反应或者蛇咬伤会出现血管内大量溶血，导致血红蛋白尿和急性肾小管坏死。这种情况下肾脏损伤的原因是血红蛋白管型堵塞肾小管、血容量减少和肾缺血。与肾小管坏死的其他类型相比，患者钠排泄分数常常 < 1%，提示患者存在肾小管堵塞而不是肾小管坏死。

（5）肾小球疾病：肾小球肾炎的特征是高血压、蛋白尿和血尿。引起 AKI 的肾小球肾炎往往是指急进性肾小球肾炎（RPGN）。RPGN 发生于系统性红斑狼疮、Wegener 肉芽肿、结节性多动脉炎、Goodpasture 综合征、Henoch-Schonlein 紫癜、感染导致的免疫性肾小球肾炎和溶血尿毒症综合征。这些病因占总体 AKI 的 5%。

（6）间质性肾炎：许多药物通过特殊的免疫介导机制引起间质性肾炎。临床相关表现有发热、荨麻疹和尿嗜酸粒细胞增多。许多药物能够引起急性间质性肾炎，最常见的是非甾体类抗炎药（NSAIDs）、青霉素、环孢素、磺胺类药物、利尿药和别嘌醇。医院内的 AKI 通常是多因素的，因此仔细分析每位患者的疾病进程和药物治疗史非常重要。

（7）血管性疾病：动脉栓塞性疾病是 AKI 另一重要的病因，尤其是在老年患者。在侵入性的血管检查、治疗或者严重创伤后 1 d 到几周期间均可出现。典型表现是下肢皮疹、网状青斑和尿嗜酸粒细胞增多。此类情形没有特殊的治疗办法。应该控制患者的血压、限制过多的动脉内介入操作。

3. 肾后性急性肾损伤　肾后性 AKI 的主要病因包括良性前列腺肥大、前列腺癌、腹腔肿瘤、后腹膜纤维化、后腹膜淋巴瘤、转移性肿瘤和肾结石。凝血块堵塞尿路也可表现为梗阻。B 超检查显示肾积水是梗阻的主要征象，在梗阻早期或者后腹膜纤维化时，B 超检查可出现假阴性。

三、预防

AKI 最重要的是预防，确定高危人群，采取预防性措施和积极监测至关重要。AKI 危险因素包括血容量减少、低灌注、基础肾功能差和应用血管收缩性药物。

AKI 的预防主要是确定高危人群，纠正血容量不足，持续的血容量不足会延长进展期，导致 ATN 加重。积极恢复循环血容量能够大幅度减少大手术或创伤后的 ATN 的发生率。院内发生的 AKI 死亡率较高，因此预防 AKI 很迫切，尤其是行介入治疗或者应用肾毒性药物。在血管造影或手术前纠正低血容量（恢复动脉有效血容量）、患者肾功能减退时咨询肾科医师均能降低 AKI 的发生率。为了预防造影剂肾病，滴注生理盐水（造影前后分别给予 1 mL/kg 持续 12 h）比其他常用的药物例如甘露醇和味塞米更有效。N-乙酰半胱氨酸和碳酸氢钠静脉滴注也可能有利于预防造影剂肾病。由于许多患者的缺血性或者肾毒性 AKI 源自脓毒症或肾毒性抗生素的使用，所以控制感染和密切监测感染是重要的措施。

四、临床表现

1. 症状和体征　患者往往症状局限，没有诊断价值。AKI 的症状包括氮质血症和基础疾病的相关症状。有提示作用的症状包括尿量减少和暗棕色尿，氮质血症患者主诉有厌食、恶心、口内金属感、瘙痒、意识模糊、液体潴留和高血压。体检可以发现体内容量超负荷、心包摩擦音、扑翼样震颤，因此对高危患者进行侵入性监测是必要的。

2. 实验室检查　AKI 的诊断有赖于血尿素氮和肌酐的升高。血清胱氨酸蛋白酶抑制剂 C（cystatin C）也是 AKI 的有用标记物，能比血肌酐早 1 ~ 2 d 提示 AKI。Cystatin C 是有核细胞以恒定速率持续产生的一个 13kDa 内生半胱氨酸蛋白酶抑制剂。它经肾小球自由滤过、重吸收和代谢，但是肾小管不分泌。

肾实质性 AKI 的分类很大程度上依赖尿液检查分析，例如缺血或者肾毒性引起的 AKI 尿液分析显示轻微蛋白尿，经常可见颗粒管型。然而在急性肾小球肾炎常见明显蛋白尿、白细胞、红细胞和细胞管型。间质性肾炎的尿液分析显示微量到中等程度的蛋白尿、白细胞、红细胞以及嗜酸粒细胞。清洁的晨尿尿常规检查，隐血阳性而没有红细胞提示肌红蛋白或者游离血红蛋白的存在，预示横纹肌溶解或者溶血。尿中嗜酸粒细胞的存在提示急性间质性肾炎，也可能是肾动脉栓塞或者肾盂肾炎。特异性的尿结晶也能提示 AKI 的病因，例如草酸钙结晶见于乙二醇摄入病例，尿酸结晶见于肿瘤溶解综合征。在肾前性氮质血症患者的鉴别诊断中尿液分析是必需的。肾小球肾炎和急性间质性肾炎的诊断需要肾活检。表 9-1 列出了对于 AKI 分类具有提示作用的尿液结果。

表 9-1　AKI 的尿液检查结果

病因	尿沉渣	FE_{Na}FE - urea*（%）	尿蛋白
肾前性氮质血症	偶见透明管型	< 1　< 35	没有或微量
缺血	皮细胞，颗粒管型	> 2　> 50	微量至少量
急性间质性肾炎	白细胞、白细胞管型、嗜酸粒细胞、红细胞、上皮细胞	> 1	少量至中等量
急性肾小球肾炎	变形红细胞、红细胞管型	早期 < 1	中等量至大量
肾后性	偶见透明管型、红细胞	早期 < 1，晚期 > 1	没有
肿瘤溶解	尿酸结晶	没有或微量	
动脉 / 静脉血栓	红细胞	少量至中等量	
乙二醇	草酸钙结晶	没有或微量	

注：*FE_{Na*} 滤过钠排泄分数；FE-urea. 尿素排泄分数。

需要注意的是很高的血肌酐水平不能排除肾前性氮质血症。低的钠排泄分数（ < 1%）提示肾前性氮质血症是 AKI 的病因。如果患者原有慢性肾脏病，在发展成 AKI 之前较高的钠排泄分数并不能提示 ATN。因为 CKD 患者可能已有数天而不是数小时来适应容量减少，钠排泄分数可以假性升高。超声检查可以评估泌尿系统是否有梗阻。如果临床需要，可以行核素扫描和多普勒血流量检查或者血管造影。

五、并发症

1. 高钾血症　AKI 患者血钾迅速升高，尤其是肌肉损伤、溶血时的细胞溶解、胃肠缺血、肿瘤溶解综合征、高热或者输血。代谢性酸中毒时由于钾从细胞内移至细胞外，加重了高钾血症。应用高糖胰岛素或者碳酸氢钠、口服钾结合树脂均可以暂时降低血钾浓度。然而如果肾衰竭持续进展，高钾血症将再次出现，最终只能依靠肾替代治疗。由于 AKI 患者更易出现高钾血症的心脏毒性作用，血钾水平应尽可能控制在非毒性水平。钾是小分子物质易于透析清除，即使血流量 200 mL/min，透析液钾浓度 1 mmol/L，初始血钾浓度 6 mmol/L，每小时也可以清除 60 mmol 钾。

2. 代谢性酸中毒　用产生氢离子的正常速率 1 mmol/（kg・d）很难解释代谢性酸中毒的严重程度。AKI 患者往往处于高代谢状态（高热、创伤、脓毒症），加上由于无氧代谢（低灌注）发生的乳酸中毒，以及继发于 CO_2 潴留的呼吸性酸中毒，从而导致严重的酸血症（pH < 7.1）。这导致严重的负性肌力作用和代谢效应。由于患者存在容量超负荷和高钠血症，应用碳酸氢钠纠正酸中毒作用有限。而碳酸氢盐通常被用作透析液的缓冲成分，透析能够合理控制代谢性酸中毒，清除脏器中的酸性物质。已经证实连续性血液透析能有效纠正严重酸中毒。

3. 容量超负荷　在少尿型 AKI（尿量 < 400 mL/d）容量超负荷是主要的问题。重症患者发生容量超负荷的风险较高。由于需要静脉给予药物、营养和血制品，另外患者要早期接受积极的液体复苏，液体限制往往不可行。而疾病后期液体再分布可能导致肺水肿和外周水肿。

最有用的治疗措施是袢利尿药，呋塞米或者其他袢利尿药可以静脉推注或者持续静脉滴注。在 AKI 的早期给予这种干预，同时限制液体输入能够预防或者减少容量负荷。因为 AKI 时肾自身调节功能缺失，更易受到低血压的影响，应用利尿药时注意避免容量减少。

血液滤过或者持续性肾替代治疗（CRRT）通过对流清除液体和小分子溶质，在血流动力学不稳定患者这是较好的治疗方式，容量过多的少尿患者当接受大量的治疗性液体输入时，应该尽早进行肾替代治疗来预防肺水肿。由于低血压后肾再灌注损伤将延迟肾功能恢复，应避免低血压的发生。

4. 低钠血症　低钠血症通常与容量过多有关，临床表现主要为神经系统症状。有症状的低钠血症应给予积极治疗，注意不要纠正过快。如果电解质紊乱持续超过 48 h，血钠水平上升过快会导致脑桥中央髓鞘溶解。血钠变化目标范围是 1 ~ 2 mmol/（L・h），直到症状缓解或者血钠水平提高到 120 mmol/L。

5. 贫血　AKI 患者贫血很常见，许多机制与之有关。最常见原因是促红细胞生成素产生减少，同时机体对它的反应也降低。另外红细胞脆性增加导致红细胞破坏率增高。而且 AKI 患者的氮质血症继发的血小板功能不全增加多部位出血倾向。

6. 高磷血症　高磷血症在 AKI 也很常见，主要机制是肾排泄减少，组织破坏和细胞内磷转移至细胞外。如果患者能够进食，可以应用口服的磷结合剂如碳酸钙、醋酸钙、司维拉姆或者碳酸镧。如果钙磷乘积 > 70 或者血磷浓度超过 5.5 mmol/L，需使用非钙磷结合剂如司维拉姆或者碳酸镧。

7. 其他电解质紊乱　低钙血症虽然常见，但基本不需要治疗。造成低钙血症的因素有低镁血症和高磷血症、对甲状旁腺激素抵抗、活化维生素 D 的缺乏、组织中钙螯合、使用枸橼酸储存的血制品、碳酸氢钠的应用。个别患者会因为潜在的恶性肿瘤或者骨髓瘤而表现为高钙血症。横纹肌溶解时也可以出现高钙血症。

六、治疗

1. 肾前性氮质血症　肾灌注恢复后肾前性氮质血症能迅速逆转。如果血细胞比容特别低，给予浓缩红细胞能够理想纠正出血导致的低血容量，没有活动性出血时可给予等渗生理盐水。最近发现常规应用胶体溶液有副作用，目前对于它的应用存在疑问。所有患者应监测血钾和酸碱状态。心力衰竭需要应用儿茶酚胺和减轻心脏前后负荷的药物积极治疗。有时需行主动脉球囊反搏术。液体治疗对于肝硬化的患者特别有难度，需要密切监测以防止腹水增加。

2. 急性肾小管坏死　急性肾小管坏死的治疗通常是支持性治疗为主。可以尝试给予袢利尿药如呋塞米，将少尿型转化为非少尿型 AKI。然而需避免因为利尿药的使用导致的容量减少。如果患者尿量很少，不宜使用甘露醇，因为它使血管内容量扩张，能促进充血性心力衰竭的发生。少尿型 AKI 的治疗包括限制液体入量及钾和磷的摄入。

前瞻性的临床研究并没有证实小剂量多巴胺对于 AKI 或者 ATN 患者肾功能具有保护或者改善作用，同样也不能提高患者生存率或者降低透析的比例。

3. 肾脏替代治疗在 AKI 中的作用　透析是唯一的 FDA 批准的 AKI 治疗措施。对于血流动力学稳定的 AKI 患者血液透析是标准治疗方法，部分患者应用了 CRRT 和腹膜透析。选择哪种治疗方式取决于患者的代谢状态、血流动力学是否稳定，以及治疗的首要目标是清除溶质还是水分，抑或两者均有。

（1）透析指征：肾替代治疗的指征包括体内液体超负荷、高钾血症、严重的代谢性酸中毒、氮质血症、出现尿毒症症状例如心包炎、脑病或者其他难以解释的精神状态下降，以及体内存在过量的能被透析清除的药物 / 毒物。

为了降低死亡率，应该在肾衰竭并发症出现前行透析治疗。为了防止并发症的发生，肾科医师经常在血尿素氮上升至 60 ~ 80 mg/dL 而没有出现上述指征之前开始肾替代治疗。目前在成年人 AKI 腹膜透析较少应用，这种方式可应用于血管通路建立有困难、存在抗凝禁忌、血流动力学不稳定的患者。

（2）血液透析：间断血液透析用来控制 AKI 患者的代谢紊乱和容量平衡，高代谢患者需要更积极的透析来维持机体最佳稳定状态或稳定的时间平均溶质浓度。相比常规透析，每日透析可能使尿毒症控制得更好，低血压事件发生少，AKI 患者得到更好的治疗效果。

（3）连续性肾替代治疗：连续性肾替代治疗（CRRT）是指以连续的方式进行透析（弥散清除溶质）或滤过（对流清除溶质）治疗。治疗方式包括连续性静脉 – 静脉血液滤过（CVVH）、连续性静脉 – 静脉血液透析（CVVHD）、连续性动脉 – 静脉血液透析（CAVHD）、连续性静脉 – 静脉血液透析滤过（CVVHDF）、缓慢连续性超滤（SCUF）和持续低效血液透析（SLED）。

在伴有 AKI 的重症患者治疗中，理论上 CRRT 比间断血液透析更具有优势。这些优势包括精确的连续性容量控制、增加的透析剂量、血流动力学稳定、能够提供积极的营养支持、逐渐而连续的液体和溶质清除、可能具有的抗炎作用。多器官衰竭或者脓毒症患者需要大量的血液制品、血管收缩药物和营养物质，连续性治疗能够安全有效清除液体，获得最佳的容量平衡。可能清除炎症因子是 CRRT 的另一个优势，许多脓毒症的炎性介质分子量低于滤器的截留分子量，可以被滤器滤出。CRRT 也适用于颅内压升高、合并暴发性肝衰竭的 AKI 患者。

多项研究试图评估 CRRT 治疗 AKI 的合适剂量。在一项研究中依据置换液量随机分为三组：20 mL/（kg·h）、35 mL/（kg·h）、45 mL/（kg·h）。尽管非脓毒症患者中等剂量组 [35 mL/（kg·h）] 的生存率明显高于低剂量组，但高剂量组 [45 mL/（kg·h）] 和中等剂量组相比并不能进一步提高生存率。另外一项研究中比较超滤率 25 mL/（kg·h）的 CVVH 和 42 mL/（kg·h）[25 mL/（kg·h）超滤率和 18 mL/（kg·h）透析液流速] 的 CVVHDF。结果发现较高剂量的 CVVHDF 能够提高生存率。这些结果提示通过增加对流或者弥散可以实现与增加溶质清除有关的益处。因此目前的数据支持 CRRT 治疗中至少给予 35 mL/（kg·h）剂量。但是更高剂量没有显示更高的生存率。

与间断血液透析和低剂量 CRRT 比较，伴有 AKI 的重症患者加强肾支持治疗并没有降低死亡率、提高肾功能恢复率或者减少非肾衰竭发生率。

CRRT 也有一些不利方面，管路越来越复杂，许多时候需要更换管路，持续性应用抗凝药也增加了出血的风险。

（4）急性肾损伤的营养治疗：最近的证据提示对于慢性肾功能不全和 AKI 患者的营养方面应给予更多的重视。休克、脓毒症、烧伤或者横纹肌溶解导致的患者机体高代谢很常见。脓毒症患者产生的细胞因子包括白介素和肿瘤坏死因子能增加骨骼肌细胞断裂。大量的蛋白质代谢加速了血钾、血磷和氮质产物水平升高。AKI 时糖内生增加，蛋白质降解增多而合成减少。胰岛素抵抗、继发性甲状旁腺功能亢进、胰高血糖素增加和代谢性酸中毒都促进了 AKI 患者营养不良的发生。

肾替代治疗本身能够通过一些机制增加代谢水平。在 RRT 治疗过程中不可避免丢失营养物质，这也会增加代谢。应用高通量透析膜比低通量透析膜丢失的氨基酸增加 30%，治疗期间每天氨基酸的丢失量在 7 ～ 50 g，这种营养物质不可避免的丢失使 AKI 患者处于负氮平衡。除了代谢增加，AKI 患者也出现营养物质利用率下降情况，胰岛素样生长因子的异常阻碍了营养成分的利用。尽管在肾衰竭时生长激素水平升高，但在细胞水平存在生长激素抵抗，而且许多患者因为恶心呕吐不能进食，营养不良是 AKI 患者预后不良的因素。

AKI 患者蛋白质摄入量应在 1.2 ～ 1.4 g/kg，同时每天所需热量的 20% ～ 25% 由脂类提供，糖通常提供 70% 热量。AKI 患者的估计热量需要为 30 ～ 40kcal/（kg·d）。维生素和矿物质的需要量尚未确定。因为 CRRT 过程中丢失水溶性维生素，应该给予补充。因为血液透析和 CRRT 治疗对于营养需求是不同的，需要进行对照研究。

七、预后

尽管治疗技术有所提高，AKI 患者的生存率始终维持在 50% 左右。住院 AKI 患者的预后很大程度上依赖治疗的地点（ICU 或者病房）。肾小管坏死引起的 AKI 无尿期持续 1 ～ 2 周，也可能持续 4 ～ 6 周，随后是多尿期。尽管尿毒症和容量超载能够用透析控制，AKI 以及并发症加重了患者的不良预后。基础疾病的严重程度和器官衰竭的数量影响 AKI 患者的生存率。机械通气的 AKI 患者死亡率是 80%，随着非呼吸系统器官衰竭数目增多，死亡率明显上升。在手术后或者老年患者无尿型 AKI 死亡率高于其他形式的 AKI。值得注意的是出院后相当一部分患者需要长期的肾替代治疗。

总之，对于临床医师和研究人员来说，AKI 仍然是医学难题。识别高危患者、实施预防性措施和积极的监测、早期治疗将比肾脏替代治疗更有效。

第二节　肝肾综合征

肾功能不全在晚期肝病患者中是一常见而严重的问题。据估计，在所有伴肝硬化的住院患者肾功能不全的发生率为10%。它是一种综合征，临床特点是：①少尿、严重肾性钠潴留及快速进展性氮质血症；②循环不稳定，伴随显著的体动脉舒张和血管活性系统的激活；③预后差。1型肝肾综合征患者不治疗时的平均存活时间为1～2周，而2型肝肾综合征的1年存活率约20%。然而，肝肾综合征被认为是一种功能性的肾衰竭，因为当肝肾综合征患者的肾被移植到另一肾衰竭患者后，移植肾能重新恢复正常的肾功能。同样的，终末期肝硬化患者进行肝移植后，尽管在术后相当长的时间内肾功能保持异常，但也会得到改善。

肝肾综合征定义为在没有任何确定的肾脏病理改变时，晚期肝衰竭（急性或慢性）患者发生肾衰竭。这是一种排除性诊断，即排除所有的其他引起肾衰竭的因素，包括功能性或器质性的因素。国际腹水协会（The Intemational Ascites Club，IAC）进一步定义了肝肾综合征的诊断标准。需要强调的是，对于肝肾综合征的诊断，尿液检查结果有诊断意义，但不是必要的条件。例如肝肾综合征患者通常尿量＜500 mL/d；但部分患者尿量并不减少。尿钠排泄通常＜10 mmol/d。然而，也有详细记录的肝肾综合征病例报道了尿钠排泄＞10 mmol/d。最后，虽然大多数肝肾综合征患者的尿渗透压高于血浆渗透压，但是随着肾衰竭的进展，也会出现尿渗透压降低。

国际腹水协会将肝肾综合征分为1型和2型。1型肝肾综合征的特点是肾功能快速减退，即2周内血清肌酐倍增至220μmol/L以上或者肌酐清除率倍减至20 mL/min以下。临床表现为急性肾衰竭。患者一般病情严重，伴有明显的黄疸和严重的凝血障碍。2型肝肾综合征肾功能恶化较为缓慢，即在数周至数月内血清肌酐增高至133μmol/L以上或肌酐清除率降低至40 mL/min以下。临床表现为渐进性肾衰竭伴肝硬化和顽固性腹水。

一、发病机制

肝肾综合征的病理生理学机制十分复杂，主要特点是肾低灌注，这归因为肾灌注压下降和肾血管收缩，并导致肾血流量和肾小球滤过率下降。在终末期肝硬化患者中，肝肾综合征的发展涉及很多病理生理学因素。

1. 肝硬化的血流动力学改变　肝硬化和肝门静脉高压有以下特点：心排血量增高，体循环血管阻力下降，也就是所谓的高动力性循环。高动力性循环的基础是系统动脉舒张，后者主要发生在内脏循环中，它是由于以下两个原因产生：肝硬化和过量的血管舒张因子引起肝门静脉血流阻力增高，和（或）血管对内源性血管舒张因子反应性降低。临床上，系统动脉舒张表现为系统循环低血压、心动过速、脉压差增大和肢体末端皮温增高。为了维持内环境的稳定性各种血管收缩系统反应性激活，包括肾素－血管紧张素系统、交感神经系统和精氨酸加压素，将对抗血管舒张因子引起的血管舒张效应，进而使肾保留钠和水以达到维持血流动力学稳定。随肝硬化进展，体循环低血压随体动脉舒张的增加而加剧，在某一时候肾脏灌注压就会下降。一旦结合体循环血管收缩因子水平增高，总体肾血流量逐渐地减少。当内源性血管舒张因子的产生速度无法阻止肾血流量的下降时，肾衰竭必然发生。

2. 系膜细胞收缩　肾脏血流量下降幅度相似的肝硬化患者，并不一定都会发展成肝肾综合征。因此一定还有其他因素参与疾病的发生。除了降低的肾血流量，各种血管收缩因子，特别是内皮素和白三烯，也可以引起系膜细胞收缩，从而减少肾小球超滤系数，进一步降低了肾小球滤过率。

3. 肝门静脉高压的作用　肝门静脉高压与肾血流量的减少有关，在肝肾综合征的发病机制中具有一定的作用。交感神经系统可能是肝门静脉高压和肾血流动力学之间的纽带。

4. 肝功能异常的作用　肝硬化时，由于肾血管舒张因子减少引起的肾低灌注，也可能与肝功能异常有关。然而，肝功能异常能够直接介导肾血管舒张因子减少的机制尚不明确。有可能肝参与了肾血管舒张因子的合成或释放，例如一氧化氮（NO）。肝衰竭引起的重度黄疸增加了肾血管对去甲肾上腺素的缩血管作用的敏感性，导致去甲肾上腺素的肾血管收缩作用放大。在胆汁瘀积时，高浓度的胆汁酸能引起动脉舒张，所以加剧了血流动力学的不稳定性。这就是所谓的肝功能异常“使局势更糟。”重度黄疸对患者（胆红素 > 510 μ mol/L）还有直接的胆红素肾毒性损害。

5. 诱因　至少有 50% 的肝肾综合征患者在刚入院时肾功能正常或接近正常。因此，内科医师对患者的医疗操作往往诱发了肝肾综合征。这些诱因进一步导致了有效循环血容量减少，扩大了血流动力学的不稳定性，导致肾灌注进一步降低和肾小球滤过率的减少。

（1）利尿药治疗：伴有顽固性腹水（表 9-2）的肝硬化患者由于存在有效循环血容量的减少，利尿药治疗效果不佳。利尿药治疗进一步加剧了有效循环血容量的减少，使患者倾向于发生肝肾综合征。当患者对利尿药反应不佳时，临床医师倾向加大利尿药的剂量，而不顾逐渐升高的血清肌酐水平。即使在“正常”血清肌酐水平时，肝硬化伴顽固性腹水的患者一般每天仅排出约 500 mL 的尿液。所以，当逐渐加大利尿药剂量没有引起尿量增加或尿钠排泄增加时，再进一步增加利尿药剂量就会加大这些患者发生肝肾综合征的可能性。相反地，在顽固性腹水同时伴有血清肌酐水平增高的患者，减少利尿药剂量可能逆转肾功能不全。

表 9-2　顽固性腹水的定义

每周体重减少≤ 1.5 kg，同时	
用 400 mg 螺内脂， 或 30 mg 阿米洛利， 加 160 mg /d 呋塞米	≥ 1 周，同时
饮食限钠≤ 50 mmol/d	

（2）大量腹水引流：大量腹水引流导致高动力循环的加剧。体循环约在大量腹水引流后的 24 h 后更加舒张。随后出现的血管收缩系统的进一步激活使患者更易发生肝肾缩合征。降低引流的速度可能潜在地预防有害的血流动力学后果并且减少发生肝肾综合征的风险。

（3）自发性细菌性腹膜炎：据估计至少 30% 的自发性细菌性腹膜炎的患者，若没有进行足够的抗感染治疗，最终发展成肝肾综合征。目前存在这一假说：肝硬化形成的脓毒血症介导了各种细胞因子和内毒素的产生增加，它们反过来刺激一氧化氮和其他血管舒张因子的产生，从而导致了进一步的动脉血管舒张。所以，自发性细菌性腹膜炎加剧了有效循环血容量的减少并增加了体循环血流动力学进一步恶化的风险，导致肾功能减退。

（4）胃肠出血：急性失血伴急性血容量减少常导致肾小管坏死而不是肝肾综合征。然而，肝硬化失代偿期伴胃肠出血的患者可以发生全身炎症反应综合征，与多种细胞因子激活相关，临床表现为体温增高、心动过速、呼吸窘迫、白细胞增多伴或不伴感染。这些细胞因子可以刺激一氧化氮和其他血管舒张因子的产生。因而，伴胃肠出血的这些患者同样也有体循环动脉血管舒张的倾向，原因是伴随的炎症反应将产生更多的舒张因子，加重了有效动脉的充盈不足。胃肠出血也使肝硬化患者更易发生感染，而感染又预示了第一次出血事件控制后的再出血可能。肝硬化伴胃肠出血患者出现感染增加了炎症反应和细胞因子的产生，进一步扩大了血流动力学的不稳定性和增加发生肝肾综合征的可能性。在肝硬化伴胃肠出血的患者中，常规应用预防性抗生素，结果与出血事件相关的肝肾综合征发病率得到了显著的降低，从而支持这一假设。

（5）胆汁瘀积：急性胆汁阻塞与肾损伤的发生有关。胆汁中的 F2- 异前列烷的生成增加可以引起肾衰竭，因为 F2- 异前列烷是潜在的肾血管收缩因子，而且应用减少 F2- 异前列烷水平的抗氧化剂可以改善肾功能。胆汁瘀积本身对循环系统有害，所以当胆汁瘀积与肝硬化及肝门静脉高压同时发生时，患者的循环系统不稳定性增加，容易发展为肝肾综合征，这也就不足为奇了。

（6）肾毒性药物：在肝硬化患者中应用非选择性非甾体类抗炎药（NSAID）后肾灌注及肾小球滤过率的减少，这继发于肾血管舒张性物质——前列腺素的产生受到 NSAID 的抑制。另外，NSAID 削弱了肾水钠的排泄，这些影响独立地造成肾血流动力学的恶化，特别是在肝硬化合并感染的患者中，因为这些患者依赖肾产生的前列腺素来抵抗各种血管收缩因子的作用。所以为了避免肝肾综合征的发生，腹水性肝硬化患者不应接受 NSAID。肝硬化患者依赖于激活的肾素 – 血管紧张素系统来维持体循环血压，所以，血管紧张素转化酶抑制药和血管紧张素Ⅱ拮抗药的应用能导致肝硬化患者动脉低压和加速肾衰竭的发生。

肝肾综合征的发病机制可以归纳为两点理论。肝硬化伴活动性肝病和大量腹水的循环状态十分脆弱。各种激活的补偿机制维持了循环稳定性（第一点）。若肝病进一步发展合并循环的恶化，将导致肝肾综合征的发生（非诱发性病例）。或者诱发因素的出现将导致体循环快速恶化，发生肝肾综合征（第二点）。

二、临床表现

1. 1 型肝肾综合征　1 型肝肾综合征的特点是肾功能快速地、进行性地恶化。患者通常伴有重度失代偿期肝硬化、黄疸和低钠血症。少尿和肌酐升高在几天之内发生。约半数患者没有明显诱发因素。另一半患者的肝肾综合征继发于某些清晰的诱发因素，如感染、胃肠大量出血或者在没有扩充血容量时过度利尿或腹水大量引流（ > 5 L）。体检发现：这些患者通常有肝衰竭的红润面容或蜘蛛痣，可能出现伴扑翼样震颤或亢进的脑病，但是不到最后阶段患者不会昏迷。

临床上，患者可能出现循环血容量减少伴颈静脉压降低。这是明显的高动力性血循环伴心动过缓、正常血压偏低或低血压、心前区收缩期杂音。常出现大量腹水并伴或不伴有下肢水肿。

多年来，已发现多个 1 型肝肾综合征患者发病的高危因素（表 9–3）。这些因素均与严重的血流动力学不稳定性和明显的肾水钠潴留有关。

表 9–3　1 型肝肾综合征患者发病的高危因素

• 动脉血压低
• 肾小球滤过率 < 50 mL/min
• 血肌酐 > 133 μ mol/L
• 血尿素氮 > 21 mmol/L
• 低钠血症
• 高钾血症
• 尿钠排泄减少
• 血浆渗透压低
• 尿渗透压增高
• 液体超负荷后自由水排泄减少
• 血浆肾素活性增加
• 血浆去甲肾上腺素增加

2. 2 型肝肾综合征　2 型肝肾综合征患者的血清肌酐水平相对稳定，在几个月中逐渐上升。他们大多在 Child–Pugh B 级伴有相对稳定的肝功能，但是同时有利尿药抵抗性腹水的病史，患者通常有中度黄疸的表现和不同程度的凝血功能障碍。一般不会出现肝性脑病。尿量维持正常超过几周至几个月，随着血清肌酐的增高仅有缓慢的减少。

三、鉴别诊断

临床医师需要认识到血清肌酐正常时，肝肾综合征也可能出现。这是由于以下两点因素：①肝硬化患者常有肌肉容量减少，因此正常的血清肌酐水平降低；②高胆红素水平可能干扰肌酐的测定。一旦肝硬化患者的肌酐水平 > 88 μ mol/L 应该提醒临床医师可能发生肾功能异常了。

在失代偿性肝硬化伴腹水的患者中，肝肾综合征仅代表了各种原因导致肾衰竭的一小部分。这是个排除性的诊断。患者的循环血容量正常，并且没有其他实质性肾脏疾病的证据时，才能得到肝肾综合征的诊断。

1. 肾前性肾衰竭　失代偿期肝硬化腹水且血流动力学不稳定的患者，如果他们的循环血容量进一步减少，则处于发生肾损伤的危险中。所以，趋向于进一步减少血容量的事件，如胃肠出血、大量腹水引流或者过度使用利尿药都可能导致肾衰竭。由此可见，在临床上有明显动脉血管舒张迹象（如动脉血压偏低和心动过速）的患者都应在腹水引流前，接受血容量扩充的评估。同样的，胃肠失血后的复苏也应尽可能地充分。医师倾向于增加有大量腹水和尿量不足的患者的利尿药剂量。由于血容量的进一步减少，其最终结果可能是肾功能进一步降低。通常，通过减少利尿药剂量或者停止使用利尿药，伴随尿量的增加，血清肌酐水平可能降低。由于肝肾综合征患者的有效动脉血容量减少并尿钠排泄也降低，因此低尿钠排泄不能作为肾前性肾衰竭发生的指南。然而，伴失代偿肝硬化，腹水和肾衰竭的患者受到液体超负荷的挑战，他们的中心静脉压达到 10 cmH_2O。补液最好是使用胶体溶液，因为晶体易直接分布到腹膜腔成为腹水，不易被维持在循环中。如果患者有肾前性肾衰竭，当循环逐渐地再灌注时，血清肌酐缓慢地降低。

2. 肾实质性疾病　失代偿期肝硬化患者也能发生肾实质性疾病。事实上，很多肾实质性疾病是因为肝病而发生的，或者多种系统性疾病能够同时影响肝和肾。肾实质性疾病能够通过尿沉渣检查正常、尿蛋白定量 < 500 mg/d 和双肾超声检查正常来排除。区分肝肾综合征和急性肾小管坏死通常有困难。考虑治疗和预后时区分两者是重要的。典型的肝肾综合征患者尿钠 < 10 mmol/L，而在急性肾小管坏死中，由于肾小管受到损伤，尿钠的重吸收也受到损害，所以尿钠 > 20 mmol/L 是急性肾小管坏死的特征。然而，这一特点并不总是可靠，特别是在肝肾综合征最后阶段时也可能发生。当肾衰竭突然发生于循环低血容量、感染性休克或者应用肾毒性药物时，应当考虑发生急性肾小管坏死的可能。

四、治疗

在肝硬化和急性或慢性肝脏衰竭合并血清肌酐 > 133 μmol/L 的患者中，应做全面的检验以排除其他原因引起的肾疾病。另外，在最开始时，患者接受液体补充治疗来评估反应和治疗亚临床循环低血容量。所有肝肾综合征的潜在危险因素都应被发现并纠正。详细询问病史，仔细评估前驱事件如胃肠出血、过度利尿或腹水引流。对于任一肝硬化伴肾功能恶化的患者，即使缺乏症状也应怀疑是否存在感染，患者可能出现发热和血白细胞增多，需行相关检查并行微生物培养，包括用以排除自发性腹膜炎的腹水检验。在血清肌酐升高之前，应排除近期应用肾毒性药物（如 NSAID 或者氨基糖苷类抗生素）的可能。与通常认识相反，肝硬化患者应用造影剂对肾功能没有损害。如果出现尿蛋白和（或）血尿，应当行额外的检查以排除肾实质性疾病。如果有较强的肾小球肾炎的依据，应考虑肾活检。最后，患者若有梗阻后肾衰竭，应当行腹部超声检查。肝肾综合征一旦确诊，应针对纠正肝肾综合征病理生理过程中的不同方面选择治疗方案。

1. 药物治疗　药物治疗的目的是改善全身血流动力学。这可通过增加体循环或内脏血管收缩获得。前者促进肾灌注压，而后者重新分配部分的内脏血容量至体循环，由此改善体循环动脉血容量，随后肾灌注和肾小球滤过功能也得以改善。

（1）多巴胺：小剂量多巴胺具有扩张肾脏血管作用。然而在肝硬化伴顽固性腹水但无肝肾综合征的患者中，或肝硬化合并肝肾综合征的患者中，均未显示多巴胺对改善肾小球滤过率有效。而且，肝硬化伴顽固性腹水但无肝肾综合征的患者中，多巴胺可降低动脉压、增加肝门静脉高压。所以它不适合应用于肝硬化伴顽固性腹水但无肝肾综合征的患者。

（2）去甲肾上腺素：虽然在一小部分研究中，静脉内去甲肾上腺素（0.5 ~ 3 mg/h）的应用联合静脉清蛋白和呋塞米可逆转肝肾综合征，但是在随机对照研究结果获得之前，肝肾综合征患者不推荐常规应用去甲肾上腺素。

（3）血管加压素类似物：

①鸟氨酸加压素：鸟氨酸加压素是一非选择性 V1 血管加压素受体激动药。它优先引起内脏血管收缩，然后增加体循环压力和肾灌注压。虽然鸟氨酸加压素和清蛋白的治疗改善了肝硬化伴肝肾综合征患者的

肾功能，同时亦增加了药物应用后严重威胁生命的缺血并发症的风险。所以在肝肾综合征中应用这类药物有局限性，而且没有商品化制剂。

②特立加压素：特立加压素是合成的血管加压素类似物，具有固有的血管收缩活性。它也是一种非选择性的 V1 血管加压素受体激动药，但是缺血并发症的发生率低于血管加压素和鸟氨酸加压素。特立加压素优于血管加压素还在于有较长的半衰期，可以每 4h 静脉注射给药。特立加压素以剂量为 0.5 ~ 2 mg/（4 ~ 6）h 静脉给药 15 d 后，患者肾功能改善，而且血浆肾素活性和肾上腺素水平得到抑制，心房利尿因子水平提高并部分改善了尿钠排泄，大多数患者没有严重的不良反应。目前还不清楚超过 15 d 的治疗是否可以使肾功能进一步改善。特立加压素在北美尚未获得批准，但在欧洲它是治疗肝肾综合征的一线药物。

（4）米多君和奥曲肽：米多君是一种口服的 α 肾上腺素能激动药，可改善体循环血压从而改善肾灌注压。奥曲肽是一种长效生长激素抑制药类似物，可以拮抗不同的内脏血管舒张因子的作用，减少动脉血管舒张程度，使循环血容量合理分配。单独应用米多君或奥曲肽没有证实对肝肾综合征患者有效。然而，当米多君联合奥曲肽并予扩张血浆容量治疗时，患者肾功能得到部分改善，体循环血流动力学、肾血流动力学和尿钠排泄均有显著改善。由于无法使用特立加压素，以上联合治疗方法在北美十分流行。需要更大规模的随机对照研究来评估这种治疗方案在治疗肝肾综合征的地位。

（5）内皮素受体拮抗药：内皮素曾被假定为是肝肾综合征时的肾内血管收缩介质，而用内皮素受体拮抗药的治疗可以使肾小球滤过率和肾血浆流量呈现剂量相关性增高。然而依据个人经验，在肝硬化合并肝肾综合征患者中，应用非选择性内皮素受体拮抗药既导致肾功能减退又引起尿量减少（未发表数据）。所以，这一类药物只应用在临床试验中。

（6）贝通（己酮可可碱）：贝通是具有抗肿瘤坏死因子活性的磷酸二酯酶抑制药。虽然在急性酒精性肝硬化患者中应用贝通可造成肝肾综合征发病率的显著降低，但还没有研究评估贝通对肝肾综合征的治疗效果。

2. 蛋白透析　清蛋白透析是应用无细胞、含有清蛋白的透析液，血液通过药用炭和阴离子交换柱多次循环和灌注的系统。分子吸附再循环系统（MARS）就是一种这样的体外清蛋白透析设备。在透析期间，透析液的封闭环路允许结合清蛋白的毒素从血浆转移到可渗透性聚砜膜上。附着在膜上的清蛋白通过连续洗脱再循环，水溶性毒素能够经炭柱和离子交换树脂被清除。这一系统在去除分子质量低于 50kDa 的分子时非常有效。应用 MARS 治疗肝肾综合征的基本原理是它可以清除多种细胞因子，如肿瘤坏死因子和白介素 -6，而这些细胞因子可产生各种血管舒张因子。所以，通过降低血管舒张因子水平，期望改善体循环血流动力学以及肾灌注压和肾功能。

MARS 系统降低血清胆红素和肌酐水平，使患者生存期稍延长。目前还不清楚的是：撤去 MARS 后，用 MARS 治疗产生的血清肌酐降低的疗效能否得到维持。在肾功能明确改善之前，MARS 治疗应当持续多长时间，这也还不清楚。所以，在没有临床研究的明确结论的情况下，MARS 不应用于肝肾综合征患者的治疗。

3. 经颈静脉肝内门体分流术（TIPS）　TIPS 是在肝门静脉的一个分支和肝静脉的一个分支之间搭桥，十分有效地降低肝门静脉压。既然窦状肝门静脉高压在调节肾血流动力学中起枢纽作用，那么 TIPS 的应用，特别是在肝硬化伴顽固性腹水和肾功能下降的患者中，可以改善肾小球滤过率和肾血流量。另外，TIPS 返回了一部分内脏循环血容量至体循环，从而抑制了各种血管活性神经激素的增加，引起肾灌注好转。在肝硬化伴顽固性腹水中，成功地治疗 2 型肝肾综合征也能消除腹水。还必须强调的是 TIPS 常改善肾功能，但不能使肾功能恢复到正常。

有的医疗单位已尝试联合不同治疗方法来纠正肝肾综合征病理生理学的几个方面。一种这样的尝试是在 1 型肝肾综合征患者中用 TIPS，继而用药物治疗。例如用 TIPS 介入治疗再应用米多君、奥曲肽和清蛋白治疗有效，且适合接受 TIPS 治疗的患者，可以维持患者正常肾功能，使腹水消失，从而提高患者生存率。目前面临的挑战是对每个患者如何选择最适合的联合治疗。

4. 肝移植　对于肝肾综合征，肝移植依旧是唯一有效的长期治疗方法，因为它可以纠正肝功能异常，解除肝门静脉高压。虽然肾小球滤过率一般无法保持正常，肝肾综合征患者接受肝移植后的肾功能得到了改善，血管活性因子的血浆水平降低。肝肾综合征患者与无肝肾综合征患者相比，在移植后移植肝和患者的生存概率都要降低。而且，肝肾综合征患者需要待在重症监护病房时间更长、同时住院时间延长，需要更多的肝脏移植后透析治疗。及早治疗肝肾综合征的患者移植后的临床预后得到显著的改善，生存率与无肝肾综合征的肝移植患者相似。所以，在终末期肝硬化期待肝移植的患者中，任何可以改善肾功能的治疗都需要尝试，以最大化改善肝移植的预后。

五、预防

治疗肝肾综合征最重要的措施是防止它的发生。这可以通过避免或减小肝脏和循环功能恶化、肾低灌注来获得。

1. 合理使用利尿药　利尿药诱发的肾脏损害占腹水患者的 20%。它发生在利尿的速度超过腹水重吸收的速度，从而导致有效动脉血容量减少的时候。随着利尿药的停用，肾衰竭一般是可逆的。有腹水而无水肿的患者每天最多重吸收 700 mL 的腹水。任何超过 700 mL/d 的利尿将会发生血浆容量减少和肾功能不全的风险。外周水肿的患者情况好一些，因为外周多余水分首先被重吸收，可以安全地耐受更快速地利尿（ > 2 kg/d），直到水肿消失。

2. 避免肾毒性药物　NSAID 不宜用于肝硬化伴腹水的患者，因为应用了 NSAID 的患者肾衰竭的发生率远高于一般人群。NSAID 抑制了肾内前列腺素的形成。前列腺素是血管舒张性物质，在肾循环中可拮抗各种血管收缩因子的作用。肝硬化伴腹水的患者应用氨基糖苷类药物后，易发生急性肾小管坏死，所以应当避免。血管紧张素转化酶抑制药和血管紧张素Ⅱ受体拮抗药导致动脉低压，使肝硬化患者更易发生肾衰竭。所以也应避免使用这类药物。

3. 预防自发性细菌性腹膜炎　肝硬化伴胃肠出血的患者感染发生率高，特别是自发性细菌性腹膜炎。由于感染（不管是隐藏的或已被确认了的）在肝硬化中是肾衰竭发生的诱因，所以有胃肠出血的患者应当接受抗生素预防性治疗。短期抗生素预防性治疗已经显示了能提高肝硬化伴胃肠出血患者的生存率。然而，尚不清楚预防性抗生素治疗应维持多长时间。

4. 合并细菌感染病例的预防　感染一旦形成，与炎症反应相关的各种细胞因子和内毒素的释放将导致血管容量和血容量之间的不平衡，所以使患者倾向于发生肾衰竭。与在自发性细菌性腹膜炎患者中单独应用抗生素相比，清蛋白输入已显示出可减少肾衰竭发生和降低死亡率。世界上某些地区考虑到未知疾病的传播，对清蛋白的应用持消极态度。而且清蛋白较为昂贵。在没有接受清蛋白的患者中使用晶体溶液与胶体溶液的疗效是否一致，目前还不清楚。在得到进一步的临床研究结果之前，在感染时应用清蛋白来防止肾衰竭需要慎重。

5. 预防循环功能不全　大量腹水引流与体循环血流动力学的恶化有关，同时伴随体循环血管阻力的下降及继发的血管舒张，也称为引流后循环功能不全。经过大量腹水引流后的患者常发生循环改变，所以，应用血管收缩药物如特立加压素来限制血管舒张和阻止循环改变时需慎重。

研究显示贝通可降低肝肾综合征发病率，因此它被建议用于预防酒精性肝炎患者肝肾综合征的发生。既然这种药物是一种相对无害的药物，而且其费用也不是十分昂贵，在随机对照研究得出明确的结果之前，我们可以将它应用于酒精性肝炎的患者。

六、预后

肝肾综合征是肝硬化致死性的并发症，预后差。未经治疗的 2 型肝肾综合征患者比 1 型肝肾综合征预后稍好，平均生存时间是几个月而不是几周。然而，其生存期依然短于肝硬化腹水但无肾功能不全的患者。没有肝肾综合征诱发因素的患者生存时间稍长，然而那些因感染而发展为肝肾综合征的患者生存时间趋于更短。随着对肝肾综合征病理生理学机制的理解深化，治疗更加积极有效，这些患者的预后有了显著的改善。由于世界范围内缺乏可用于肝移植的捐赠器官，治疗策略主要为应用药物治疗、TIPS 或联合两者来作为肝移植的桥梁。

肝肾综合征的治疗已有了显著的进步，而之前肝肾综合征的病死率几乎是100%。根据病理生理学原则，预防和治疗潜在的引起肾血管收缩的可逆因素，我们能够积极处理肝肾综合征。肝肾综合征的诊断不再等同于宣判死亡，对于监护室医师、肝病学专家、肾病学专家、放射介入学专家和移植外科医师的组成的团队来说，肝肾综合征的治疗是一个挑战，密切的合作能够改善这些患者的预后。我们的责任是作为内科医师识别肝肾综合征的早期阶段，在这些患者肝衰之前及时干预治疗。

第十章

慢性肾衰竭

第一节　慢性肾衰竭概述

慢性肾衰竭（chronic renal failure，CRF）是慢性肾脏病（chronic kidney disease，CKD）进行性进展引起肾单位和肾功能不可逆的丧失，导致以代谢产物和毒物潴留、水电解质和酸碱平衡紊乱以及内分泌失调为特征的临床综合征。慢性肾脏病是指：肾脏损害和（或）肾小球滤过率（glomerular filtration rate，GFR）下降 < 60 mL/（min · 1.73m^2），持续 3 个月或以上。肾脏损害是指肾脏结构或功能异常，出现肾脏损害标志：包括血和（或）尿成分异常和影像学异常，肾组织出现病理形态学改变等（表 10–1）。慢性肾衰竭常常进展为终末期肾病（end–stage renal disease，ESRD），CRF 晚期称为尿毒症（uremia）。

表 10–1　慢性肾脏病定义

肾脏损伤标志	清蛋白尿 AER ≥ 30 mg/24 h；ACR ≥ 30 mg/g（≥ 3 mg/mmol）
	尿沉渣异常
	肾小管功能紊乱导致的电解质或其他异常
	肾组织病理形态异常
	影像学异常
	肾移植病史
CFR 下降	GFR < 60 mL/（min · 1.73 ㎡）（G3a ~（G3a ~ G6 期）

注 AER，白蛋白排泄率；ACR，清蛋白 / 肌酐比。

一、分期

（一）K–DOQI 分期

2001 年美国肾脏病基金会（national kidney foundation，NFK）按 GFR 水平将慢性肾脏病分为 5 期（表 10–2），K–DOQI（kidnev disease outcome quality initiative，K–DOQI）慢性肾脏病分期。

表 10–2　K–DOQI 慢性肾脏病分期

分期	肾脏损害	GER mL/（min · 1.73 ㎡）
1	GFR 正常，但可出现肾脏损害的临床表现	> 90
2	轻度慢性肾功能受损	60 ~ 90
3	中度慢性肾功能受损	35 ~ 59
4	重度慢性肾功能受损	15 ~ 29
5	ESRD，考虑肾脏替代治疗	< 15 或需透析

（二）KDIGO 分期

近年来，KDIGO（kidney disease improving global outcomes，KDIGO）将慢性肾脏病的易患因素、启动因素、影响肾脏病进展和并发症的因素，是否接受肾脏替代治疗以及肾脏替代治疗的方式等纳入分析，在不同的阶段采取相应的措施，延缓慢性肾衰竭的发生和发展，减少并发症（表 10–3）。是近几年国际通用的分期标准。该分期对临床工作有指导作用，在临床工作中应用应根据患者的 CKD 分析对每一个患者制订定期监测的项目和计划。

表 10-3　慢性肾脏病 KDIGO 分期及治疗计划

分期	描述	GER mL/（min·1.73 m²）	治疗计划
1	肾功能指标（+），GFR 正常或↑	＞90	CKD 病因的诊断和治疗 治疗合并疾病 延缓疾病进展
2	肾功能指标（+），GFR 正常或↓	60～90	估计疾病是否会进展和进展速度
3	GFR 中度↓	35～59	评价和治疗并发症
4	GFR 重度↓	15～29	准备肾脏替代治疗
5	肾衰竭	＜15 或需透析	肾脏替代治疗

（三）新 KDIGO 分期

由于 GFR 越低的患者发生内分泌及代谢等并发症的风险越大，故 2012 年 KDIGO 在原分期的基础上，建立在不同的预后和风险预测的基础上，将 CKD3 期 [GFR30 ～ 59 mL/（min·1.73m^2）] 进一步进行细分为 G3a 和 G3b（表 10–4）。随后在修订的 2012 分期中，白蛋白尿作为一个重要的影响慢性肾脏病预后的因素被纳入分析中。

表 10-4　2012 KDIGO 慢性肾脏病分期

GFR 分期	GFR mL/（min·1.73 m²）	描述
G1 期	≥90	GFR 正常或升高
G2 期	60～89	GFR 轻度下降
G3a 期	45～59	GFR 轻至中度下降
G3b 期	30～44	GFR 中至重度下降
G4 期	15～29	GFR 重度下降
G5 期	＜15	GFR 肾衰竭

二、流行病学

由于大多数早期和中期慢性肾衰竭患者往往无明显临床症状，因此，任一群体确切的慢性肾衰竭的发病率与患病率情况尚无法精确统计。主要依赖于对患者的临床监测（血压等）、生化检测（血清肌酐等）、尿液分析（蛋白尿、血尿）。中国目前尚无全国范围的终末期肾病患病率的流行病学资料。2012 年王海燕等人对全国近 5 万名 18 岁以上成年居民进行慢性肾脏病调查结果显示，我国成年人群中慢性肾脏病的患病率为10.8%，而慢性肾脏病的知晓率仅为12.5%。全世界范围内的慢性肾脏病的人口统计数据各不相同。在印度 9 614 例患者中出现 CKD3 期的平均年龄为 51 岁；中国 1 185 例患者中 CKD3 期的平均年龄为 63.6 岁。在美国，美国土著人和西班牙人患 ESRD 的年龄较白种人年轻（平均年龄为 57 岁、58 岁和 63 岁）。

第二节　慢性肾衰竭的病因及发病机制

一、病因

慢性肾衰竭是多种肾脏疾病进展的最终结局，故其病因多样、复杂，主要包括肾小球肾炎、肾小管间质性疾病、肾血管性疾病、代谢性疾病和结缔组织疾病性肾损害、感染性肾损害以及先天性和遗传性肾脏疾病等多种疾病。在我国以 IgA 肾病为主的原发性肾小球肾炎最为多见，其次为高血压肾小动脉硬化、糖尿病肾病、狼疮性肾炎、慢性肾盂肾炎及多囊肾等，近年来糖尿病肾病、高血压肾小动脉硬化的发病率有逐年增加的趋势。在西方发达国家，糖尿病肾病成为导致终末期肾病的第一位原因。

二、发病机制

慢性肾衰竭的发病机制因各种原发疾病不同而存在差异，但其进展及尿毒症症状的发生发展存在共同机制。

（一）慢性肾衰竭进展的共同机制

1. 健存肾单位代偿机制　各种病因引起的功能性肾单位减少后，导致健存肾单位出现代偿性变化，包括肾小球血流动力学变化及肾小管形态学及功能变化。前者表现为肾小球肥大、肾小球滤过率增加，形成肾小球高灌注、高压力和高滤过，这种肾小球内血流动力学变化可进一步损伤、活化内皮细胞、系膜细胞，产生、释放血管活性介质、细胞因子和生长因子，从而加重肾单位肥大和肾小球内血流动力学变化，形成恶性循环，最终导致肾小球硬化。后者表现为近端肾小管上皮细胞肥大、增生、管腔扩张，肾小管上皮细胞高代谢，进一步加重肾单位损伤。如持续代偿、代偿过度，健存肾单位可进一步毁损，肾功能逐步减退。

2. 肾素－血管紧张素－醛固酮系统作用　肾脏富含肾素－血管紧张素－醛固酮系统（renin-angiotensin-aldosterone system，RAAS）成分，血管紧张素Ⅱ（Ang Ⅱ）的含量比血液循环中高 1 000 倍。Ang Ⅱ升高可上调多种细胞、生长因子的表达，促进氧化应激反应，刺激内皮细胞纤溶酶抑制因子的释放，从而促进细胞增殖、细胞外基质聚积和组织纤维化。

3. 蛋白尿　蛋白尿是多种肾脏疾病的临床表现，长期持续的蛋白尿不仅使机体营养物质丧失，更重要的是大量蛋白质从肾小球滤出后: ①通过介导肾小管上皮细胞释放蛋白水解酶、溶酶体破裂损伤肾小管; ②促进肾小管细胞合成和释放上皮源性有化学趋化作用的脂质，引起炎性细胞浸润，释放细胞因子；③与远端肾小管产生的 Tamm-Horsfall 蛋白相互反应阻塞肾小管；④尿液中补体成分增加，肾小管产氨增多，活化补体；⑤尿中转铁蛋白释放铁离子，产生游离 OH^-；⑥刺激肾小管上皮细胞分泌内皮素，产生致纤维化因子；⑦刺激近端肾小管上皮细胞分泌 TGF-β，可刺激肌成纤维细胞产生、胶原沉积及 TEMT，促进纤维化。蛋白尿通过上述反应引起肾小管间质进一步损害及纤维化。

4. 高血压　慢性肾衰竭时，肾脏病变对高血压的自身调节出现障碍，肾小球入球小动脉不再收缩，而出现不恰当地扩张，全身性高血压易于传入肾小球内，增加肾小球内毛细血管压力，引起的肾血管病变，导致的肾缺血性损伤，促进肾小球硬化。

5. 脂质代谢紊乱　慢性肾衰竭患者常合并脂质代谢紊乱，脂质在肾组织沉积通过以下途径导致肾脏损伤：①肾小球系膜细胞摄取脂质后，可以释放活性氧从而产生多种细胞因子，如血小板源性生长因子、成纤维细胞生长因子、血小板活化因子等，释放蛋白酶促进内皮细胞促凝活性，导致肾小球硬化；②介导肾小球内单核 / 巨噬细胞浸润；③介导肾小球血流动力学紊乱。产生氧化脂蛋白刺激炎性和致纤维化细胞因子的表达和诱导细胞凋亡，引起巨噬细胞大量侵入、导致组织损伤。

6. 矫枉失衡学说　慢性肾衰竭引起机体某些代谢失衡，可引起机体的适应性变化来代偿和纠正这种失衡；但此适应性变化可导致新的失衡，造成机体损害，称之为矫枉失衡。如此往复循环，成为慢性肾衰竭进展的重要原因。例如：慢性肾衰竭时磷排泄减少引起高磷血症，使肾脏 α1- 羟化酶活性降低，降低 1，25 – 二羟维生素 D_3 水平，导致低钙血症，低血钙可刺激机体甲状旁腺素（PTH）分泌，进而 PTH 促进肾小管磷的排泄来纠正高磷血症，这是机体的适应性代偿机制；但在肾功能明显损害时，肾小管对 PTH 反应低下，PTH 不仅不能减轻血磷升高，反过来可加重高磷、低钙血症，形成恶性循环，而且可引起转移性钙化、肾性骨病等加重机体损害。

7. 肾小管间质损伤　肾小管间质炎症、缺血及大量蛋白尿均可以损伤肾小管间质，主要表现如下：①肾单位毁损后残存肾小管处于高代谢状态，近曲小管细胞增生、肥大，对钠离子重吸收增加，肾皮质耗氧量明显增加；②肾小管上皮细胞在各种细胞、生长因子刺激下发生转分化，分泌细胞外基质从而促进肾组织纤维化；③浸润的炎性细胞和肾小管上皮细胞分泌的细胞和生长因子加重肾组织炎症和纤维化；④肾小管产氨增加，激活补体旁路途径，介导慢性肾小管间质炎症。肾小管间质损伤进一步导致肾小球损伤：肾小管萎缩导致肾小球萎缩；肾小管周围毛细血管床减少引起肾小球毛细血管内压升高，导致肾小球硬化；肾小管重吸收、分泌和排泄障碍，导致球 – 管失衡，肾小球滤过率降低。

8. 肾内小血管病变　解剖学上把管径 < 1 mm 的血管称为小血管，组织学标准定义动脉管径为 30 ~ 100μm，中膜肌层在 2 层或 2 层以上的动脉为小动脉，管径 < 30μm，且有 1 层以上平滑肌细胞的动脉为微动脉。在肾脏弓形动脉、小叶间动脉、入球动脉及间质微血管都属于小血管的范畴。这些微 / 小动脉中膜平滑肌层较其他部位的动脉厚，当其兴奋收缩时可以使血管腔完全闭塞，从而明显增加肾内血液循环阻力，改变肾小球的滤过率，肾内小血管的这一结构和功能被认为是肾内血流量维持稳定的重要机制。入球小动脉和出球小动脉中有一些特殊分化的平滑肌细胞，内含分泌颗粒，能合成、释放肾素，参与肾脏局部和全身血压的调节。当系统血压发生变化时，肾内小血管最早做出相应调整，以保证肾小球有效滤过、调节系统血压，使肾小球内滤过压维持恒定，这是肾脏自我调节的最重要的机制。在病理情况下肾内小血管也是最易受损的血管之一。肾内小血管对慢性肾脏病患者的临床表现、治疗选择及其预后均有不同程度的影响。已有研究证实慢性肾脏病伴肾血管病变患者肾脏进展迅速，病情重、预后恶劣，治疗也较困难。

9. 其他加重肾衰竭进展的因素

（1）饮食中蛋白质负荷：加重肾小球高滤过状态，促进肾小球硬化；增加尿蛋白排泄而加重尿蛋白的损伤作用。

（2）吸烟：可以导致血管收缩、血小板功能、凝血和血压调节功能异常，影响肾血流动力学加重肾衰竭患者血管损害。

（3）饮酒：主要源于乙醇可以增高血压。

（4）肾毒性药物：包括抗生素氨基糖苷类、β – 内酰胺类等，免疫抑制药环孢素、他克莫司等，造影剂、含马兜铃酸的中药等。

（5）营养不良：尿毒症患者因消化道症状引起蛋白质摄入减少，加之微炎症状态导致蛋白质合成减少、分解增多，从而合并营养不良。营养不良与尿毒症贫血、心血管并发症的发生发展密切相关，并使尿毒症患者易于并发感染。

（6）肥胖：肥胖可以通过一系列代谢紊乱和血流动力学机制介导肾脏损害。随着生活条件的改善，肥胖发生率逐渐升高，已经成为慢性肾衰竭的主要风险因素。

（二）尿毒症毒素的作用

1. 尿毒症毒素的概念　所谓尿毒症毒素是指随着肾功能减退，肾脏对溶质清除率下降和对某些肽类激素灭活减少，造成其在肾衰竭患者体液中蓄积，浓度明显增高、并与尿毒症代谢紊乱或临床表现密切相关的物质。尿毒症毒素可以引起厌食、恶心、呕吐、皮肤瘙痒及出血倾向等尿毒素症状，并与尿毒症脑病、淀粉样变性、周围神经病变、心血管并发症、肾性骨病等发病相关。不能笼统的将体内浓度增高的物质称为尿毒症毒素。据报道，尿毒症患者体液内有 200 多种物质的浓度高于正常，但可能具有尿毒症毒性作用的物质有 30 余种。

2. 尿毒症毒素应符合以下标准　①该物质的化学结构、理化性质及其在体液中的浓度必须认知；②在尿毒症患者体内该物质的浓度显著高于正常；③高浓度的该物质与特异的尿毒症临床表现相关，而体内该物质浓度降至正常时则尿毒症症状、体征应同时消失；④在其浓度与尿毒症患者体内浓度相似时，动物实验或体外实验可证实该物质对细胞、组织或观察对象产生类似毒性作用。但是由于化学分离技术要求较高，及临床症状的有无和轻重差别较大，很难根据以上标准对尿毒症毒素做出判定。

3. 尿毒症毒素的种类及作用　目前最常用的分类方法是根据尿毒症毒素分子量大小来分类，分为小分子物质（分子量＜500D）如尿素、胍类、酚类等；中分子物质（分子量500～1 000D）如甲状旁腺素；大分子物质（分子量＞1 000D）度增高，如：体内正常营养物质或稳定内环境的物质，体内正常多肽激素，如蛋白质类：β_2-微球蛋白（β_2-MG）、肿瘤坏死因子等。根据尿毒症毒素的来源可分为：①因肾衰竭而造成浓度超过体内微量元素，正常代谢产物如尿素、肌酐、尿酸等；②因肾衰竭而使体内某些物质的分子结构发生变化或被修饰，如氨甲酰化氨基酸、氨甲酰化蛋白质、终末氧化蛋白产物（AOPP）、晚期糖基化终末产物（AGEs）、脂质氧化终产物（ALEs）等；③细菌代谢产物由肠道进入血液，如多胺、酚类、酚酸等。

（1）小分子尿毒症毒素：主要包括：①电解质和调节酸碱平衡的物质，H^+、钾、磷等；②微量元素，铝、矾、砷等；③氨基酸及其类似物，色氨酸、同型半胱氨酸，N-乙酰精氨酸等；④被修饰的氨基酸，氨甲酰化氨基酸、甲硫氨酸－脑啡肽；⑤氮代谢产物，尿素、肌酐、肌酸、尿酸、胍类（甲基胍、胍琥珀酸）、一氧化氮、黄嘌呤、次黄嘌呤、尿嘧啶核苷等；⑥胺类，甲胺、二甲胺、多胺（尸胺、腐胺、精胺、精脒）、氯胺等；⑦酚类，对甲酚、苯酚、氯仿、对苯二酚等；⑧吲哚类，3-醋酸吲哚、犬尿素、喹啉酸、褪黑激素、硫酸吲哚酚等；⑨马尿酸类，马尿酸、o-羟马尿酸，p-羟马尿酸等；⑩晚期糖基化终末产物，戊糖苷、N2-羧甲基赖氨酸；⑪其他，草酸、透明质酸、β－促脂解素等。

尿素：为蛋白质代谢的主要终产物，尿素本身的毒性并不强，作为尿素的代谢产物氰酸盐具有较强的毒性。正常时人体内的尿素可转变为氰酸盐，再通过氨甲酰化被清除，当肾功能损害时，尿素及其代谢产物不能被有效清除，在体内蓄积可导致：①乏力、头痛、嗜睡、抑郁、瘙痒、恶心、呕吐；②氰酸盐升高可引起软弱、困意、腹泻、肠出血、体温下降、昏迷，氰酸盐在一定程度上抑制中性粒细胞内氧化物的释放，从而干扰了杀灭微生物的功能；③氨甲酰化氰酸盐积聚引起血液中氨基酸和蛋白质氨甲酰化，引起蛋白质合成障碍，是造成尿毒症患者营养不良的因素之一；④血红蛋白缬氨酸的氨基端被氨甲酰化，形成氨甲酰血红蛋白，与氧高亲和力，使氧离曲线左移，减少氧的释放，造成组织缺氧；天冬酰胺的氨甲酰化，可损害胰岛素敏感的糖转运系统，是造成胰岛素抵抗的原因之一。

胍类化合物：是蛋白质代谢产生的仅次于尿素的一类物质，是主要的尿毒症毒素之一。包括胍、甲基胍、二甲基胍、肌酐、胍乙酸等。精氨酸是唯一被证实在慢性肾衰竭时与胍类合成有关，慢性肾衰竭时，饮食中精氨酸增加，则甲基胍生成增加。甲基胍升高①可引起恶心、呕吐、腹泻、贫血、糖耐量降低、血浆纤维蛋白原增高及裂解活性下降、钙吸收减少、胃十二指肠溃疡和出血、抽搐和意识障碍；②抑制去甲肾上腺素在交感神经突触小泡中运输，为肾衰竭交感神经系统病变的原因之一。

同型半胱氨酸（Hcy）：是蛋氨酸脱甲基而形成的含硫氨基酸，在肾衰竭时Hcy水平升高，并与肌酐清除率呈负相关。高同型半胱氨酸血症是心血管疾病的一个独立的危险因素。

（2）中大分子尿毒症毒素：主要包括：①多肽类：甲状旁腺素、胰高血糖素、利钠激素、瘦素、内皮素、肾上腺髓质素、血管生成素、肾小球加压素、β－内啡肽、神经肽Y等；②蛋白质类：β_2-微球蛋白（β_2-MG）、白介素-1、白介素-6、肿瘤坏死因子、核糖核酸酶、免疫球蛋白轻链、趋化抑制蛋白、视黄素结合蛋白、半胱氨酸蛋白酶抑制物-C（Cystatine C）等。

甲状旁腺激素（PTH）：是调节钙磷代谢的主要激素之一。慢性肾衰竭PTH增高的原因：①高磷血症、低钙血症、1α－羟化酶缺乏、1，25-（OH）$_2$维生素D_3不足、甲状旁腺组织钙敏感受体功能障碍、甲状旁腺自主分泌等因素导致PTH合成、分泌增加；②肾脏对PTH的清除减少；③PTH对1，25-（OH）$_2$维生素D_3的负反馈抑制作用不敏感。身体内许多组织、器官都是PTH的靶目标，故PTH升高可导致体内广泛的功能紊乱和组织损伤，多与PTH所致细胞内钙升高有关，可使来自细胞储存池的钙动员增加，钙离子进入细胞内增多，钙离子升高导致线粒体内氧化受阻，ATP产生减少，Ca^{2+}-ATP酶活性、Na^+-Ca^{2+}交换和Na^+-K^+-ATP酶活性均降低，使Ca^{2+}从细胞内排出减少。PTH引起各系统功能紊乱主要包括：①

物质代谢紊乱：蛋白质分解增多、合成减少，胰岛素抵抗和高血糖症，脂代谢异常，钙磷代谢紊乱；②软组织钙化：角膜、皮肤、血管、周围神经、心肌、肺、肝等组织内钙化；③骨骼系统疾病：肾性骨病，骨髓纤维化和骨硬化症；④神经系统功能紊乱：脑组织钙化，周围神经病变，运动神经传导减慢；⑤拮抗红细胞生成素，加重肾性贫血；⑥钙化防御：钙化性尿毒症性小动脉病；⑦其他：皮肤瘙痒、溃疡，尿毒症肌病，性功能障碍，免疫功能受损。

（三）微炎症状态对慢性肾衰竭进展的影响

1. 微炎症状态的概念　微炎症是指一种非病原微生物感染引起的，表现为全身循环中炎性蛋白、炎症性细胞因子升高，导致患者出现各种并发症的非显性炎症状态。与病原微生物感染不同，也不同于全身炎症反应综合征。与患者进行性炎性疾病如动脉粥样硬化、营养不良、贫血、促红素抵抗、β_2 微球蛋白淀粉样变等有关。

2. 微炎症反应的相关因素　微炎症反应是单核－巨噬系统持续活化的结果。微炎症状态主要表现为急性时相反应蛋白的变化和细胞因子的活化。

（1）急性反应蛋白：急性反应蛋白包括正性急性反应蛋白和负性急性反应蛋白。①正性急性反应蛋白在炎症反应中升高，包括 C 反应蛋白（CRP）、血清淀粉样蛋白 A（SAA）、纤维蛋白原、铁蛋白、结合珠蛋白等；②负性急性反应蛋白在炎症反应中降低，包括清蛋白、前清蛋白、维生素 A 结合蛋白和转铁蛋白等。

CRP：CRP 是急性时相反应蛋白中最重要的一种蛋白质，它的表达受 IL-6、IL-8、TNF-α 的影响，其生物学作用是激活补体导致细胞裂解、与淋巴细胞、单核细胞受体结合，使淋巴细胞活化，分泌淋巴因子，参与体内各种炎症反应。其特点：①反应快（在多数组织受损、感染和炎症中 6 h 内迅速升高）；②半衰期短（19 h）；③升高幅度大（可达 100 ~ 1 000 倍）；④随着病情的消退以及组织结构和功能的恢复，血中 CRP 浓度逐渐下降至正常；⑤其反应不受放疗、化疗、激素等治疗的影响，能保持相对的稳定。因此是微炎症状态的一项客观、敏感的指标，是机体存在细胞因子激活的标志。故 CRP 升高被作为晚期肾脏疾病患者持续炎症状态的标记。

（2）细胞因子的活化：与肾脏疾病关系最密切的细胞因子包括白细胞介素类（如 IL-1、IL-6、IL-8、IL-10、IL-12），肿瘤坏死因子类（TNFs），血小板活化因子（PAF），转化生长因子（rrGF），表皮生长因子（EGF），胰岛素样生长因子（IGF）等。

IL-6：IL-6 是细胞因子网络中重要的促炎性细胞因子之一，同时也是与肾小球疾病关系最密切的一种炎性细胞因子，除直接作用于组织细胞外，也可诱发其他炎性介质而间接发挥作用，致肾小球系膜细胞增殖、硬化及肾脏疾病恶化。

IL-10：作为抗炎症介质，共同来调节急性时相反应，大约在炎症反应 CRP 浓度上升 8 ~ 10 h 或以后上升至正常机体生理状态下的几百倍。

3. 导致细胞因子增高的相关因素

（1）血管紧张素Ⅱ：Ang Ⅱ在机体微炎症反应形成过程中可能起关键性作用，认识这一点，对于理解 ACEI 或 ARB 药物在许多心血管疾病（高血压、动脉粥样硬化）状态下发挥降压以外的靶器官保护作用将具有十分重要的意义。

（2）氧化应激反应：微炎症状态的存在很大程度上是由氧化应激反应所导致的。氧化应激反应可激活血液中的中性粒细胞及单核细胞，活化补体系统。代谢产物、尿毒症毒素在体内蓄积致使抗氧化应激能力的减退。同时抗氧化物质的摄取减少和（或）生物利用度下降，增强的氧化应激反应导致脂质过氧化和脂蛋白结构及功能的改变，产生特征性的晚期氧化蛋白产物，如氧化型低密度脂蛋白。②它能上调黏附分子如血管细胞黏附分子 -1、细胞间黏附分子 -1 及单核细胞趋化蛋白 -1，增强血中白细胞对血管壁的移行和黏附，造成血细胞氧化损伤和脂质氧化改变，最终引起炎症反应。

（3）静脉铁剂的应用：研究显示接受静脉补充铁剂后患者氧化应激及炎症状态均有加剧，且其血浆丙二醛（MDA）水平与 TNF-α 水平呈正相关，提示静脉铁剂、氧化应激与炎症三者之间具有某种潜在联系。可能的机制为静脉补铁后，体内游离铁增加通过 Fenton/Haber-Weiss 反应催化活性氧的形成，活性氧激活吞噬细胞，并通过 NF-κB 途径上调 IL-6 的释放，增加肝脏合成 CRP。即在游离铁催化下，炎症、氧化应激相互作用、相互促进，进而造成机体损伤。

（4）脂质代谢异常：研究显示肾衰竭期高脂血症发生率高，脂代谢异常参与了微炎症状态的发生，可能为慢性肾衰竭患者微炎症状态的原因之一。因此，我们在临床探究慢性肾衰竭患者微炎症状态的原因时，应将血脂因素考虑在内。文献报道，慢性肾衰患者 TG、TC、低密度脂蛋白（LDL）均有不同程度的升高，尤以 TG、LDL 升高最显著，而高密度脂蛋白（HDL）则降低。

（5）瘦素：瘦素作为一种新发现的多肽类代谢性激素，因为被认为可引发营养不良而受到学者们的广泛关注。有研究认为高瘦素血症引发的瘦素抵抗是引起心功能不全和高血压的原因。Maachi 还通过研究发现微炎症状态可以引起脂肪细胞分泌瘦素的增加。

（6）蛋白尿的作用：肾小管内过多的清蛋白、转铁蛋白匀可导致肾小管中产生有害物质（氧自由基、补体 C5b-9、趋化因子等），导致肾小球和肾小管损伤，也可刺激内生长因子如 TGF-β 分泌，引起肾小球系膜细胞增殖，近年有学者报道，近端肾小管过多的蛋白可能使单个核细胞化学趋化蛋白 -1（MCP-1）基因上调和骨桥素 mRNA 表达上调，因而可使更多的单核细胞向肾间质浸润及引起间质炎症。

（7）高蛋白饮食：实验研究表明高蛋白饮食可引起实验动物肾组织内血管紧张素Ⅱ及某些生长因子如 PDGF、TGF-B 的表达上调，引起肾组织固有细胞的凋亡和损伤，进而导致肾小球和小管间质的炎症。

（8）糖基化终末产物和蛋白氧化终末产物：糖基化终末产物（AGEs）可以刺激黏附分了的表达，持续吸引单核细胞迁移到血管壁，试验证实糖基化终末产物和蛋白氧化终末产物（AOPP）在体外能直接激活单核细胞，引起炎症反应；而在 ESRD 患者体内 AGEs、AOPP 缓慢逐渐积累，可以持续诱发炎症反应。

第三节　慢性肾衰竭的临床表现及并发症

一、概述

慢性肾衰竭对机体各系统均可产生影响，临床表现多种多样，这与导致慢性肾衰竭的基础疾病种类和肾功能不全程度相关。慢性肾衰竭对机体的最主要的危害有两方面：一是大多数患者不可避免地进入终末期肾病（end-stage renal disease，ESRD），必须依赖肾脏替代治疗以延长生命。二是心脑血管并发症发生率和病死率明显增加。肾脏有强大的代偿功能. GFR 在 50 mL/（min·1.73m^2）以上时，血清肌酐可以正常，患者可以没有任何症状。当 GFR 进一步下降至 50 mL/（min·1.73m^2）以下时，在一般情况下，患者可能仅有乏力、夜尿增多等表现，易被患者忽视。当 GFR 降至 50 mL（min·1.73m^2）以下时，患者可以有明显的贫血、恶心、呕吐、食欲减退等消化道症状，慢性比急性肾功能不全更易发生贫血。当 GFR 降至 10 mL/（min·1.73m^2）以下时，患者才表现出典型的尿毒症症状。肾小球疾病多表现出明显的高血压、蛋白尿、血尿、少尿等。肾小管间质疾病患者更多表现为严重贫血、代谢性酸中毒、夜尿增多，而高血压相对少见。糖尿病肾病患者在晚期肾功能不全是由于可以有大量蛋白尿，GFR 下降速率比较快，心脑血管并发症发生率高，可以出现Ⅵ型肾小管性酸中毒和高钾血症，尤其是在联合使用血管紧张素转化酶抑制药（ACEI）和血管紧张素Ⅱ受体拮抗药（ARB）时，高钾血症发生率更高，B 超示双肾体积并不缩小，但应引起重视。以往的临床资料分析显示，我国终末期肾病患者中，严重贫血十分常见，76.4%的患者血红蛋白在 60g/L（6.0g/dL）以下，高血压也比较常见，约占 84.2%。近年，随着对贫血、高血压发生机制及其危害认识的进一步提高，EPO 和各种新的降压药物不断涌现，患者的贫血和高血压得到了有效地控制和纠正。慢性肾衰竭超声常提示双侧肾脏缩小（糖尿病、骨髓瘤、HIV、淀粉样变除外）。

（一）轻度肾功能损害

GFR ≥ 10 mL/（min·1.73m^2）时，大多数患者往往无主观症状，或仅有夜尿增多、乏力和腰酸等，辅助检查可能发现合并存在继发性甲状旁腺功能亢进。肾小球疾病导致的慢性肾衰竭患者，临床可以有血尿与蛋白尿，高血压比较常见。而肾小管间质疾病导致的慢性肾功能衰竭患者，更多表现为贫血、代谢性酸中毒和夜尿增多，而高血压发生率低，除非合并泌尿道梗阻和（或）反流。

（二）中、重度肾功能损害

随着慢性肾衰竭进展，体内多种毒素的积聚及水、电解质和酸碱平衡紊乱，患者可以出现各种临床表现，几乎可以累及全身各脏器和系统。

二、心血管系统

慢性肾衰竭除了传统的导致心血管并发症的因素如贫血、高血压、糖代谢异常、脂质代谢紊乱外，还有一些慢性肾衰竭本身的因素，如尿毒症毒素潴留、高半胱氨酸血症、动静脉内瘘导致的动静脉分流等，使传统导致心血管并发症的因素在慢性肾衰竭患者更加突出。慢性肾衰竭心血管疾病主要表现有以下几种。

（一）冠状动脉粥样硬化和周围血管病

高血压、高同型半胱氨酸血症和脂质代谢紊乱促进动脉粥样硬化的发生，钙磷代谢紊乱引起的血管转移性钙化也是重要致病因素。经常表现为“沉默性”急性心肌梗死，原因是慢性肾脏病患者存在自主神经病变，以及经常合并容量负荷过度导致肺瘀血，心肌缺血的症状有时非常不典型，易被漏诊而得不到及时治疗，存活率很低，但并非慢性肾衰竭患者主要的死亡原因，主要死亡原因是猝死和心律失常。

由于慢性肾脏病患者常伴有严重贫血和严重左心室肥厚，有时虽然有典型的心绞痛症状，但冠状动脉造影却正常。慢性肾脏病患者即使在血管造影显示冠状动脉开放时也存在心肌缺血，这可能与冠状动脉后心肌毛细血管的反应性增生障碍，与非肾脏病患者相比心肌内毛细血管密度显著减低，平均毛细血管弥散距离增加，导致心肌对缺血的耐受性明显下降。

如终末期肾病患者负荷试验中发现可逆性病变，或在无钠水潴留的情况下左心室射血分数显著减少（40%），应行冠状动脉造影。冠状动脉造影是诊断慢性肾脏病患者冠状动脉疾病的金指标，其适应证与一般人群相似。对有残余肾功能的慢性肾脏病和终末期肾病患者，造影剂的使用可能导致终末期肾病患者发生急性高渗状态，诱发高血压危象和肺水肿，需要紧急透析治疗。进行冠状动脉造影之前，应通过超声心动图检查评估心室功能和瓣膜状态，避免出现意想不到的技术困难和不必要的心室造影。

（二）心肌病变

心肌病变是尿毒症毒素所致的特异性心肌功能障碍，病理特征为心肌纤维化。心肌纤维化在慢性肾脏病早期即出现，较原发性高血压和糖尿病患者更为明显，心肌纤维化的不良后果包括收缩期应力改变、舒张期左心室顺应性损伤以及心律失常。最突出的表现为左心室肥厚与左心室舒张功能下降。与尿毒症毒素潴留、局部肾素血管紧张素系统活化、钙磷代谢紊乱、肉碱缺乏等有关。

左心室肥厚是慢性肾脏病患者最主要的心血管结构改变，在慢性肾脏病早期即可出现，进入透析时75% 的患者存在左心室肥厚，透析后也会逐渐进展。其发病机制可能与慢性肾脏病患者局部肾素 – 血管紧张素系统激活，以及主动脉血管硬度增加和弹性系数显著减低有关。左心室重量指数（LVMI）增加是透析患者存活率的独立预测指标，与 LVMI < $125g/mm^2$ 的患者相比，LVMI > $125g/mm^2$ 的患者 5 年死亡率升高 2 倍。高血压和动脉硬化造成压力负荷过度，导致向心性肥厚，容量负荷过度导致“离心性”肥厚，交感神经活性亢进造成左心室游离壁无明显肥厚而室间隔显著肥厚的不对称性病变。左心室肥厚与舒张功能障碍密切相关，增加透析中低血压的风险。左心室扩张提示预后不良、左心室扩张可能是左心室肥厚的最终结果，也可能与弥漫性缺血性损害、反复容量负荷过度及动静脉内瘘的高血流量有关。

（三）心脏瓣膜病变

钙磷代谢紊乱、透析时间、低白蛋白血症、炎症和年龄是瓣膜病变和钙化的危险因素。伴反流的瓣膜钙化可以在血流动力学上造成明显的狭窄（尤其是主动脉瓣）以及传到功能障碍，包括 His 束病变造成的完全性传导阻滞。超滤纠正容量负荷过度可以解决反流，是区分功能性和结构性缺陷的唯一途径。

终末期肾病患者感染性心内膜炎的患病率为 2% ~ 4%，好发于血液透析患者。血管通路（包括临时性和长期留置导管）是最重要的感染源。少数情况下与牙齿感染和牙科治疗相关。与二尖瓣相比，主动脉瓣感染更常见。目前还不清楚钙化程度是否是感染性心内膜炎的危险因素。

（四）心包炎

分为尿毒症性心包炎和透析相关性心包炎，前者与尿毒症毒素潴留、内环境紊乱等有关，充分透析后可以缓解，未治疗的尿毒症引起的尿毒症性心包炎已很罕见。

透析相关性心包炎发生在透析不充分的患者，较常见，且与死亡率相关。与透析不充分、中分子毒素潴留、继发性甲状旁腺功能亢进等有关，也与并发症、动静脉内瘘再循环和基础疾病如系统性红斑狼疮等相关。但其确切的患病机制尚不十分明确。出现心前区疼痛伴发热或查体闻及心包摩擦音时应行胸部X线和超声心动图检查。但也要注意结核在尿毒症患者中发病率增高，也可引起结核性心包炎。

（五）心律失常和心源性猝死

是终末期肾病患者的主要死亡原因。心律失常是终末期肾病患者常见的临床现象，好发于血液透析过程中。猝死是终末期肾病患者最主要的死亡原因，主要由心室颤动引起，约20%为心搏骤停。高钾血症是终末期肾病患者最主要的代谢异常，常伴发心律失常，导致猝死。

（六）高血压

高血压普遍存在于慢性肾脏病的各个阶段，是左心室肥厚、充血性心力衰竭和有症状的缺血性心脏病的独立风险因素。主要原因是：①容量增加：水钠潴留、细胞外液增加引起的容量负荷过重。②肾素－血管紧张素－醛固酮系统（RAAS）活化。③内皮素（ET）合成增加。④肾脏分泌的降压物质减少：包括前列环素、激肽释放酶－激肽系统（KKS）、一氧化氮（NO）。⑤交感神经系统（SNS）活性增强。⑥其他血管活性物质：利钠肽（ANP、BNP）效应减弱，利尿降压作用下降；抗利尿激素（VP）增多，加重肾小管对水钠重吸收并引起血管收缩产生高血压；内源性毒毛花苷G增多及甲状旁腺激素分娩增加，使胞质内Ca^{2+}浓度增加，促进血管收缩，增加血管阻力。进展到终末期肾衰竭的患者约95%合并高血压，进行动态血压监测（ABPM）可以发现血压呈“非勺形”和“反勺型”的高危患者，有助于判断预后，调整治疗方案。

（七）心功能衰竭

终末期慢性肾衰竭患者因体液潴留、高血压、贫血、电解质紊乱、酸中毒、动静脉内瘘、肺部感染、冠状动脉病变、尿毒症性心肌病、甲状旁腺亢进、氧化应激等导致心功能衰竭。其中急性左侧心力衰竭是非常严重的并发症，是慢性肾衰竭的主要死亡原因。急性左侧心力衰竭也是慢性肾衰竭的可逆因素之一，积极有效地控制急性左侧心力衰竭对改善慢性肾衰竭预后、提高患者生存质量、延长生命具有重要意义。

三、血液系统

合并肾性贫血的患者可表现为正细胞、正色素性贫血，并随肾功能的减退而加重；白细胞计数一般正常；血小板计数及凝血时间正常，出血时间延长，血小板聚集和黏附功能障碍，但凝血酶原时间、部分凝血活酶激活时间一般正常。

（一）贫血

贫血是慢性肾衰竭患者常见的临床表现，在CRF的不同阶段均可以出现不同程度的贫血。WHO的贫血诊断标准：成年人女性血红蛋白（Hb）< 12 g/dL，成年男性Hb < 13 g/dL，但应考虑患者年龄、种族、居住地的海拔高度和生理需求对Hb的影响。肾性贫血是指除外其他贫血原因，且血清肌酐≥ 176 μmol/L的慢性肾衰竭患者合并的贫血，红细胞大小正常，网织红细胞计数低，与低促红细胞生成素（EPO）有关。肾性贫血在慢性肾衰竭的一系列病理生理紊乱中起重要作用，显著降低患者的生活质量和生存率。导致一系列的临床症状，包括组织氧供与氧耗下降，心排血量增加、心脏扩大、心室肥厚、心绞痛、充血性心力衰竭、认知能力和思维敏捷性下降、月经周期改变、夜间阴茎勃起减少及免疫应答障碍等。这些临床表现既往简单归因于肾衰竭，而事实上，贫血纠正后很多尿毒症症状可以减轻，甚至消失。

多种原因可以介导慢性肾衰竭患者的贫血，其特征是因促红细胞生成素的绝对或相对缺乏所致的正细胞正色素性贫血。主要原因包括：①肾脏生成EPO不足；②营养不良及铁缺乏，其中以缺铁性贫血最为常见；③消化道出血、血液透析失血、反复抽血化验等引起的出血性贫血；④尿毒症毒素所致的红细胞寿命缩短及红细胞生长抑制因子的作用；⑤尿毒症毒素引起的骨髓微环境病变产生的造血障碍；⑥合并血液系统疾病，如肿瘤等；⑦近年来认识到左旋肉碱缺乏、骨髓 EPO 受体表达减少等也参与肾性贫血。

贫血可能是许多尿毒症患者就诊时的症状，其严重程度与肾功能受损程度一致，但并不完全平行，与肾功能损害程度不平行的中重度贫血需要积极查找病因，注意是否合并血液系统疾病。合并肾间质病变的慢性肾衰竭患者出现贫血更早，且贫血程度较重。慢性肾衰竭患者 EPO 为相对缺乏，而非绝对缺乏。此外，体内存在抑制红细胞生成素的物质包括聚胺（如精胺、精脒、腐胺和尸胺）、甲状旁腺激素和一些炎性细胞因子也参与贫血。

（二）出血倾向

慢性肾衰竭患者常伴有出血倾向，出血部位为皮下、黏膜下、浆膜表面或器官，通常不严重。一般表现为皮肤的瘀斑或瘀点、胃肠道出血、鼻出血、牙龈出血和针穿刺处不易凝血。其原因与尿毒症患者血小板功能异常以及血小板 – 血管相互作用障碍有关，还可能与应用肝素有关。

1. 胃肠道出血　既可以表现为隐性胃肠道血液丢失，也可以出现威胁生命的大出血。胃肠道出血的发生率远较正常人群高，最常见的是消化性溃疡出血，其次为慢性胃炎出血，还可表现为胃肠道毛细血管扩张症。临床表现为黑粪等。

2. 出血性心包炎　目前尿毒症相关性出血性心包炎和心脏压塞较为少见，与开展透析治疗有关。但是出血性心包炎引起的心脏压塞病死率高，应予重视。临床表现为胸闷、气短和低血压，查体可见颈静脉怒张，心前区可闻及心包摩擦音，如出血量大，心包摩擦音消失。心脏超声检查提示心包积液，心包穿刺可见血性液体。

3. 颅内出血　透析患者颅内出血的发生率较正常人群高出 5 ~ 10 倍。临床表现为头痛、呕吐、惊厥、高血压、意识模糊甚至昏迷。诱因通常为高血压及使用抗凝血药。多囊肾的患者由于存在的动静脉畸形增加了出血的发生率。

4. 其他出血　有创操作后出血，自发性腹膜后出血，自发性眼球内出血等。

（三）血栓

慢性肾功能不全时血栓的形成是多种因素使血管壁的完整性受到破坏、凝血、抗凝血和纤溶系统的改变即血液黏滞性增高的结果。患者表现为外周血管闭塞、血管通路血栓形成、钙化防御，血管通路血栓形成导致的内瘘堵塞最常见。钙化防御即是钙化性尿毒症小动脉病，为少见但较严重的血栓性疾病，临床上表现为皮肤及微小动脉血栓及闭塞、纤维蛋白栓形成，其确切的机制尚不清楚，可能与蛋白酶 C 活性减少有关。

四、肾性骨病

慢性肾衰竭引起的骨骼病变称为肾性骨病或肾性骨营养不良。早期肾性骨病患者无症状，尤其是轻度慢性肾衰竭，或患者没有任何症状，但此时可以存在钙磷代谢紊乱，应予以纠正。临床上尽管只有 10% 的慢性肾衰竭患者在透析前出现骨病症状，但应用放射线和骨组织活检测 35% 和 90% 的患者可发现骨骼异常。

（一）分类

根据组织形态学变化和骨动力状态的不同，肾性骨病分为 3 种类型：高转化性骨病、低转化性骨病、混合性骨病。

1. 高转化性骨病　高转化性骨病又称甲状旁腺功能亢进性骨病，见于甲状旁腺功能亢进的患者。主要组织学特征是骨转化（包括骨形成和吸收）明显增加，以及骨小梁周围出现大量的纤维化，纤维化面积≥ 0.5%，类骨质覆盖面积≥ 15%。X 线检查可见骨膜下吸收、骨硬化等特征性表现。骨活检可见破骨细胞和成骨细胞数目增加，骨的吸收和生成活跃，破骨细胞穿入骨小梁形成大量吸收腔隙。临床表现为纤维囊性骨炎，可伴有骨质疏松和骨硬化为特征。典型的生化改变包括血钙降低，血磷、骨特异性碱性磷酸酶升高，和血 iPTH 水平明显升高是其特点。四环素双标记显示骨形成率升高。骨矿化率和骨形成率明显增加。

2. 低转化性骨病　低转化性骨病又称无动力性骨病。低转化性骨病的特点为骨转运和重塑降低伴随破骨细胞和成骨细胞数目减少及活性减低。组织形态有两种表现：骨软化和骨增生不良。早期表现为骨软化症，逐渐发展为无力型骨病。发生除维生素D的缺乏所致外，与铝中毒的关系更为密切。此外，对甲状旁腺功能亢进症治疗过度、服用量过多的钙和维生素D可引起再生不良性肾性骨营养不良，PTH水平相对较低是其临床特点。

（1）骨软化：骨软化的组织学特征是非矿化的骨基质沉积，导致板层样组织堆积，骨骼容易变形。矿化过程减少伴胶原沉积受抑制（矿化的减少更显著），非矿化骨占据骨小梁容积大部分，板层状的类骨质容积增加，大多数骨小梁表面被很宽的类骨质区覆盖，不伴骨内膜纤维化，骨软化症常伴有铝沉积。生化检查表现为血钙正常，血磷增高，血铝通常也升高，血清骨特异性碱性磷酸酶及血iPTH水平降低。X主要表现为假性骨折。骨活检特征是骨的形成率降低，成骨细胞和破骨细胞数目和活性降低，类骨质覆盖面积≥15%，总骨量变化不定。四环素标记可见散在性吸收或缺如，显示骨矿化障碍。骨铝染色可见铝在骨小梁和类骨质交界处呈线状沉积。病因不清楚，可能是由于维生素D缺乏、磷不足或铝过量导致。

（2）骨再生不良：近年来骨再生不良发病趋势有增加，组织学特征主要为骨形成减少的同时伴有相应的骨矿化减少，仅有很少的、甚至没有类骨质层，骨容积常常下降。骨组织学改变主要为骨细胞活性明显降低、类骨质覆盖面积不增加，骨总量减少，骨形成率低于正常。生化检查表现为血钙正常，或轻度降低，血磷水平通常在正常范围，骨特异性碱性磷酸酶和iPTH水平大多正常或偏低。骨铝染色可见铝沉积于骨小梁表面和类骨质-骨质交界处。病因不清，可能与铝过量或1，25（OH）$_2$D$_3$对PTH的过度抑制，不足以维持正常骨转化的需要有关。

3. 混合性骨病　混合性骨病（mixecd bone diseases）兼有高转化性骨病和低转化性骨病的表现，常为纤维性骨炎和骨软化并存。骨形成率正常或降低，骨总量变化不定。组织学改变为破骨细胞活性增加，骨髓纤维化，类骨质覆盖面积增加。骨铝染色部分阳性，铝含量低，呈弥漫性分布。常由继发性甲状旁腺功能亢进、骨矿化缺陷引起，

各种肾性骨病的发生率不同，主要与年龄、种族、原发病种类、肾衰竭程度、遗传素质、治疗等因素有关。

（二）临床表现

慢性肾衰竭早期，肾性骨病无明显症状，随着肾功能的减退加重，临床症状和体征发展较缓慢和隐匿，直到尿毒症期才会出现症状，除骨骼严重损害外，常因钙磷代谢和甲状旁腺功能紊乱引起皮肤瘙痒、贫血、神经系统及心血管系统等组织器官的损害。

1. 骨痛与骨折　骨痛呈持续性或发作性，进行性发展，位置不固定，可累及全身或局限于某一处。疼痛部位多见于腰背部、髋部、膝关节、踝关节和腿部，程度不一，负重、压力或运动时加重。骨软化症疼痛更明显。低转化性肾性骨病已出现骨折，多发生在肋骨。

2. 关节炎或关节周围炎　表现为单个或多个关节红、肿、热、痛及僵硬等急性炎症症状。常发生在肩、腕、膝和指间关节。为高磷血症时羟磷灰石结晶沉积在关节腔或关节周围导致关节炎症。

3. 皮肤瘙痒　肾衰竭晚期常见，充分透析可缓解，但部分患者瘙痒极其顽固，无特效的治疗方法。可影响患者的情绪、睡眠和正常生活。

4. 肌病和肌无力　肌无力常见于近端骨骼肌，下肢明显，呈缓慢进展，严重者上肢不能抬起。

5. 自发性肌腱断裂　常在行走、下楼梯或跌倒时发生四头肌、三头肌、跟腱、手指伸肌腱等断裂。

6. 骨骼畸形和生长迟缓　常见负重长骨（胫骨、股骨）变性呈弓形或跛行。表现为鸡胸、驼背、O形腿等。

7. 其他　钙化防御，红眼综合征等。

五、神经精神系统

发生与尿毒症毒素、水电解质酸碱平衡紊乱、感染、药物及精神刺激等有关，可表现为中枢神经系统功能紊乱（尿毒症脑病）和周围神经病变。透析患者可能会出现透析相关性神经系统并发症。

（一）尿毒症脑病

尿毒症脑病是终末期肾脏疾病的严重并发症。通常是指急性或慢性肾衰竭出现中枢神经系统症状和体征，可表现为意识障碍。从而影响精神、运动、思考、记忆、语言、知觉、情感等方面，其发展随肾功能恶化而变化。早期主要表现为乏力、注意力不集中、易激惹、记忆力减退、失眠、情感淡漠，随着病情进展，可出现性格和行为异常、定向力障碍、情绪低落、幻想、幻觉和幻听，甚至自杀倾向，晚期可出现肢体震颤，扑翼样震颤及肌阵挛；大多数患者脑电图异常；影像学检查可发现脑萎缩，局部低密度病灶及大脑髓质病变。

慢性肾衰竭精神神经障碍发病机制复杂，目前尚不清楚。但可以确定与多种因素有关，较肯定的因素概括如下：①尿毒症毒素如小分子尿素（氯，胍类，胺类，酚类等）、中分子物质及大分子的甲状旁腺素（PTH）在血脑中蓄积，抑制了参与脑细胞正常代谢活动的酶系统，使其反应速度减慢，脑细胞的正常代谢功能失调，引起患者脑电图、肌电图及脑诱发电位异常，而出现一系列神经精神症状，与肾功能受损程度密切相关；②水、电解质、酸碱平衡失调，失水，水潴留，脑水肿等；③脑代谢障碍：慢性肾衰竭时氧和葡萄糖的利用率均下降，导致多种酶的功能障碍；④神经细胞和胶质细胞的跨膜离子交换异常。另外有文献报道中分子物质血 β_2 微球蛋白（β_2-MG）在体内蓄积与尿毒症脑病有关。

慢性肾衰竭并发尿毒症脑病患者应尽早发现、尽快诊断、及时透析以免病情发展，错过最佳时机。

1. 精神功能紊乱　是尿毒症脑病的早期表现。典型的特征为感觉模糊、迟钝，常常伴失眠、批发、情感淡漠、近期记忆力的丧失以及注意力不集中。随着肾功能的下降，精神集中时间减少，逐渐出现意识模糊、感觉不良，可伴震颤、扑翼样震颤、肌阵挛。偶可出现幻觉、兴奋、癫痫发作，最终昏迷。尿毒症脑病晚期患者多表现为紧张、无语伴深部浅反射减低。

2. 神经系统紊乱　早期表现为发音困难，震颤、扑翼样震颤。由于舌头的运动障碍，出现发音缓慢或急促不清。震颤是早期敏感指数，震颤的幅度不规则，常常出现在引出扑翼样震颤或肢体运动时，发作的频率一般为 8 ～ 10/s。扑翼样震颤的准确原因尚不清楚，可能与中枢神经系统受损引起的维持紧张姿势的功能不良有关。晚期表现为肌阵挛和手足搐搦。肌阵挛常常是突然发生的肢体、躯体和头部的不规律、不对称的粗大颤搐。有些状态下肌肉收缩是轻微的，没有或仅有较少的颤搐。运动时肌肉收缩明显，类似“舞蹈病”发作。肌阵挛可能是下段脑干网状结构的功能异常导致脊髓－延髓－脊髓反射的抑制作用松弛的结果。手足搐搦在尿毒症患者中常见，可以有或无腕足痉挛发作的明显表现。

3. 运动异常　行动笨拙在尿毒症的早期就可出现，表现为行走或完成某一精细的工作时动作不稳。由于额叶对运动神经元的一致性作用的减弱，一些原始的反射可以被引出，此外肢体肌肉的张力亦发生改变，出现下肢伸肌强直和上肢屈肌痉挛的去皮质姿势。多数患者除了软弱无力的症状外，可以发现局部运动神经受损的体征如伸肌反射的不对称，轻度偏瘫。

（二）周围神经病变

包括外周神经病变和自主神经病变。

1. 外周神经病变　ESRD 特别是伴糖尿病和（或）血管疾病的患者常常存在神经病变，以远端、对称、涉及运动和感觉神经的多神经病变为特点。手掌、足底的感觉异常、远端肢体的烧灼感以及不宁腿综合征是主要临床表现。此外常常存在肌肉的无力和萎缩。随着神经病变的进展，神经纤维受到严重损害可以出现感觉和运动神经传导速度的减慢，甚至由于运动功能的丢失造成瘫痪。外周神经病变的形态学变化表现为有髓鞘的纤维密度减低，在长轴突远端节段性脱髓鞘及轴突的变性。发生这些病理变化的原因尚不清楚。透析治疗仅使少数患者症状改善，大部分患者维持稳定。而肾移植可完全恢复正常。

2. 自主神经病变　ESRD 患者常常出现一些自主神经系统的异常。包括出汗的异常、压力感受器功能受损、Valsalva 试验的异常、直立性低血压以及心动过缓性低血压。开始透析治疗后，患者的症状可以有一定程度的缓解。

（三）透析相关性脑病

1. 透析失衡综合征　透析失衡综合征（dialysis disequilibrium syndrome）是最常见的急性神经系统并发症，可以发生在透析过程中或透析结束后 24 h 内。轻者表现为不适、头痛、震颤、恶心、呕吐，严重可表现为定向力障碍、意识模糊、恍惚，并可进一步发展至抽搐及昏迷。

根据经典理论，透析失衡综合征与脑水肿有关，多见于尿素氮很高的患者。血液透析使尿素氮短期内快速下降，由于血－脑屏障的作用，尿素从血中的清除比从脑脊液及脑组织要快，这样就产生了尿素渗透梯度，造成水分进入脑细胞；同时血液透析使酸中毒迅速纠正，血－脑屏障的作用使脑中酸性代谢产物明显高于血浆，在血浆和脑脊液间也产生了二氧化碳梯度，使脑脊液和脑组织 pH 降低，H^+ 浓度升高，加之原位产生特发的渗透性物质（主要是来自于蛋白质代谢的酸根），使脑细胞内的渗透压增加，这种渗透性的失衡造成了脑水肿。

2. 慢性神经系统并发症　主要症状为交流困难，认知、运动功能的损害以及性格的改变。早期表现为中等程度的讲话障碍、中枢感觉、运动失调和不同程度的精神衰弱。这些症状可不断加重，出现失用、性格改变，不能完成有目的的活动和进行性痴呆。是一种进展性的反复发生的致命神经系统综合征。

（四）反应性精神病

属于心因性精神病范畴，但与单纯的精神障碍有所区别，以精神异常为主，多由剧烈而持久的精神紧张或精神创伤直接引起。急剧强烈的刺激作用于高级神经活动过程，可以引起兴奋，抑制或灵活性的过度紧张及相互冲突；中枢神经系统为了避免进一步的损伤或“破裂”，则往往引起超限抑制，这样就产生了大脑皮质与皮质下活动相互作用异常的各种形式；临床上表现为不受意识控制的情绪变化，无目的的零乱动作和原始性反应。

六、内分泌系统

广泛内分泌异常包括激素产生、控制、与蛋白结合、分解代谢和靶器官效应。

（一）继发性甲状旁腺功能亢进（SHPT）

继发性甲状旁腺功能亢进（SHPT）是慢性肾衰竭的常见并发症，SHPT 在 CRF 早期即已开始，并随着肾功能的恶化进行性加重。低钙、高磷和活性维生素 D_3 合成障碍不仅是 SHPT 的主要表现，也参与 SHPT 的发生与发展。SHPT 患者甲状旁腺素（PTH）等毒素对机体的影响，可能与尿毒症患者骨骼系统、心血管系统、血液系统、皮肤病变、神经肌肉系统并发症有关。

1. 骨骼系统　早期无明显症状，晚期可有：①肌无力、酸痛；②自发性肌腱断裂；③骨折、骨痛，并发纤维骨炎或软骨病时可能有骨病，但痛无定处，突然的胸痛可能为肋骨骨折，多见于骨质减少症和软骨病患者；④骨骼变形：可发生于有肾性佝偻病的儿童及严重骨性软骨病的成年人，长骨变弯，多个椎体的骨折可致身材变矮，脊柱侧弯，驼背，腰椎骨折；⑤生长发育停滞；⑥有转移性钙化者可引起钙化性关节周围炎。

骨骼系统的表现可能与下列因素有关：① PTH 产生过多，增加破骨细胞的活性，骨吸收增多，随着肾功能的进一步恶化，病变加重，骨髓腔扩大，纤维性骨炎更明显，同时 PTH 也刺激成骨细胞的活性，骨质增生，导致纤维囊性骨病或高转化型肾性骨病的发生和发展；② 1，25- 二羟维生素 D_3 减少；③钙代谢紊乱：包括钙调节点上移与钙敏感受体的减少。低钙血症刺激 PTH 分泌增加，参与甲状旁腺细胞增生；④磷代谢紊乱：高磷通过降低血钙、抑制肾脏 1，25- 二羟维生素 D_3 合成间接促进 PTH 合成及释放，也可直接刺激 PTH 合成，并参与甲状旁腺增生；⑤其他因素：慢性代谢性酸中毒、铝中毒参与了肾性骨营养不良的形成机制。

2. 心血管系统　心血管系统的表现主要是与 SHPT 相关的钙化异常，包括血管钙化、心肌钙化、瓣膜钙化、心脏传导系统钙化、钙性尿毒症小动脉病（CUA）。临床上可导致心肌缺血、心肌梗死、充血性心力衰竭、高血压，心肌钙化可导致心肌功能损害，心脏传导系统钙化可导致心律失常甚至猝死。心脏瓣膜钙化中主动脉瓣和二尖瓣最多见，主动脉瓣钙化、硬化、增厚引起左心室流出道狭窄。

3. 血液系统　SHPT 参与肾性贫血的发生，主要表现在：① SHPT 与溶血有关：高 PTH 抑制红细胞膜钙泵活性，使细胞内钙增加，脆性增大；高 PTH 还能抑制 Na^+-K^+-ATP 酶活性，抑制红细胞糖酵解，干扰能量代谢，使红细胞寿命缩短；高 PTH 增加红细胞的渗透脆性，加速溶血。②红细胞生成减少：SHPT 患者维生素 D_3 的缺乏导致促红细胞生成素（EPO）减少；SHPT 可引起骨髓纤维化和红细胞生成受损，

PTH 通过下调骨髓红系干细胞上的 EPO 受体表达，抑制对重组人 EPO（rHuEPO）发挥作用，干扰红细胞的生成。

4. 皮肤病变　钙性尿毒症小动脉病（CUA）最明显的损害部位是皮肤，表现为孤立的皮损或多发皮损，进展相对较快，常发红，或网状青斑样脱皮，或浅紫色硬结，或呈串珠状。皮肤剧痛难忍，感觉过敏，损伤末期皮肤溃疡、坏死或缺血坏疽，皮肤可出现钙盐沉积。

5. 神经、肌肉系统　尿毒症脑病的发病主要原因之一是，SHPT 及离子运转异常引起的脑组织及血液中钙含量及 PTH 升高，可能是造成神经突触功能受损、信息加工处理功能障碍的主要因素。终末期肾脏疾病患者可出现自主神经损害，临床表现为性功能减退、血压降低、心律失常，PTH 升高是其重要发病机制。尿毒症肌病则表现为缓慢进展的、以肢体近端为主的非特异性对称性的肌无力和萎缩，少数患者可有呼吸肌受累，一般无明显感觉障碍，但腱反射减弱或消失，肌肉组织病理学可见肌纤维坏死、萎缩、重组、脂肪化、糖原缺乏和线粒体增生等变化。其发生原因是多方面的，与 SHPT、钙磷代谢紊乱及血管钙化等因素有关。

（二）胰岛素抵抗（IR）

胰岛素抵抗（IR）是指胰岛素的靶组织器官对胰岛素的反应敏感性降低、受损或丧失而产生一系列病理变化和临床症状。慢性肾衰竭（CRF）时会出现胰岛素抵抗，且与肾功能损害相平行。CRF 时发生 IR 涉及甲状旁腺素水平升高、代谢性酸中毒、肉毒碱不足、肾素－血管紧张素－醛固酮系统活跃、肌肉蛋白丢失等。

（三）其他内分泌激素异常表现

1. 性激素　男性患者阳痿、精子缺乏和精子发育不良，男性乳房发育女性化和性功能障碍；大多数女性患者闭经、不孕，患者雌激素、雄激素水平降低，卵泡刺激素和黄体生成素水平升高，高催乳素血症多见。

2. 胰岛素　肾脏对胰岛素的清除减少，外周组织特别是肌肉组织的胰岛素抵抗而导致糖利用障碍，多数糖尿病肾病肾功能减退患者，对胰岛素的需要量减少。

3. 甲状腺激素　晚期慢性肾衰竭患者经常合并甲状腺功能低下，患者血浆游离三碘甲状腺原氨酸水平低下，甲状腺素与甲状腺素结核球蛋白的结合能力降低。

4. 生长激素　由于肾脏清除减少和下丘脑－垂体对生长激素释放控制的改变，血浆生长激素和水平异常升高，儿童肾功能不全常常存在生长迟缓。由于生长激素水平异常，胰岛素样生长因子Ⅰ产生增加。

七、其他系统临床表现

（一）消化系统

消化道症状是慢性肾衰竭最早和最常见的症状。早期多表现为食欲减退和晨起恶心、呕吐、口腔有尿味，重度患者可以导致水、电解质和酸碱平衡紊乱，晚期患者胃肠道的任何部位都可出现黏膜糜烂、溃疡，进而发生胃肠道出血。慢性肾衰竭患者易患消化性溃疡，内镜证实胃和（或）十二指肠的发生率可高达 60%。消化道出血在终末期肾病患者中也十分常见，其发生率比正常人明显增高。消化道症状与尿素在胃肠道内经尿素酶作用分解产生氨、胃肠道多肽激素代谢异常、血小板功能障碍、凝血机制异常及血管壁硬化等因素有关。

（二）皮肤

肾衰竭患者的皮肤病变是影响患者生活质量的原因之一。主要表现为：①瘙痒：是尿毒症常见的难治性并发症，透析患者尤为常见，受热或受压可加重，手臂与背部较重。瘙痒多变，无法预见，可以成为折磨患者的最主要症状。表现为全身或局部不同程度的瘙痒，常见于额部、背部、下肢及前臂等部位，瘙痒为阵发性，持续时间不等，可自行缓解。部分患者瘙痒仅有症状而无皮肤损害，有的可表现为结节性痒疹、角化性丘疹和单纯性苔藓，甚至皮肤溃疡。组织学检查提示，角化增厚的皮肤有慢性炎症浸润，深度色素沉着，形成斑块样结构：其发生原因部分是继发性甲状旁腺功能亢进症和皮下组织钙化所致，随着提倡早期肾脏替代治疗和对钙磷代谢紊乱与继发性甲状旁腺功能亢进的充分认识，这一症状已有明显改善。瘙痒也与组胺释放有关，另外高钙磷乘积（ > 6.25 $mmol^2/L^2$ 或 > 77 mg^2/dL^2 ）也是原因之一。②色素：弥漫性皮肤棕色素沉着比较常见，但并不是长期肾衰竭患者的普遍改变。③指甲：典型的指甲近端部分呈白色，远端部分呈淡棕色，所谓半指甲，其发病机制尚不明确。④干燥：皮肤干燥十分常见，表现为抓痕、苔藓。

（三）呼吸系统

晚期慢性肾衰竭患者即使在没有容量负荷的条件下也可发生肺充血和肺水肿，称之为“尿毒症肺水肿”。是尿毒症毒素诱发的肺泡毛细血管渗透性增加所致，临床上表现为弥散功能障碍和肺活量减少，肺部 X 线检查可见出现“蝴蝶翼”征，及时利尿和透析可改善上述症状。有 15% ~ 20% 的患者可发生尿毒症性胸膜炎。伴随钙、磷代谢障碍可发生肺转移性钙化，临床表现为肺功能减退。

（四）免疫功能低下和感染

慢性肾衰竭患者免疫抑制表现为患者对细菌（葡萄球菌）敏感性增加，结核重新活动的风险增加，乙型肝炎病毒与丙型肝炎病毒清除缺陷，对乙型肝炎病毒免疫应答受损，与肾功能严重程度相关。慢性肾衰竭患者常合并淋巴组织萎缩和淋巴细胞减少，并且由于酸中毒、高血糖、营养不良以及血浆和组织高渗透压导致白细胞功能障碍。临床上可表现为呼吸系统、泌尿系统及皮肤等部位各种感染，是慢性肾衰竭患者重要的死亡原因。主要感染类型如下：①细菌感染，多出现在透析患者的中心静脉导管感染，主要为金黄色葡萄球菌和表皮葡萄球菌，分别占 30% 和 38%。临床上主要表现为寒战、发热等菌血症症状，在血管通路插管出口部位可由红肿或渗出，有些病例插管部位无异常表现，血培养及导管处分泌物培养可以明确致病菌。②结核杆菌感染，慢性肾衰竭是结核病的易感人群。临床表现与非肾衰竭患者的表现相同，常见症状如疲劳、厌食、乏力、盗汗、体重减轻和发热等。③丙型肝炎病毒感染。④乙型肝炎病毒感染。

第十一章

免疫病相关肾损害

第一节　狼疮肾炎

系统性红斑狼疮（systemic lupus erythematosus，SLE）是自身免疫介导的，以免疫性炎症为突出表现的弥漫性结缔组织病。血清中出现以抗核抗体为代表的多种自身抗体和通过免疫复合物等途径造成多系统受累是 SLE 的两个主要临床特征。该病的发病率和比率世界各国报道结果不一，在美国多地区的流行病学调查报告，SLE 的患病率为（14.6 ~ 122）110 万人，美国黑种人特别是女性患病率高于白种人 3 ~ 4 倍。美国夏威夷的调查发现亚洲血统发生该病的患病率远较白种人为高。我国大样本的一次调查（> 3 万人）显示 SLE 的患病率为 70/10 万人，在妇女中则高达 113/10 万人。本病好发于育龄女性，多见于 15 ~ 45 岁年龄段，北京统计的男性女性之比，在 14 ~ 39 岁组为 1 ： 13，在 40 ~ 59 岁组为 1 ： 4。

狼疮肾炎（lupus nephritis，LN）是 SLE 最为常见和严重的并发症，约 50% 以上的 SLE 患者临床上有肾脏受累。狼疮肾炎可以是 SLE 诸多的临床表现之一，在 3% ~ 6% 的患者中肾脏是起病时唯一有受累表现的脏器。在一些患者中偶可见到狼疮肾炎出现在抗核抗体阳性之前，甚至有些患者在临床上尚达不到美国风湿病学院（American College of Rheumatology，ACR）关于 SLE 的诊断标准。大多数 SLE 患者，肾脏受累多出现于病程早期，Cameron J. S. 等分析了 230 例狼疮肾炎患者，其中仅有 5 人肾脏受累出现在起病 10 年以后。狼疮肾炎的年龄和性别分布与 SLE 基本一致，肾受累在儿童尤为多见。男性 SLE 患者狼疮肾炎的发生率高，病情重。

一、病因

SLE 的发生与遗传、环境、性激素及自身免疫等多种因素有关。一般认为具有遗传素质的个体在环境、性激素及感染等因素的作用下引起免疫功能异常、自身抗体产生、免疫复合物形成及其组织的沉积，导致 SLE 的发生和发展。

1. 遗传因素　已经证明同卵双生者同患 SLE 的发生率在 24% ~ 58%，而在异卵双生者为 6%；5% ~ 13% 的 SLE 患者可在一、二级亲属中找到另一 SLE 患者；SLE 患者的子女中，SLE 的患病率约为 5%；提示 SLE 存在遗传易感性。近年来对人类 SLE 和狼疮鼠动物模型的全基因组扫描和易感基因定位工作提示，SLE 的发病是多基因相互作用的结果。易感基因存在于凋亡细胞及免疫复合物清除、抗原提呈、炎症因子调控、淋巴细胞激活等整个免疫应答过程中。其免疫表型可能为 3 个不同层次的病理途径的综合效应：①对核抗原免疫耐受的丧失，参与基因（位点）如 slel（鼠）、Sap、Clq、IRF5；②免疫调节紊乱，包括调控淋巴细胞免疫应答的多种基因（位点），如 sle2、sle3（鼠）、Fas、Lyn、SHP-1、PTPN22、STAT4 等；③免疫效应阶段的终末器官损伤，主要涉及免疫复合物的形成和在特定组织的沉积，相关基因（位点）如 sle6（鼠）、FCCR2A、ITCAM 等。

2. 环境因素　紫外线、某些药品（如肼屈嗪、普鲁卡因胺等）及食物（如苜蓿类、鱼油）等均可诱导本病的发生。

3. 感染因素　人类免疫缺陷病毒（HIV）-1、致癌 RNA 病毒及某些脂多糖可能与本病的发生相关。

4. 性激素　生育年龄女性的 SLE 发病率绝对高于同年龄段的男性，也高于青春期以前的儿童和老年女性。已有研究显示，SLE 患者体内雌性激素水平增高，雄激素降低。泌乳素水平增高亦可对 SLE 的病情有影响，妊娠后期和产后哺乳期常出现病情加重可能与体内雌激素和泌乳素水平变化有关。

二、发病机制

目前 SLE 具体的发病机制尚未明确，各种致病机制研究较多，未能达成统一认识。近年来关于细胞凋亡、狼疮肾炎的肾脏损伤机制研究的进展较多。

（一）细胞凋亡

目前大量研究认为凋亡细胞可能是 SLE 患者体内自身抗原的来源。作为程序性死亡的一种方式，体内每天有大量的细胞发生凋亡以完成新旧更替并维持机体内环境的稳定。在细胞凋亡过程中，位于细胞内的核物质如 DNA、组蛋白等移至细胞表面，如果凋亡细胞未被及时清除，这些核抗原将暴露于机体的免疫系统中，诱发自身免疫反应进而产生以抗核抗体为主的一系列自身抗体。

（二）免疫复合物沉积

免疫复合物在肾脏沉积是多数狼疮肾炎患者的特征性表现及肾脏损伤的启动因素。

目前认为狼疮肾炎患者肾脏沉积的免疫复合物主要有以下两个来源：①循环免疫复合物：SLE 患者因凋亡细胞代谢及自身免疫耐受异常生成大量以抗核抗体为主的自身抗体，SLE 患者尤其是狼疮肾炎患者血清免疫复合物水平亦明显升高。正常情况下循环中一旦有免疫复合物形成，C1q 即与免疫复合物中 Fc 段结合并激活补体经典途径，生成 C3b 共价结合于免疫复合物上。经过 C3b 调理的免疫复合物与红细胞表面补体受体 1 结合并随红细胞运送到肝脾单核 – 巨噬系统，是循环免疫复合物清除的主要手段。免疫复合物与红细胞表面受体亲和力的大小主要与免疫复合物表面结合的 C3b 的数量有关。免疫复合物分子越大，结合的 C3b 越多，越容易黏附在红细胞上被清除。而抗原抗体的性质及两者之间的比例是决定免疫复合物分子大小的重要因素。在 SLE 患者中，免疫复合物的大小主要与 dsDNA 片段有关，因此小片段 ds-DNA 形成的免疫复合物可能不易被红细胞携带清除而沉积于组织致病。Mj elle J.E. 等发现核小体中的染色质成分与肾小球基底膜或系膜基质中的层粘连蛋白及Ⅳ型胶原有很高的亲和力，SLE 患者循环中富含染色质的免疫复合物如果未被及时清除即很可能沉积在肾脏引发狼疮肾炎。②原位免疫复合物：既往研究报道狼疮肾炎患者体内的自身抗体可直接识别肾小球内的固有抗原形成原位免疫复合物。Chan T.M. 等发现狼疮肾炎患者抗 dsDNA 抗体可直接结合肾小球系膜细胞，另外一些研究者亦发现狼疮肾炎患者非抗 dsDNA 的 IgG 也可以与肾小球系膜细胞膜蛋白直接结合；亦有研究表明抗 ds-DNA 抗体可交叉识别肾小球其他固有抗原（如 α – 肌动蛋白或层粘连蛋白），且抗 dsDNA 抗体是否具有致肾病作用与其是否交叉识别这些抗原有关。

另外，肾脏本身对免疫复合物的清除能力很可能也是决定免疫复合物是否能在肾脏沉积的重要因素。凋亡细胞来源的染色质成分与肾小球基底膜或系膜基质中的层粘连蛋白及Ⅳ型胶原结合是免疫复合物沉积于肾脏的重要机制，肾脏本身则可以合成核酸酶降解这些染色质成分抑制其在肾脏沉积，其中 Dnasel 是肾脏主要的核酸酶成分，占总体核酸酶活性的 80%。动物实验及 SLE 患者中均证实肾脏 Dnasel 先天性或获得性缺乏均与狼疮肾炎的发生相关。另外肾脏沉积的免疫复合物可通过结合 Fcγ 受体或补体受体被肾脏固有细胞及浸润的单核 – 巨噬细胞吞噬清除。而部分 SLE 患者存在补体受体或 Fcγ 受体原发性或继发性功能缺陷而可能致肾脏局部清除免疫复合物的能力亦有所下降，使沉积的免疫复合物不易被快速有效清除。以上研究提示部分 SLE 患者可能存在肾脏对免疫复合物清除能力的缺陷导致免疫复合物易在肾脏沉积而诱发狼疮肾炎。

（三）补体激活与肾脏损伤

狼疮肾炎患者肾脏存在大量补体成分的沉积，如 C1q、C3 等，故一直以来广大学者们认为免疫复合物介导的补体过度激活生成的大量膜攻击复合物以及 C3a、C5a 等趋化因子在肾组织损伤及炎症反应中起重要作用。但补体经典途径早期成分 C1q、C2、C4 的缺乏却可致 SLE 及狼疮肾炎的发生，提示对于 SLE 患者，补体早期成分的激活以安全清除凋亡细胞和免疫复合物的重要性可能远远超过其激活带来的损伤作用，或者说补体经典途径的激活造成的组织损伤并不是狼疮肾炎不可或缺的损伤机制。近年来，补体旁路途经的过度活化或调控异常在狼疮肾炎组织损伤中的地位受到越来越多的重视。在狼疮鼠模型中，抑制补体旁路途径的激活可以明显减轻肾脏损伤程度，敲除旁路途径主要的抑制因子 -H 因子可以显著加重狼疮肾脏损伤的程度等。补体旁路途径的过度激活除了生成大量膜攻击复合体造成周围组织损伤外，还可以生成 C3a、C5a 等趋化因子介导炎症。狼疮鼠模型中敲除 C3a 及 C5a 受体均能明显减轻肾脏损伤的程度，进一步提示其在肾脏炎症反应中的重要性。

（四）系膜细胞及系膜基质

系膜基质及系膜细胞是狼疮肾炎免疫复合物沉积的主要部位。Yung S. 等研究发现抗 dsDNA 抗体结合于肾小球系膜细胞上的 Annexin V 等膜蛋白后诱导其合成 IL-6 等促炎因子；Pawar R.D. 等发现抗 DNA 抗体可以诱导系膜细胞合成中性粒细胞明胶酶相关载脂蛋白（neutrophil gelatinase-associated li-pocalin，NGAL），而 NGAL 可以激活 caspase-3 诱导肾内细胞凋亡及上调炎症基因的表达，NGAL 基因敲除的小鼠蛋白尿水平、肾脏病理损伤程度均减轻，提示系膜细胞分泌的 NGAL 可能是狼疮肾炎中诱发肾脏炎症的重要介质。抗 DNA 抗体还能促肾小球系膜细胞分泌细胞基质透明质烷，可能是狼疮肾炎系膜增生的重要机制之一。另外，肾小球系膜细胞表达 Fcγ 受体，可通过识别沉积于肾脏的自身抗体的 Fc 段而吞噬系膜区沉积的免疫复合物，并诱导炎症反应的发生。因此推测免疫复合物沉积导致系膜细胞合成细胞因子、趋化因子等炎性介质及系膜基质可能是狼疮肾炎肾脏受累的早期事件。

（五）T 细胞

已有许多研究提示，无论是狼疮鼠动物模型还是狼疮肾炎患者的T细胞都是介导肾脏损伤的重要介质。如：去除免疫球蛋白的 MRL/lpr 狼疮鼠仍可出现肾炎表现；在 NZB/W F1 狼疮鼠中，用细胞毒 T 淋巴细胞相关抗原 4 Ig 阻断 T 细胞活化并给予小剂量的环磷酰胺后，肾小球免疫复合物的沉积无明显减少，但肾脏炎症减轻，小鼠的生存时间明显延长；给予 NZB/W F1 狼疮鼠抗 T 细胞抗体治疗可以减轻肾小球炎症，减少尿蛋白量及降低早期死亡率；SLE 患者 T 细胞表面肾脏归巢分子表达增加；狼疮肾炎患者肾脏可见活化的 CD_4^+、CD_8^+、分泌 IL-17 的 CD_4^-/CD_8^-T 细胞的浸润，这些 T 细胞可分泌大量的炎性因子进而活化抗体特异性 B 细胞，募集巨噬细胞和树突状细胞参与肾脏损伤过程。

（六）趋化因子及细胞因子

狼疮肾炎的发生是肾脏多种细胞相互作用的结果，涉及错综复杂的细胞因子网络。MRL/lpr 狼疮鼠模型中肾脏趋化因子表达早于肾脏炎症细胞的浸润和蛋白尿的出现，在蛋白尿及明显的肾脏损伤出现之前，单核细胞趋化因子（MCP-1/CCL2）、巨噬细胞炎症蛋白 1-B（CCLA）、RANTES（CCL5）、巨噬细胞集落刺激因子（M-CSF）及 IFN-γ 诱导蛋白 -10（CXCLIO）等即在肾脏表达增高，继而出现单核细胞浸润及其细胞膜表面相应受体上调（CCRI、CCR2、CCR5）等。其中单核细胞趋化因子又与肾脏损伤密切相关，MRUlpr 狼疮鼠敲除 MCP-1 后可见肾脏巨噬细胞、T 细胞浸润减少，蛋白尿水平下降、肾脏损伤减轻、生存率升高等表现。另外，在肾脏损伤发生后，阻断 MCP-1 可改善肾脏损伤情况，延长动物的生存时间；CXCL10/CX-CL12 及其对应的受体 CXCR3/CXCR4 在募集浆细胞样树突细胞至肾组织中发挥重要作用。

狼疮肾炎患者肾脏以 Th1 相关细胞因子表达为主，包括 IL-12、IL-18 及 IFN-γ 等。SLE 尤其是狼疮肾炎患者血清中这三种细胞因子的水平明显升高，且尿中 IL-12 的水平与狼疮肾炎的发生及严重程度密切相关。MRL/lpr 狼疮鼠模型中过表达 IL-18 可致尚未出现肾脏受累的小鼠肾脏白细胞聚集、蛋白尿增多，同样过表达IL-12 的 MRUlpr 狼疮鼠肾脏 T 细胞尤其是分泌 IFN-γ 的 T 细胞浸润增多，肾脏损伤进程加快；而敲除 IL-12 的 MRL/lpr 狼疮鼠血清中 IFN-γ 的水平下降，狼疮肾炎的发生延迟。

三、病理表现及其分型

（一）基本病理改变

狼疮肾炎的病理改变复杂多样，基本病变包括以下几种。

1. 肾小球病变　为狼疮肾炎最为常见而重要的病变。

（1）免疫复合物沉积：可广泛沉积于系膜区、内皮下、基底膜内和上皮下。以 IgG 沉积为主，常伴 IgM、IgA、C3、C4 和 C1q 沉积，以上均阳性称“满堂亮”现象。大量免疫复合物如沉积在内皮下使毛细血管壁增厚称“白金耳”现象；如沉积在毛细血管腔，则形成透明血栓。

（2）细胞增殖：主要为系膜细胞、内皮细胞增殖，可有新月体形成。

（3）毛细血管襻纤维素样坏死：可见苏木素小体，为坏死的细胞核。

（4）炎性细胞浸润：主要为单核－巨噬细胞和T淋巴细胞。

2. 肾小管－间质病变　可见于50%以上的LN，尤其是Ⅵ型LN。可为免疫复合物于肾小管基底膜下沉积引起的直接损伤所致，也可为肾小球病变引起的继发性肾小管一间质损伤。主要表现为：

（1）免疫复合物在肾小管基底膜下呈颗粒样沉积。

（2）肾小管上皮细胞呈现轻重不等的变性乃至坏死，灶状、多灶状、大片状乃至弥漫性萎缩。

（3）肾间质水肿、炎细胞浸润和纤维化。浸润的细胞以CD4和CD8淋巴细胞为主。

3. 肾血管病变　狼疮肾炎的小叶间动脉和入球小动脉可出现纤维素样坏死、血栓形成，慢性期可见血管壁增厚和硬化。

（二）活动性病变及慢性病变

狼疮活动时常规的免疫抑制治疗有助于抑制免疫介导的炎症过程，但不能逆转已存在的纤维化、肾小管萎缩或肾小球硬化，因此明确狼疮肾炎的活动度和慢性化程度对评估狼疮肾炎的严重程度、病变的可逆性及对治疗的反应十分重要。狼疮肾炎的活动性病变主要有：毛细血管内皮细胞增生（伴或不伴白细胞浸润）伴管腔严重狭窄、核碎裂、纤维素样坏死、肾小球基底膜破裂、细胞或细胞纤维性新月体形成、内皮下嗜复红蛋白沉积（白金耳）、腔内透明血栓、间质炎症细胞浸润；慢性病变主要有：肾小球硬化（节段、全球）、球囊粘连、纤维性新月体、肾小管萎缩，间质纤维化。

有人因此提出了活动度和慢性化评分方法（表11–1），尽管评分人在判断结果和标本取材时存在的偏差可能影响评分的准确性，但目前该评分系统仍然是临床医疗和科学研究的基本工具。

表11–1　狼疮性肾炎肾活检标本活动性和慢性化评分

活动指标	慢性指标
细胞增生	肾小球硬化
核碎裂和坏死	肾小管萎缩
细胞（细胞纤维）性新月体	纤维性新月体
白金耳／透明血栓	间质纤维化
白细胞浸润	
间质炎症细胞浸润	

注：每项的评分从0～3。“核碎裂和坏死”和“细胞性新月体”每项乘以2。活动度的最高分是24，慢性化的最高分是12。

（三）病理分型

1982年WHO根据狼疮肾炎的光镜、免疫荧光和电镜表现，对狼疮性肾炎进行了病理学分型（表11–2），这是一个比较成熟和公认的方案，对狼疮肾炎的肾活检影响很大，持续了约20年。但这一分类方法是根据肾小球病变的严重程度进行分型的，有研究显示与肾小球病变相比，肾小管间质的损伤与肾脏长期预后相关性更强，提示狼疮肾炎中肾小管间质和肾小球的病变对免疫抑制治疗的反应可能不同；另外狼疮肾炎中肾血管的病变也很常见，可表现为急性病变如血栓形成和血管炎，或表现为慢性病变如小动脉硬化，目前认为肾小球毛细血管内血栓形成与预后不良相关，以纤维素样坏死和小血管的炎症细胞浸润为特点的坏死性血管炎的出现也提示预后不良。2002年国际肾脏病学会（ISN）和肾脏病理学会（RPS）结合多年的临床和病理经验重新修订了狼疮肾炎的病理组织分类，发表了新的标准（表11–3）。

表 11-2　狼疮肾炎（肾小球肾炎）的病理分型（WHO，1982）

分型	病理学改变
Ⅰ型	正常肾小球 A．免疫病理、光镜、电镜检查均正常 B．光镜下正常，但免疫病理和电镜检查可见免疫复合物和电子致密物沉积
Ⅱ型	系膜增生型（轻度和中度系膜增生）
Ⅲ型	A．活动性坏死病变 B．活动性坏死病麦和增生、硬化性病变 C．硬化性病变
Ⅳ型	弥漫性增生型（重度系膜增生型、毛细血管内增生型、膜增生型、新月体型、肾小球内皮下大量电子致击物沉积） A．无特殊性节段性病变 B．伴有坏死性和活动性病变 C．伴有坏死性、活动性病变和增生、硬化性病变 D．伴有硬化性病变
Ⅴ型	膜型 A．单一的膜性肾病 B．伴有Ⅱ型病变 C．伴有Ⅲ型（A-C）病麦 D．伴有Ⅳ型（A-D）病变
Ⅵ型	进行性硬化型

表 11-3　狼疮肾炎（LN）的病理学分型（ISN/RPS，2003）

分型	病理学改变
Ⅰ型	轻微系膜性 LN 光镜下肾小球正常，但荧光和（或）电镜显示免疫复合物存在
Ⅱ型	系膜增生性 LN 光镜下可见单纯系膜细胞不同程度的增生或伴有系膜基质增宽及系膜区免疫复合物沉积，无上皮侧及内皮下免疫复合物 荧光和电镜下可有少量孤立性上皮下或内皮下免疫复合物伴同沉积
Ⅲ型	局灶性 LN 活动性或非活动性病变，受累肾小球少于 50%。病变呈局灶、节段成球性分布，毛细血管内或毛细血管外增生性病变均可出现，伴节段内皮下沉积物，伴或不伴系膜增生性病变 Ⅲ（A）活动性病变；局灶增生性 LN Ⅲ（/VC）活动性病变和慢性病变：局灶增生和硬化性 LN Ⅲ（C）慢性非活动性病变：局灶硬化性 LN •应注明活动性和硬化性病变的肾小球比例 •应注明肾小管萎缩、肾间质细胞浸润和纤维化、肾血管硬化和其他血管病变的严重程度（轻度、中度和重度）及比例
Ⅳ型	弥漫性 LN 活动性病变或非活动性病变，呈弥漫性（受累肾小球≥ 50%）。病变呈节段性或球性分布。毛细血管内或毛细血管外增生 性病变均可出现，伴弥漫性内皮下免疫复合物沉积，伴或不伴系膜增生性病变。出现弥漫性白金耳样病变时，即使轻度或无细胞增生，也归入Ⅳ型 LN。分两种亚型： Ⅳ -S：受累肾小球≥ 50%，并呈节段性病变 Ⅳ -G：受累肾小球≥ 50%，并呈球性病变 Ⅳ -S（A/C）：活动性病变：弥漫性节段性增生性 LN Ⅳ -S（A/C）：活动性和慢性病变：弥漫性节段性增生和硬化性 LN Ⅳ -G（A/C）：活动性和慢性病变：弥漫性球性增生和硬化性 LN Ⅳ -S（C）：慢性非活动性病变伴有硬化：弥漫性节段性硬化性 LN Ⅳ -G（C）：慢性非活动性病变伴有硬化：弥漫性球性硬化性 LN •应注明活动性和硬化性病麦的肾小球比例 •应注明肾小管萎缩、肾间质细胞浸润和纤维化、肾血管硬化和其他血管病变的严重程度（轻度、中度和重度）及比例
Ⅴ型	膜性 LN 肾小球基底膜弥漫增厚，可见球性或节段性上皮下免疫复合物沉积，伴或无系膜病变 Ⅴ型 LN 合并Ⅲ型或Ⅳ型病变，则应做出复合性诊断，如 m+v，Ⅳ +V 等
Ⅵ型	严重硬化型 LN 勺肾小球呈现球性硬化，不再有活动性病麦

新分类方法主要变更如下；①Ⅰ型删除了光镜、免疫荧光和电镜检查均为正常的病例。②Ⅱ型仅限于轻度系膜病变，当内皮下多处或大量免疫复合物沉积，或出现球性及节段性中重度病变时，应列入Ⅲ型或Ⅳ型。③Ⅲ型和Ⅳ型都是以肾小球毛细血管襻内、外增生、免疫复合物沉积为特点，特别强调了活动性病变（A）、非活动性和硬化性病变（C）及混合型病变（A/C）；在Ⅳ型狼疮肾炎中，除了弥漫球性病变，尚有弥漫节段性病变（S）；特别指出，在Ⅳ型狼疮肾炎中，有一种特殊病变即大量弥漫性白金耳形成，而增生性病变并不严重。④Ⅲ型和Ⅳ型狼疮肾炎均出现肾小管和肾间质病变，要明确指出损伤比例。⑤Ⅴ型狼疮肾炎中，可明确列出混合的类型，如Ⅱ+Ⅴ、Ⅲ+Ⅴ、Ⅳ+Ⅴ等。⑥Ⅵ型狼疮肾炎中，球性硬化的肾小球比例必须超过全部的90%，显示炎症导致的组织破坏已不能逆转。

狼疮肾炎不但不同的病理类型可以互相重叠，狼疮肾炎的组织病理类型也可随着疾病活动性和治疗效果的变化互相转变。例如，病变相对较轻的类型（Ⅱ型），如果不治疗，可转化为严重的Ⅳ型；而严重增生型病变，经过治疗或随着病程的延长可转化为系膜型病变或膜型病变。病理类型的转化伴随相应的血清学和临床表现的变化。

四、临床表现

（一）肾脏表现

狼疮肾炎临床表现多种多样，可为无症状的单纯血尿和（或）蛋白尿，也可为急进性肾炎或明显的肾病综合征。

狼疮肾炎患者多表现为肾炎综合征，最常见的表现是蛋白尿，多伴一定程度的水肿及镜下血尿，其中45%～65%的患者表现为肾病综合征。肾病变活动期还可有白细胞尿。

Cameron等报道超过50%的患者在诊断狼疮肾炎时存在肾小球滤过率下降或血肌酐升高，多数研究认为起病时肾功能损伤是预后差的危险因素。少数患者表现为急性肾衰竭，主要原因有：①肾小球广泛新月体形成；②肾小球广泛毛细血管内血栓形成；③与肾小球病变不平行的急性间质性肾炎；④肾静脉血栓。

有20%～50%的系统性红斑狼疮（SLE）患者起病时存在高血压，肾脏受累的患者中高血压的发生率并无明显增高，但在严重的狼疮肾炎患者中高血压的发生率较高，有人报道在Ⅳ型LN中的发生率为55%。狼疮肾炎患者恶性高血压并不常见。

多数狼疮肾炎患者可有肾小管功能受损，偶尔出现在肾小球损害之前或比肾小球病变的表现更为明显，如肾小管酸中毒、多尿、低钾血症或高钾血症等。

（二）肾外表现

1. 全身表现　SLE患者常常出现发热，可能是SLE活动的表现，但应除外感染因素，尤其是在免疫抑制药治疗中出现的发热，更需警惕。疲乏是SLE常见但容易被忽视的症状，常是狼疮活动的先兆。

2. 皮肤与黏膜　在鼻梁和双颧颊部呈蝶形分布的红斑是SLE特征性的改变。SLE的皮肤损害包括光敏感、脱发、手足掌面和甲周红斑、盘状红斑、结节性红斑、脂膜炎、网状青斑和雷诺现象等。SLE皮疹无明显瘙痒，明显瘙痒则提示过敏，免疫抑制治疗后的瘙痒性皮疹应注意真菌感染。接受激素和免疫抑制药治疗的SLE患者，若出现不明原因局部皮肤灼痛，可能是带状疱疹的前兆。SLE口腔溃疡或黏膜糜烂常见。在免疫抑制和（或）抗生素治疗后的口腔糜烂，应注意口腔真菌感染。

3. 关节和肌肉　常出现对称性多关节疼痛、肿胀，通常不引起骨质破坏。激素治疗中的SLE患者出现髋关节区域隐痛不适，需注意无菌性股骨头坏死。SLE可出现肌痛和肌无力，少数可有肌酶谱的增高。对于长期服用激素的患者，要除外激素所致的肌病。

4. 神经系统损害　又称神经精神狼疮。轻者仅有偏头痛、性格改变、记忆力减退或轻度认知障碍；重者可表现为脑血管意外、昏迷、癫痫持续状态等。中枢神经系统表现包括无菌性脑膜炎，脑血管病，脱髓鞘综合征，头痛，运动障碍，脊髓病，癫痫发作，急性精神错乱，焦虑，认知障碍，情绪失调，精神障碍；周围神经系统表现包括吉兰－巴雷综合征，自主神经系统功能紊乱，单神经病变，重症肌无力，脑神经病变，神经丛病变，多发性神经病变，共计19种。存在一种或一种以上上述表现，并除外感染、药物等继发因素的情况下，结合影像学、脑脊液、脑电图等检查可诊断神经精神狼疮。以弥漫性的高级皮层功能障碍为表现的神经精神狼疮，多与抗神经元抗体、抗核糖体P蛋白抗体相关；有局灶性神经定位体征的精神神经狼疮，又可进一步分为两种情况，一种伴有抗磷脂抗体阳性；另一种常有全身血管炎表现和明显病情活动，在治疗上应有所侧重。横贯性脊髓炎在SLE不多见，一旦发生横贯性脊髓炎，应尽早积极治疗。否则造成不可逆的损伤。表现为下肢瘫痪或无力伴有病理征阳性。脊髓的磁共振检查可明确诊断。

5. 血液系统表现　SLE常出现贫血和（或）白细胞减少和（或）血小板减少。贫血可能为慢性病贫血或肾性贫血。短期内出现重度贫血常是自身免疫性溶血所致，多有网织红细胞升高，Coomb's试验阳性。SLE本身可出现白细胞减少，治疗SLE的细胞毒药物也常引起白细胞减少，需要鉴别。SLE的白细胞减少，一般发生在治疗前或疾病复发时，多数对激素治疗敏感；细胞毒药物所致的白细胞减少，其发生与用药相关，恢复也有一定规律。血小板减少与血小板抗体、抗磷脂抗体以及骨髓巨核细胞成熟障碍有关。部分患者在起病初期或疾病活动期伴有淋巴结肿大和（或）脾大。

6. 肺部表现　SLE常出现胸膜炎，如合并胸腔积液，其性质为渗出液。年轻患者（尤其是女性）的渗出性浆膜腔积液，除结核外应注意SLE的可能性。SLE肺实质浸润的放射学特征是阴影分布较广、易变，与同等程度X线表现的感染性肺炎相比，SLE肺损害的咳嗽症状相对较轻，痰量较少，一般不咳黄色黏稠痰，如果SLE患者出现明显的咳嗽、黏稠痰或黄痰，提示呼吸道细菌性感染。结核感染在SLE表现常呈不典型性。在持续性发热的患者，应警惕血行播散性粟粒性肺结核的可能，应每周摄胸片，必要时应行肺高分辨率CT检查，结合痰、支气管－肺泡灌洗液的涂片和培养，以明确诊断，及时治疗。SLE所引起的肺间质性病变主要是处于急性和亚急性期的肺间质磨玻璃样改变和慢性肺间质纤维化，表现为活动后气促、干咳、低氧血症，肺功能检查常显示弥散功能下降。少数病情危重者、伴有肺动脉高压者或血管炎累及支气管黏膜者可出现咯血。SLE合并弥漫性出血性肺泡炎死亡率极高。SLE还可出现肺动脉高压、肺梗死、肺萎缩综合征。后者表现为肺容积的缩小，横膈上抬，盘状肺不张，呼吸肌功能障碍，而无肺实质、肺血管的受累，也无全身性肌无力、肌炎、血管炎的表现。

7. 心脏表现　SLE患者常出现心包炎，表现为心包积液，但心脏压塞少见。SLE可有心肌炎、心律失常，多数情况下SLE的心肌损害不太严重，但是在重症的SLE，可伴有心功能不全，为预后不良指征。SLE可出现疣状心内膜炎（Libman-Sack心内膜炎），病理表现为瓣膜赘生物，其与感染性心内膜炎的区别为：疣状心内膜炎瓣膜赘生物最常见于二尖瓣后叶的心室侧，且并不引起心脏杂音性质的改变。通常疣状心内膜炎不引起临床症状，但赘生物可以脱落引起栓塞，或并发感染性心内膜炎。SLE可以有冠状动脉受累，表现为心绞痛和心电图ST-T改变，甚至出现急性心肌梗死。除冠状动脉炎参加了发病外，长期使用糖皮质激素加速动脉粥样硬化和抗磷脂抗体导致动脉血栓形成，可能是冠状动脉病变的另两个主要原因。

8. 消化系统表现　SLE可出现恶心、呕吐、腹痛、腹泻或便秘，其中以腹泻较常见，可伴有蛋白丢失性肠炎，并引起低蛋白血症。活动期SLE可出现肠系膜血管炎，其表现类似急腹症，甚至被误诊为胃穿孔、肠梗阻而手术探查。当SLE有明显的全身病情活动，有胃肠道症状和腹部阳性体征（反跳痛、压痛），除外感染、电解质紊乱、药物、合并其他急腹症等因素，应考虑本病。SLE肠系膜血管炎尚缺乏有力的辅助检查手段，腹部CT可表现为小肠壁增厚伴水肿，肠襻扩张伴肠系膜血管强化等间接征象。SLE还可并发急性胰腺炎。SLE常见肝酶增高，仅少数出现严重肝损害和黄疸。

9. 其他　SLE的眼部受累包括结膜炎、葡萄膜炎、眼底改变、视神经病变等。眼底改变包括出血、视盘水肿、视网膜渗出等，视神经病变可以导致突然失明。SLE常伴有继发性干燥综合征，有外分泌腺受累，表现为口干、眼干，常有血清抗SSB、抗SSA抗体阳性。

五、狼疮肾炎的肾活检

狼疮肾炎患者病理表现为严重活动性病变者，其临床表现也趋于严重，但根据不同的临床表现往往很难准确预测肾的病理类型（表 11-4）。抗 dsD-NA 抗体的滴度等血清学指标在各种不同病理类型之间亦无显著性差异。因此肾活检可为治疗提供有用的信息。只要患者有狼疮肾炎活动的证据，就应该是肾活检的适应证，如尿红细胞增多或出现红细胞管型、蛋白尿增加或肾功能下降等。

表 11-4　狼疮性肾炎患者不同临床表现时的病理类型

临床表现	WHO 病理类型			
	Ⅱ	Ⅲ	Ⅳ	Ⅴ
蛋白尿	24%	33%	25%	18%
肾病综合征	18%	30%	46%	6%
肾功能正常	28%	42%	17%	13%
肾衰竭	18%	34%	32%	16%

六、实验室检查和辅助检查

（一）自身抗体

1. 抗核抗体（ANA）　免疫荧光抗核抗体是 SLE 的筛选检查，对 SLE 的诊断敏感性为 95%，特异性相对较低为 65%。除 SLE 外，其他结缔组织病的血清中也常存在 ANA，一些慢性感染或老年人中也可出现低滴度的 ANA。

2. 抗双链 DNA（dsDNA）抗体　SLE 的敏感性为 70%，特异性为 95%，有研究报道与 SLEDAJ 评分、狼疮肾炎的发生、肾脏疾病活动度及预后有关。

3. 抗 Sm 抗体　在 SLE 中的特异性高达 99%，但敏感性仅 25%，该抗体的存在与疾病活动性无明显关系。有研究报道抗 Sm 抗体与狼疮肾炎的发生相关。

4. 抗核小体抗体　为 SLE 的特异性抗体，阳性率达 82% ~ 86%。

5. 抗 U_1RNP 抗体　对 SLE 的诊断有一定意义，阳性率为 45% ~ 60%，也可见于其他系统性结缔组织病。

6. 抗 SSA 抗体和抗 SSB 抗体　可见于系统性红斑狼疮，阳性率分别为 35% 和 20% 左右，亦见于其他结缔组织病。

7. 抗 C1q 抗体　在狼疮肾炎中的阳性率在 50% 左右，有研究报道抗 C1q 抗体与增生性肾炎有关，与 AI 评分有较明显的相关性，其相关性甚至优于抗 dsDNA 抗体。另外抗 C1q 抗体可以作为预测狼疮肾炎复发的较好指标。

8. 其他自身抗体　抗磷脂抗体（包括抗心磷脂抗体、抗 β_2-GPI 抗体和狼疮抗凝物）与血栓形成、习惯性流产和血小板减少有关；抗红细胞抗体与溶血性贫血有关；抗神经元抗体与神经精神性狼疮有关。

（二）常规检查

活动期 SLE 的血细胞三系中可有一系或多系减少（需除外药物所致的骨髓抑制）；尿蛋白，红细胞、白细胞、管型尿等为提示临床肾损害的指标；血沉在活动期常增高；C 反应蛋白通常不高，有研究认为可能系 SLE 血清中存在干扰素抑制肝脏合成 C 反应蛋白所致，合并感染或关节炎较突出者可增高；血清补体 C3、C4 水平与活动度呈负相关，常可作为病情活动性和治疗反应的监测指标之一。SLE 还常出现高 γ 球蛋白血症。

（三）肾脏超声

肾脏超声检查有助于排除部分患者伴发的解剖结构上的改变，同时可测量肾脏大小和实质厚度以判断可否进行肾活检。肾静脉血栓可能出现于本病患者，并可使蛋白尿加重，特别是膜型狼疮或存在狼疮抗凝物时易发生肾静脉血栓。肾静脉血栓的典型临床表现包括腰痛、血尿和肾功能损伤。但即使缺乏典型的临床表现，也不能除外肾静脉血栓。多普勒超声是诊断肾静脉血栓方便敏感的方法。可疑病例应用磁共振血管造影或肾静脉造影可确诊。

七、诊断与鉴别诊断

（一）诊断标准

SLE 属于临床诊断，目前普遍采用美国风湿病学会 1997 年修订的 SLE 分类标准（表 11-5）。作为诊断标准 SLE 分类标准的 11 项中，符合 4 项或 4 项以上者，在除外感染、肿瘤和其他结缔组织病后，可诊断 SLE。其敏感性和特异性均 > 90%。

表 11-5 美国风湿病学会 1997 年修订的 SLE 分类标准

标准	定义
1. 颊部红斑	固定红斑，扁平或隆起，在两颧突出部位
2. 盘状红斑	片状隆起于皮肤的红斑，黏附有角质脱屑和毛囊栓；陈旧病变可发生萎缩性瘢痕
3. 光过敏	对日光有明显的反应，引起皮疹，从病史中得知或医生观察到
4. 口腔溃疡	经医生观察到的口腔或鼻咽部溃疡，一般为无痛性
5. 关节炎	非侵蚀性关节炎，累及 2 个或更多的外周关节，有压痛，肿胀或积液
6. 浆膜炎	胸膜炎或心包炎
7. 肾脏病变	尿蛋白 > 0.5 g/24 h 或 +++，或管型（红细胞、血红蛋白、颗粒或混合管型）
8. 神经病变	癫痫发作或精神病，除外药物或已知的代谢紊乱
9. 血液学疾病	溶血性贫血，或白细胞减少，或淋巴细胞减少，或血小板减少
10. 免疫学异常	抗 ds－DNA 抗体阳性，或抗 Sm 抗体阳性，或抗磷脂抗体阳性（后者包括抗心磷脂抗体或狼疮抗凝物阳性或至少持续 6 个月的海毒血清试验假阳性三分之一）
11. 抗核抗体	在任何时候和未用药物诱发“药物性狼疮”的情况下，抗核抗体滴度异常

需强调指出的是患者病情的初始或许不具备分类标准中的 4 条，随着病情的进展而有 4 条以上或更多的项目。11 条分类标准中，免疫学异常和高滴度抗核抗体更具有诊断意义。一旦患者免疫学异常，即便临床诊断不够条件，也应密切随访，以便尽早做出诊断和及早治疗。

表型典型、确诊的 SLE 患者伴有肾脏病变时，狼疮肾炎的诊断不困难。但须排除同时合并其他病因引起的尿检异常或肾损害，包括药物、肾盂肾炎等。对于表现不典型、未能确诊的 SLE 患者出现肾炎或肾病综合征表现时，应与其他结缔组织病引起的肾脏病及原发性肾小球疾病进行鉴别，肾穿刺病理检查发现狼疮肾炎特征性改变如“白金耳”和“满堂亮”现象等可以协助诊断。

（二）病情活动性评估

确诊狼疮肾炎后，应根据临床肾脏及肾外表现、免疫学指标和肾脏病理表现评估病情活动性。

1. 肾脏活动表现

（1）临床表现：明显血尿和红细胞管型、尿蛋白显著增多甚至为大量蛋白尿（尚需排除病理转型，如转型为 V 型狼疮肾炎）、肾功能急剧恶化（除外肾前性因素、药物因素等）。

（2）病理活动性表现：毛细血管内皮细胞增生（伴或不伴白细胞浸润）伴管腔严重狭窄、核碎裂、纤维素样坏死、肾小球基底膜破裂、细胞或细胞纤维性新月体形成、内皮下嗜复红蛋白沉积（白金耳）、腔内透明血栓、间质炎症细胞浸润。

（3）免疫学指标：补体下降、抗 dsDNA 抗体升高等。

2. 肾外活动表现　发热、皮疹、关节痛、狼疮脑病等各种 SLE 的临床症状，尤其是新近出现的症状，均可提示疾病的活动。

3. 全身疾病活动度评价　国际上通用的几个 SLE 活动性判断标准包括：英国狼疮评估小组（BILAG）、SLE 疾病活动指数（SLEDAI）、系统性红斑狼疮活动程度检测（SLAM）等。其中以 SLEDAI 最为常用（表 11-6），其理论总积分为 105 分，但实际绝大多数患者积分小于 45。

表 11-6　临床 SLEDAI 积分表

积分	临床表现
8	癫痫发作：最近开始发作的，除外代谢、感染、药物所致
8	精神症状：严重紊乱干扰正常活动。除外尿毒症、药物影响
8	器质性脑病：智力的改变伴定向力、记忆力或其他智力功能的损害并出现反复不定的临床症状，至少同时有以下两项：感觉紊乱、不连贯的松散语言、失眠或白天瞌睡、精神运动性活动升高或下降。除外代谢、感染、药物所致
8	视觉障碍：SLE 视网膜病变，除外高血压、感染、药物所致
8	脑神经病变：累及脑神经的新出现的感觉、运动神经病变
8	狼疮性头痛：严重持续性头痛，麻醉性镇痛药无效
8	脑血管意外：新出现的脑血管意外，应除外动脉硬化
8	脉管炎：溃疡、坏疽、有触痛的手指小结节、甲周碎片状梗死、出血或经活检、血管造影证实
4	关节炎：2 个以上关节痛和炎性体征（压痛、肿胀、渗出）
4	肌炎：近端肌痛或无力伴 CPK 升高，或肌电图改变或活检证实
4	管型尿：HB、颗粒管型或 RBC 管型
4	血尿：> 5 RBC/HP，除外结石、感染和其他原因
4	蛋白尿：> 0.5 g/24 h，新出现或近期升高
4	脓尿：> 5 WBC/HP，除外感染
2	脱发：新出现或复发的异常斑片状或弥散性脱发
2	新出现皮疹：新出现或复发的炎症性皮疹
2	黏膜溃疡：新出现或复发的口腔或鼻黏膜溃疡
2	胸膜炎：胸膜炎性胸痛伴胸膜摩擦音、渗出或胸膜肥厚
I	发热：体温≥ 38℃，排除感染原因
1	血小板减少：< 100×10^9/L
1	白细胞减少：< 3.0×10^9/L．排除药物原因

注：SLEDAI 积分对 SLE 病情的判断：0 ~ 4 分为基本无活动，5 ~ 9 分为轻度活动，10 ~ 14 分为中度活动，≥ 15 分为重度活动。

轻型 SLE 为：SLE 诊断明确或高度怀疑，临床病情稳定且无明显内脏损害。SLEDAI 积分 < 10 分。

中度活动型 SLE：有明显重要脏器累及且需要治疗的患者，SLEDAI 评分在 10 ~ 14 分。

重型 SLE：狼疮累及重要脏器并影响其功能，SLEDAI 评分≥ 15 分，具体包括：①心脏：冠状动脉血管受累、Libman–Sacks 心内膜炎、心肌炎、心脏压塞、恶性高血压；②肺：肺动脉高压、肺出血、肺炎、肺梗死、肺萎缩、肺间质纤维化；③消化系统：肠系膜血管炎、急性胰腺炎；④血液系统：溶血性贫血、粒细胞减少（白细胞 < 1×10^9/L）、血小板减少（< 50×10^9/L）、血栓性血小板减少性紫癜、动静脉血栓形成；⑤肾脏：肾小球肾炎持续不缓解、急进性肾小球肾炎、肾病综合征；⑥神经系统：抽搐、急性

意识障碍、昏迷、脑卒中、横贯性脊髓炎、单神经炎/多神经炎、精神性发作、脱髓鞘综合征；⑦其他：包括皮肤血管炎，弥漫性严重的皮损、溃疡、大疱，肌炎，非感染性高热有衰竭表现等。

狼疮危象是指急性的危及生命的重症 SLE，包括急进性狼疮肾炎、严重的中枢神经系统损害、严重的溶血性贫血、血小板减少性紫癜、粒细胞缺乏症、严重心脏损害、严重的狼疮性肺炎、严重的狼疮性肝炎、严重的血管炎等。

八、治疗

狼疮肾炎治疗方案的决定主要根据肾脏病理表现和分型、病情的活动性、合并累及的其他脏器、并发症及其他引起肾损伤的因素，对起始治疗的反应及治疗的不良反应，其中以肾脏病理改变最为重要。应包括免疫抑制治疗和针对相关表现和并发症的支持治疗。

（一）一般治疗

1. 患者宣教　正确认识疾病，消除恐惧心理，明白规律用药的意义，强调长期随访的必要性。避免过多的紫外光暴露，使用防紫外线用品，避免过度疲劳，避免应用肾毒性药物，自我认识疾病活动的征象，配合治疗、遵从医嘱，定期随诊。

2. 对症治疗和去除各种影响疾病预后的因素　如注意控制高血压，防治各种感染，通过限制饮食中盐和蛋白摄入、控制血脂、减轻体重、纠正代谢异常（如酸中毒）等方法进行肾脏保护治疗。

（二）药物治疗

1. 羟氯喹　有研究表明羟氯喹可以预防 LN 的发生、复发、血栓形成及延缓终末期肾脏病的发生，因此在无特殊禁忌证情况下，建议所有 LN 患者均接受羟氯喹治疗。最大剂量可用至 6 ~ 6.5 mg/（kg·d）。

2. 免疫抑制药　狼疮常用的免疫抑制治疗方案包括糖皮质激素联合各种细胞毒药物或其他免疫抑制药，如环磷酰胺、硫唑嘌呤、霉酚酸酯、来氟米特或钙调磷酸酶抑制药等。

（1）糖皮质激素：具有强大的抗炎作用和免疫抑制作用，是治疗狼疮的基础药。糖皮质激素对免疫细胞的许多功能及对免疫反应的多个环节均有抑制作用，尤以对细胞免疫的抑制作用突出，在大剂量时还能够明显抑制体液免疫，使抗体生成减少，超大剂量则可有直接的淋巴细胞溶解作用。激素的生理剂量约为泼尼松 7.5 mg/d，主要能够抑制前列腺素的产生。由于不同的激素剂量的药理作用有所侧重，病情不同、患者之间对激素的敏感性有差异，临床用药要个体化。

狼疮患者使用的激素疗程较漫长，故应注意保护下丘脑－垂体－肾上腺轴，避免使用对该轴影响较大的地塞米松等长效和超长效激素。激素的不良反应除感染外，还包括高血压、高血糖、高血脂、低钾血症、骨质疏松、无菌性骨坏死、白内障、体重增加、水钠潴留等。应记录血压、血糖、血钾、血脂、骨密度、胸片等作为评估基线，并定期随访。应注意在发生重症 SLE，尤其是危及生命的情况下，激素的不良反应如股骨头无菌性坏死并非是使用大剂量激素的绝对禁忌。大剂量甲泼尼松龙冲击疗法常见不良反应包括：脸红、失眠、头痛、乏力、血压升高、短暂的血糖升高；严重不良反应包括：感染、上消化道大出血、水钠潴留、诱发高血压危象、诱发癫痫大发作、精神症状、心律失常，有因注射速度过快导致突然死亡的报道，所以甲泼龙冲击治疗应强调缓慢静脉滴注 60 min 以上；用药前需注意水－电解质和酸碱平衡。

（2）环磷酰胺：是主要作用于 S 期的细胞周期特异性烷化剂，通过影响 DNA 合成发挥细胞毒作用。其对体液免疫的抑制作用较强，能抑制 B 细胞增殖和抗体生成，且抑制作用较持久。除白细胞减少和诱发感染外，环磷酰胺的不良反应主要包括：性腺抑制（尤其是女性的卵巢功能衰竭）、胃肠道反应、脱发、肝功能损害，少见远期致癌作用（主要是淋巴瘤等血液系统肿瘤），出血性膀胱炎、膀胱纤维化和膀胱癌在长期口服环磷酰胺治疗者常见，而间歇环磷酰胺冲击治疗者罕见。

（3）硫唑嘌呤：为嘌呤类似物，可通过抑制 DNA 合成发挥淋巴细胞的细胞毒作用，对浆膜炎、血液系统损害、皮疹等疗效较好。不良反应包括：骨髓抑制、胃肠道反应、肝功能损害等。少数对硫唑嘌呤极敏感者用药短期即可出现造血危象，引起严重粒细胞和血小板缺乏症，轻者停药后血常规多在 2 ~ 3 周恢复正常，重者则需按粒细胞缺乏或急性再障处理，以后不宜再用。

（4）甲氨蝶呤：为二氢叶酸还原酶拮抗药，通过抑制核酸的合成发挥细胞毒作用。主要用于关节炎、浆膜炎和皮肤损害为主的SLE，长期用药耐受性较佳。主要不良反应有胃肠道反应、口腔黏膜糜烂、肝功能损害、骨髓抑制，偶见甲氨蝶呤肺炎。

（5）霉酚酸酯：为次黄嘌呤单核苷酸脱氢酶的抑制药，该酶是单核细胞和淋巴细胞内嘌呤核苷酸从头合成的限速酶，可特异性的抑制淋巴细胞的增生，因此它的耐受性很好。近年来霉酚酸酯所致严重感染的不良反应已引起广泛关注。

（6）钙调神经磷酸酶抑制药：钙调磷酸酶是T细胞信号通路中的关键分子，钙调神经磷酸酶抑制药主要通过抑制钙调磷酸酶而抑制T淋巴细胞促炎因子基因表达，发挥选择性的细胞免疫抑制作用，是一种非细胞毒免疫抑制药。主要药物有环孢素、他克莫司，用药期间注意肝、肾功能及高血压、高尿酸血症、高血钾等情况的发生，有条件者应监测血药浓度，调整剂量。

（7）来氟米特：为二氢乳清酸脱氢酶的抑制药，该酶为嘧啶从头合成中的第四个限速酶，进而抑制淋巴细胞的增殖。另外来氟米特还可抑制TNF依赖的NF-κB活化和基因表达。常见的不良反应为腹泻、腹痛、恶心、口腔溃疡、脱发、皮疹、感染及肝酶上升。来氟米特引起的肝酶上升为剂量依赖性并可恢复。应用来氟米特不应使用活疫苗。

3. 狼疮肾炎不同病理类型的差异治疗方案

（1）Ⅰ型LN：Ⅰ型LN病理改变轻微，无肾脏受累的临床表现，激素和免疫抑制药的使用取决于肾外狼疮的临床表现。

（2）Ⅱ型LN：Ⅱ型LN可出现蛋白尿和血尿，但多无大量蛋白尿及肾功能损伤。对Ⅱ型LN患者当尿蛋白＜1 g/d时以治疗肾外表现为主。

Ⅱ型LN可伴随足细胞病变，病理表现为广泛足细胞融合，无肾小球毛细血管壁免疫复合物沉积及内皮细胞增生。此时患者可出现肾病综合征范围的蛋白尿。Ⅱ型LN足细胞病变的出现与系膜区免疫复合物的沉积程度无明显相关性。对Ⅱ型LN当尿蛋白＞3 g/d时，如应用ACEI/ARB类药物疗效欠佳，可参照微小病变肾病的治疗给予糖皮质激素或钙调神经磷酸酶抑制药。

（3）Ⅲ型和Ⅳ型LN（增生性LN）：2003年国际肾脏病学会/肾脏病理学会在狼疮肾炎分型中定义了Ⅲ型、Ⅳ型狼疮肾炎的活动性病变和慢性病变。免疫抑制治疗主要针对活动性病变或慢性病变基础上合并活动性病变，因此在开始治疗之前必须确定疾病的准确分型。

糖皮质激素为基本治疗药物，需联合免疫抑制药。可分为初始治疗和维持治疗，前者主要处理狼疮活动引起的严重情况，应用较大剂量的糖皮质激素和免疫抑制药；后者为一种长期治疗，主要是维持缓解、预防复发、保护肾功能，小剂量激素加免疫抑制药，避免治疗的不良反应很重要。

目前尚无对何为治疗有效的明确定义，大多数学者认为血肌酐下降至治疗前水平，尿蛋白肌酐比值降至50 mg/mmol以下可以定义为完全缓解；血肌酐水平稳定在治疗前水平（±25%），或有所下降但未降至正常水平，且尿蛋白肌酐比值下降超过50%，如果为肾病综合征水平蛋白尿，尿蛋白肌酐比值需下降超过50%，且降至300 mg/mmol以下者可定义为部分缓解；血肌酐水平持续上升25%以上者为病情恶化。

①初始治疗方案：

A. 激素+环磷酰胺：激素初始剂量多为口服泼尼松1 mg/（kg·d），根据患者临床情况使用6～12周或以后逐渐减量，4～6个月或以后减量到7.5～10 mg/d。重度增生性肾炎患者可酌情给予甲泼尼龙冲击治疗，即0.5～1.0 g/d静脉滴注，连续3 d为1个疗程，必要时可重复。环磷酰胺0.5～1 g/m^2 静脉滴注，每月1次，共6个月。亦有研究表明低剂量环磷酰胺方案疗效无明显差别，即环磷酰胺500 mg静脉滴注，每2周1次，共3个月，但研究未包括此方案在重度增生性狼疮肾炎患者（快速进展为肾衰竭者，典型病理表现为＞50%节段性肾小球坏死或新月体形成）中的疗效评价。另外有研究显示口服环磷酰胺1.0～1.5 mg/（kg·d）（最大剂量150 mg/d）使用2～4个月，与静脉注射环磷酰胺效果相同，但有人认为口服环磷酰胺可能比静脉注射不良反应更大。

一些小样本的前瞻性随机对照试验表明糖皮质激素联合环磷酰胺与单用激素相比可降低终末期肾脏病的发生、减少狼疮肾炎复发，提高缓解率，降低慢性肾脏病的发生。对加入NIH试验患者重复肾活检结果进行回顾性分析发现，单用激素患者慢性化指数随时间呈线性升高（中位随访时间为治疗后44个月），激素联合环磷酰胺（或其他免疫抑制药）患者慢性化指数无明显变化。结果提示免疫抑制药可以阻止肾脏瘢痕进展。但这些结果仍需要大样本长期随访的随机对照试验进行验证。

B. 激素 + 霉酚酸酯：中国人群的一项随机对照研究表明激素联合霉酚酸酯（最大剂量 3 g/d）使用 6 个月与静脉注射环磷酰胺治疗反应率相同，两组之间严重感染和死亡不良反应的发生率相近。但目前尚缺乏霉酚酸酯在重度增生性狼疮肾炎中疗效的研究，因此，目前认为此方案可应用于非重度增生性狼疮肾炎中，而对于重度增生性狼疮肾炎患者仍推荐激素联合环磷酰胺方案。

C. 激素 + 硫唑嘌呤：欧洲的一项随机对照研究比较了硫唑嘌呤联合静脉注射甲泼尼龙随后口服激素与静脉注射环磷酰胺加口服激素的疗效。临床随访 2 年后，两组患者对药物治疗反应无明显差别，但应用硫唑嘌呤组不良反应的发生率更低。但使用硫唑嘌呤肾脏远期复发率以及肌酐翻倍风险升高。复查肾活检使用硫唑嘌呤组患者慢性化程度更重。

D. 激素 + 环孢素：一项小样本（n=40）开放性随机对照试验比较了环孢素和环磷酰胺作为起始阶段药物联合激素治疗增殖性狼疮肾炎的疗效。环孢素使用方法为 4 ~ 5 mg/（kg・d）连用 9 个月，在随后的 9 个月内逐渐减量。环磷酰胺的使用不同于大部分临床试验的方案，在最初 9 个月静脉注射环磷酰胺（10 mg/kg）8 次，随后的 9 个月口服环磷酰胺（10 mg/kg）4 ~ 5 次。在治疗 9 个月和 18 个月时，两组患者在对治疗的反应或疾病缓解方面无差别，在随访至 40 个月时两组复发率无差别。两组患者感染和白细胞减少的发生率亦无差别。

E. 激素 + 他克莫司 + 霉酚酸酯：中国人群一项小规模的随机对照研究比较了Ⅳ型合并Ⅴ型狼疮肾炎患者他克莫司（4 mg/d）、霉酚酸酯（1 g/d）合用联合口服激素治疗，与静脉注射环磷酰胺（0.75 g/m^2，每月 1 次，持续 6 个月）联合口服激素治疗的疗效。在 6 个月时，接受他克莫司 + 霉酚酸酯治疗的患者 90% 达到完全或部分缓解，而使用环磷酰胺组的患者仅有 45% 达完全或部分缓解（P=0.002）。但在其他多数临床试验中中国人群狼疮肾炎患者对治疗的反应一般较好，而此项试验中接受环磷酰胺的患者对治疗的反应却非常差，因此，此方案的疗效仍需要更多的临床试验进行验证，且在其他种族人群中尚无关于此方案的评价。

F. 如果经初始治疗 3 个月后，狼疮肾炎病情持续恶化，表现为血肌酐升高、蛋白尿加重，即需更换初始治疗方案，或重复肾穿刺活检明确病理类型是否有改变。

②维持治疗方案：初始治疗结束后，需要用小剂量的激素（≤ 10 mg/d 泼尼松或其他等量糖皮质激素）联合免疫抑制药进行维持治疗。常用于维持治疗的免疫抑制药有：A. 霉酚酸酯 0.5 ~ 1 g，2/d；B. 硫唑嘌呤 1.5 ~ 2.5 mg/（kg・d）；C. 环磷酰胺 0.5 ~ 1 g/m^2 静脉滴注，每 3 个月用 1 次；D. 对于不能耐受霉酚酸酯或硫唑嘌呤的患者可以选用钙调神经磷酸酶抑制药。

多数患者在初始治疗 6 个月后不能达到完全缓解，但进入维持治疗阶段病情会持续改善直至达到完全缓解，因此对初始治疗有反应的患者初始治疗结束后即可进入维持治疗阶段。但维持治疗 1 年后仍达不到完全缓解的患者需进行重复肾活检，在明确病理改变的基础上更换治疗方案。在获得完全缓解后，建议维持治疗至少持续 1 年以上，尔后可以考虑缓慢减少免疫抑制药剂量，如果既往有狼疮肾炎复发史者应适当延长维持治疗时间。若在维持治疗减量时出现肾功能恶化和（或）蛋白尿增多，建议将免疫抑制治疗药量增加至之前狼疮肾炎得以控制的剂量。目前对于狼疮肾炎药物治疗的持续时间尚无定论，在几项随机对照试验中，平均治疗时间为 3.5 年。

近期有关非洲裔和西班牙裔的狼疮肾炎患者的研究显示在维持治疗阶段泼尼松联合霉酚酸酯或硫唑嘌呤治疗优于泼尼松联合每 3 个月静脉用环磷酰胺。在随访 6 年以后，霉酚酸酯或硫唑嘌呤组比环磷酰胺组死亡率少，肾衰竭发生率低，肾脏复发率低。

③在Ⅲ / Ⅳ型 LN 治疗过程中应定期监测尿蛋白、血肌酐、尿沉渣、补体、抗 dsDNA 抗体滴度。有效的治疗应使尿蛋白逐渐减少及血肌酐水平逐渐下降，尿沉渣细胞管型减少，但血尿通常会持续数月。抗 dsDNA 及补体水平亦会随着病情好转而恢复正常，但 C3、C4、抗 dsDNA 抗体滴度与狼疮肾炎肾脏活动度相关性较差。

④Ⅲ / Ⅳ型 LN 治疗效果：多个人群的研究显示Ⅲ / Ⅳ型 LN 在治疗 6 ~ 12 个月时缓解率为

20% ~ 85%，其中完全缓解率在 8% ~ 30%。但在中国人群中治疗效果较好，缓解率可达 90%，其中完全缓解率可达 60% ~ 80%。研究表明治疗初始时的血肌酐水平、复发时血肌酐的增长程度、尿蛋白水平、治疗开始时间是能否获得治疗缓解的最重要的预测指标。但即使患者仅能获得部分缓解，仍能明显改善患者的肾脏预后及生存时间，因此仍应积极治疗。

（4）Ⅴ型 LN: 单纯Ⅴ型 LN 以蛋白尿为主要表现，伴或不伴血尿，狼疮活动的血清学指标不明显，其中 50% ~ 70% 的患者可出现大量蛋白尿、水肿、低蛋白血症、高脂血症以及高凝血状态。单纯 V 型 LN 的自然病程相对良性，10 年的肾脏生存率为 75% ~ 90%，但仍有进展为慢性肾脏病以及终末期肾脏病的可能性，特别是在大量蛋白尿的患者当中。Ⅴ型 LN 患者肾病综合征水平的蛋白尿一般难以自然缓解，有研究表明基线大量蛋白尿是Ⅴ型 LN 发生终末期肾脏病的独立危险因素。持续的肾病综合征患者其血管并发症发生率高，血管并发症与狼疮患者的高死亡率和高病死率相关。在Ⅴ型 LN 中，应用 ACEI、ARB 以及控制血压等非免疫抑制治疗可使尿蛋白降低 30% ~ 50%。目前对于单纯Ⅴ型 LN 的免疫抑制治疗方案争议较大，尚无最佳治疗方案，不同研究者都发现单独使用激素效果欠佳。因此，对于蛋白尿属非肾病综合征范围且肾功能稳定的单纯Ⅴ型 LN 患者，推荐使用羟氯喹、ACEI、ARB 及控制肾外狼疮活动的治疗措施；对于持续存在肾病综合征范围蛋白尿的单纯Ⅴ型 LN 患者，建议除上述措施之外，加用适量糖皮质激素及以下任意一种免疫抑制药治疗，即霉酚酸酯、硫唑嘌呤、环磷酰胺或钙调神经磷酸酶抑制药；对于经肾活检确定为Ⅴ + Ⅲ及Ⅴ + Ⅳ型的 LN 患者，推荐治疗方案分别同Ⅲ型和Ⅳ型 LN 患者。

（5）LN 复发：狼疮肾炎是一种易复发的疾病，一些随机对照研究表明经治疗后获得完全缓解的狼疮肾炎患者 40% 在缓解后 41 个月内出现肾脏复发，而治疗后仅仅得到部分缓解的患者中 63% 于缓解后 11.5 个月内复发，是否获得完全缓解是复发的最强危险因素，相对危险度达 6.2。

目前对于狼疮肾炎的复发尚无明确的界定，很多学者应用以下标准（表 11–7）。

表 11–7　狼疮肾炎复发的分类诊断标准

轻度复发	中度复发	重度复发
尿红细胞（肾小球源性） 由 < 5/HP 增加至 > 15/HP，同时尿棘红细胞 ≥ 2/HP 和（或）尿红细胞管型 ≥ 1/HP 和（或）出现白细胞管型（除外感染）	基线血肌酐水平： < 177 μmol/L 时，增长 17.7 ~ 88.4 μmol/L; ≥ 177 μmol/L，增长 35.4 ~ 132.6 μmol/L；和（或）基线尿蛋白肌酐比值： < 50 mg/mmol，增长 ≥ 100 mg/mmol 50 ~ 100 mg/ 增长 ≥ 200 mg/mmol，但绝对值 < 500 mg/mmol > 100 mg/mmol. 增长 2 倍以上，但绝对值 < 500 mg/mmol	基线血肌酐水平： < 177 μmol/L 时，升高 > 88.4 μmol/L ≥ 177 μmol/L 升高 > 132.6 μmol/L 和（或）尿蛋白肌酐会增长至 > 500 mg/mmol

肾脏慢性化的过程由多次的急性病变累积而成，慢性化的程度和健存的肾单位的比例，决定肾衰竭发生的危险。狼疮肾炎治疗的最终目标是防止狼疮肾炎的复发，保护肾功能，尽可能减少并发症。对于 LN 复发患者，建议使用原初始治疗方案进行治疗。若重复使用原治疗方案将导致环磷酰胺使用量接近或超过 369 者，宜使用不含环磷酰胺的初始治疗方案。若怀疑患者的肾脏病理分型发生了变化或不能确定肾脏病变的程度，可考虑重复肾活检。

（6）难治性 LN：约 50% 的狼疮肾炎患者在治疗 12 个月后可达完全缓解或部分缓解，5% ~ 25% 的患者 24 个月时达完全缓解或部分缓解。对于经一个疗程的初始方案治疗后血肌酐和（或）尿蛋白水平仍继续升高者，可考虑重复肾活检，以明确病因为活动性病变还是瘢痕等慢性病变，若为活动性 LN，更换其他初始治疗方案重新治疗。对于常规环磷酰胺方案及其他方案均无效的患者，可考虑利妥昔单抗、钙调神经磷酸酶抑制药或静脉注射丙种球蛋白。

（三）肾外狼疮活动的治疗

1. 轻型　患者有狼疮活动，但无明显其他内脏损害，仅表现光过敏、皮疹、关节炎或轻度浆膜炎者。治疗药物包括

（1）非甾体类抗炎药：可用于控制关节肿痛。服用时应注意消化性溃疡、出血，肾、肝功能等方面的不良反应。

（2）抗疟药：可控制皮疹和减轻光敏感，常用氯喹 0.25 g，1/d，或羟氯喹 0.2 ~ 0.4 g/d。主要不良反应是眼底病变，用药超过 6 个月者，可停药一个月，有视力明显下降者，应检查眼底，明确原因。另外有心脏病史者，特别是心动过缓或有传导阻滞者禁用抗疟药。

（3）沙利度胺：对抗疟药不敏感的顽固性皮损可选择，常用量 50 ~ 100 mg/d，1 年内有生育意向的患者忌用。

（4）短期局部应用激素治疗皮疹，但脸部应尽量避免使用强效激素类外用药，一旦使用，不应超过 1 周。

（5）小剂量激素（如泼尼松≤ 10 mg/d）可减轻症状。

（6）权衡利弊必要时可用硫唑嘌呤、甲氨蝶呤或环磷酰胺等免疫抑制药。应注意轻型 SLE 可因过敏、感染、妊娠生育、环境变化等因素而加重，甚至进入狼疮危象。

2. 中度活动型　有明显其他脏器损害者，个体化糖皮质激素治疗是必要的，通常泼尼松剂量 0.5 ~ 1 mg/（kg·d）。需要联用其他免疫抑制药，如：①以关节炎、肌炎、浆膜炎和皮肤损害为主时可给予甲氨蝶呤 7.5 ~ 15 mg/ 周；②表现为浆膜炎、血液系统损害或皮疹时可给予硫唑嘌呤 1 ~ 2.5 mg/（kg·d），常用剂量 50 ~ 100 mg/d。

3. 重型　累及重要脏器并影响其功能时，治疗主要分两个阶段，即诱导缓解和维持巩固治疗。诱导缓解目的在于迅速控制病情，阻止或逆转内脏损害，力求疾病完全缓解（包括血清学、症状和受损器官的功能恢复），治疗方案与增生性狼疮肾炎类似，泼尼松 1 mg/（kg·d）联合免疫抑制药（如环磷酰胺、硫唑嘌呤、霉酚酸酯、甲氨蝶呤等）。达到诱导缓解后，应继续维持巩固治疗。目的在于用最少的药物防止疾病复发。

4. 狼疮危象的治疗　治疗目的在于挽救生命、保护受累脏器、防止后遗症。通常需要大剂量甲泼尼龙冲击治疗，针对受累脏器的对症治疗和支持治疗，以帮助患者度过危象。后继的治疗可按照重型 SLE 的原则，继续诱导缓解和维持巩固治疗。

5. 常见肾外脏器受累的治疗实例

（1）神经精神狼疮：必须除外化脓性脑膜炎、结核性脑膜炎、隐球菌性脑膜炎、病毒性脑膜脑炎等中枢神经系统感染。弥漫性神经精神狼疮在控制 SLE 的基础药物上强调对症治疗，包括抗精神病药物（与精神科医生配合），癫痫大发作或癫痫持续状态时需积极抗癫痫治疗，注意加强护理。ACL 相关神经精神狼疮，应加用抗凝血、抗血小板聚集药物。有全身血管炎表现的明显活动证据，应用大剂量甲泼尼龙冲击治疗。中枢狼疮包括横贯性脊髓炎在内，可试用地塞米松 10 mg 加甲氨蝶呤鞘内注射治疗，每周 1 次，共 2 ~ 3 次。

（2）重症血小板减少性紫癜：血小板 $< 20 \times 10^9$/L，有自发出血倾向，需要积极治疗。常用激素剂量：1 ~ 2 mg/（kg·d）。静脉输注大剂量人静脉用免疫球蛋白（IVIG）对重症血小板减少性紫癜有效，可按 0.4 g/（kg·d），静脉滴注，连续 3 ~ 5 d 为 1 个疗程。IVIG 一方面对 SLE 本身具有免疫治疗作用，另一方面具有非特异性的抗感染作用，可以对大剂量免疫抑制药所致的免疫力挫伤起到一定的保护作用，能够明显提高各种狼疮危象治疗的成功率。还可静脉滴注长春新碱（VCR）1 ~ 2 mg/ 周，总量一般不超过 6 mg。环孢素由于无明显骨髓抑制作用，是常用的联合治疗药物。无骨髓增生低下者，还可试用环磷酰胺、硫唑嘌呤等其他免疫抑制药。内科保守治疗无效，可考虑脾切除。

（3）弥漫性出血性肺泡炎和急性重症肺间质病变：部分弥漫性出血性肺泡炎的患者起病可无咯血，支气管镜有助于明确诊断。本病极易合并感染，常同时有大量蛋白尿，预后很差。治疗迄今无良策。对 SLE 肺脏累及应提高警惕，结合 SLE 病情系统评估、影像学、血气分析、纤支镜等手段，以早期发现、及时诊断。治疗方面包括氧疗、必要时机械通气、控制感染和支持治疗。可试用大剂量甲泼尼龙冲击治疗、静脉输注免疫球蛋白、血浆置换等。

（4）肺动脉高压：发生率为 5% ~ 14%，是 SLE 严重的并发症。应根据心脏彩色多普勒超声和（或）右心导管肺动脉测压，并结合心功能分级（参照纽约心脏协会的心功能评定标准）和 6 min 步行距离进行评估。肺动脉高压的定义为平均肺动脉压静息状态 > 25 mmHg 或运动状态 > 30 mmHg。重度肺动脉高压

压力 > 70 mmHg。如合并有明确的其他引起肺动脉高压疾病，应给予相应处理（改善左心功能、瓣膜手术、氧疗、抗凝血、抗感染）。对 SLE 引起的肺动脉高压，除了前述的激素、环磷酰胺等基础治疗外，还可选择使用钙通道阻滞药、前列环素类似物、内皮素受体阻滞药、5- 磷酸二酯酶抑制药治疗。

（5）严重的肠系膜血管炎：常需 2 mg/（kg・d）以上的激素剂量方能控制病情。应注意水、电解质酸碱平衡，加强肠外营养支持，防止合并感染，避免不必要的手术、探查。一旦并发肠坏死、穿孔、中毒性肠麻痹，应及时手术治疗。

（四）其他治疗方法

既往的研究显示，血浆置换对于接受激素和口服环磷酰胺治疗弥漫增生性狼疮肾炎的患者没有额外的益处。然而对于其他严重的并发症，如狼疮脑或血栓性微血管病，可考虑应用。有一些报道认为使用特殊的免疫吸附（如蛋白 A 柱）有一定疗效。

（五）妊娠生育

狼疮肾炎活动或未达到完全缓解的患者妊娠后发生流产（或死胎）风险明显增加，有研究报道狼疮肾炎完全缓解的患者流产（或死胎）的发生率为 8% ~ 13%，而活动性狼疮肾炎患者流产（或死胎）的发生率可达 35%。亦有研究报道狼疮肾炎未达到完全缓解者，或尿蛋白 > 1 g/d，或存在肾功能损伤时，妊娠期间狼疮肾炎复发的风险增加，因此狼疮肾炎未达到完全缓解者要避免妊娠。妊娠期不能使用环磷酰胺、霉酚酸酯、ACEI 和 ARB，使用霉酚酸酯治疗者妊娠前要改用硫唑嘌呤治疗，可继续使用羟氯喹，另外有研究表明低剂量阿司匹林（50 ~ 100 mg/d）可以减少狼疮患者流产（或死胎）风险。如果妊娠时正在使用激素或硫唑嘌呤，妊娠期间或至少妊娠前 3 个月药物不要减量。国内学者一般认为 SLE 患者在无重要脏器损害、病情稳定 1 年或 1 年以上，细胞毒免疫抑制药（环磷酰胺、甲氨蝶呤等）停药半年，激素仅需小剂量时方可怀孕，多数能安全地妊娠和生育。妊娠期出现狼疮肾炎复发时，可用糖皮质激素治疗，每日泼尼松≤ 30 mg 对胎儿影响不大，并根据病情严重程度决定是否加用硫唑嘌呤。泼尼松龙经过胎盘时被灭活，但是地塞米松和倍他米松可以通过胎盘屏障，影响胎儿，故不宜选用，但在妊娠后期促胎肺成熟时可选用地塞米松。

九、预后

过去几十年来重型狼疮肾炎患者的预后已显著改善。20 世纪 60 年代报道的 5 年生存率只有 70%，而近年报道的 10 年生存率超过 90%。虽然狼疮脑或狼疮肺死亡率仍然很高，但是很少有患者死于狼疮活动。20世纪80年代以来，免疫抑制药有了长足的发展，早期诊断和适宜的治疗对获得良好的长期预后十分重要。

第二节　原发性小血管炎肾损害

原发性血管炎是一组病因不清，以血管壁的炎症和纤维素样坏死为共同病理变化，以多器官系统受累为主要临床表现的一组疾病。按受累血管大小，原发性血管炎分为大血管炎、中血管炎和小血管炎。大血管炎主要包括 Takayasu 动脉炎和巨细胞动脉炎，中血管炎主要包括结节性多动脉炎，小血管炎主要包括肉芽肿性多血管炎（granulomatosis with polyangiitis，GPA，原韦格纳肉芽肿）、显微镜下多血管炎（microscopic polyangiitis，MPA）和嗜酸性肉芽肿性多血管炎（eosinophilic granulomacosis with polyangi-itis，EGPA，原 Churg-Strauss 综合征），三种小血管炎均与抗中性粒细胞胞质抗体（antineutrophil cyto-plasmic antibody，ANCA）紧密相关，因此又称 ANCA 相关性血管炎（ANCA-associated vasculitides，AAV）。大、中动脉炎肾损害主要表现为肾脏缺血，本节主要介绍原发性小血管炎肾损害。

一、流行病学

一项基于英格兰 Norfolk 人群的流行病学调查显示 GPA 的患病率为 8.5/ 百万人口，MPA 的患病率为 3.6/ 百万人口，EGPA 的发病率为 2.5/ 百万人口。美国两项关于 GPA 的队列研究显示白种人在 GPA 中的比例超过 90%，而非裔美国人、西班牙裔和亚洲人占 1% ~ 4%。目前我国尚缺乏原发性小血管炎的流行病学资料。

二、病因及发病机制

目前，原发性小血管炎的确切病因及发病机制还不明确。感染、免疫机制、环境因素、遗传因素等在 AAV 发病过程中可能发挥作用。

1. 感染　GPA 患者虽任何器官均可受累，但起病初是呼吸道受累，最多见的是鼻窦炎和鼻炎，继而出现中性粒细胞性肺泡炎、肾小球肾炎，提示了可能的疾病发展过程。鼻炎和鼻窦炎继发感染多为金黄色葡萄球菌，金黄色葡萄球菌不仅造成局部感染，还可能通过细胞免疫机制诱导 GPA 的发生与发展。应用复方新诺明治疗早期 GPA 有效，并可使 GPA 复发率降低 60%，间接证明感染可能参与 AAV 的发病过程。

近年研究表明具有 FimH 的革兰阴性菌感染可能与 AAV 发病相关。FimH 相关细菌感染后，通过分子模拟机制，宿主体内产生针对溶酶体膜蛋白 2（lysosomal membrane protein-2，LAMP2）的自身抗体，LAMP2-ANCA 导致 AAV 的发生。

2. 免疫机制　1982 年 Davies 在 8 例免疫病理改变不明显的节段性坏死性肾小球肾炎患者血清中检测到 ANCA，从此开始了此类疾病自身免疫发病机制的研究高潮。ANCA 是一种以中性粒细胞胞质颗粒和单核细胞溶酶体成分为特异抗原的自身抗体，应用间接免疫荧光技术观察酒精固定的中性粒细胞可发现 ANCA 有两种分布形式：抗体在胞质呈均匀分布，即胞质型（c-ANCA），其靶抗原为蛋白酶 -3（PR3）；另一种呈环核分布，即核周型（p-ANCA），靶抗原为髓过氧化物酶（MPO）。除 PR3 和 MPO 外，ANCA 还对应其他类型的抗原。90% 以上活动期 GPA 患者 c-ANCA 阳性，病情静止时约 40% 患者阳性。80010 的 MPA 患者 ANCA 阳性，主要以 p-ANCA 为主。70% 的 EGPA 患者可有 ANCA 阳性，主要为 p-ANCA。

ANCA 在小血管炎发病中的作用目前尚不明确，可能的机制为：① ANCA 激活中性粒细胞而引起血管壁炎症损害；② ANCA 抑制 PR3 和（或）MPO 与其生理性抑制药结合，从而使 PR3、MPO 持续活化，导致组织损伤；③ ANCA 的一些靶抗原是单核细胞的组成成分，因此单核细胞也是 ANCA 的靶细胞。ANCA 可刺激单核细胞分泌单核细胞趋化蛋白 -1、IL-8，促进局部中性粒细胞和单核细胞募集，参与肉芽肿形成。但也有人认为 ANCA 在血管炎中并不起致病作用，它可能只是对受损血管处被激活的中性粒细胞所释放的隐匿抗原的继发性反应，而原发性致病可能为病毒感染或免疫复合物病，其免疫复合物很快被从血管壁清除，所以在肾活检时不被发现。

除 ANCA 外，补体系统的旁路激活、效应 T 细胞功能异常以及调节性 B 细胞功能缺陷在 AAV 发病过程中亦起着重要作用。GPA 患者 CD_4^+T 细胞产生 IFN-γ 的能力比正常人高 10 ~ 20 倍，TNF-α 也明显增高，呈现 Th1 优势。有研究表明，感染和（或）自体抗原引起巨噬细胞 IL-12 的过度反应，导致 Th1 细胞因子（IFN-γ、TNF-α）过度产生，引起肉芽肿性血管炎病变。调节性 B 细胞能够抑制 Th1 细胞亚群的分化，GPA 患者体内 Th1 优势分化可能与调节性 B 细胞功能异常有关。MPA 患者体内主要表现为 Th2 优势，产生的 IL-4 远高于 IFN-γ，这种免疫异常与非肉芽肿性炎症有关。

3. 环境因素　目前认为硅颗粒可能参与 MPA 的发病。一项欧洲的多中心流行病学调查发现，部分 MPO-ANCA 阳性的 MPA 患者，与接触硅颗粒（石英、花岗岩、砂岩、谷类粉尘等）有关。另一项调查发现接触上述硅颗粒者 MPO-ANCA 的阳性率显著高于健康对照组。日本本州大地震后 MPO-ANCA 阳性血管炎发生率增加也提示硅尘可能与 MPA 的发生相关。

4. 遗传因素　遗传因素与原发性小血管炎易感性的关系亦是近年的研究热点，但是目前尚缺乏具有说服力的一致性的结论。

三、病理

原发性小血管炎肾损害的特征性病理改变为坏死性肾小球肾炎。肾组织学改变主要为受累小动脉、微动脉、微静脉以及肾小球毛细血管炎症，肾小球毛细血管襻的纤维素样坏死以及毛细血管外增生。坏死及增生的程度从局灶、节段性至弥漫性不等，从而产生以坏死性肾小球肾炎伴新月体形成为主要特征的病理损害，肾小球周围炎症细胞浸润，甚至肉芽肿形成。近年，肾小管病变及间质单核细胞浸润及纤维化也受到重视。晚期则表现为肾小球硬化、间质纤维化及肾小管萎缩。免疫荧光通常无或仅有很少量的免疫复合物沉积，电镜下也观察不到电子致密物的沉积。

四、临床表现

原发性小血管炎的临床表现复杂多样，表现为多器官多系统受累。起病形式多样，可呈快速进展型起病，也可隐匿起病。该病男性发病略多于女性，各年龄段均可发病，40 ~ 60 岁是本病的高发年龄，见表 11-8。

表 11-8　ANCA 相关性血管炎的临床特征

临床特征	CPA	MPA	EGPA
ANCA 阳性率	80% ~ 90%	70%	50%
AIVCA 靶抗原特异性	PR3 > MPO	MPO > PR3	MPO > PR3
组织学病变	白细胞破碎性血管炎；坏死性肉芽肿性炎症（肾活检标本少见）	白细胞破碎性血管炎；无肉芽肿炎症	嗜酸性粒细胞组织漫润；坏死性芽肿性血管炎，可伴嗜酸性坏死
耳、鼻、喉	鼻中隔穿孔；鞍鼻；传导性或感觉神经性耳聋；声门下狭窄	无或轻微	鼻息肉；过敏性鼻炎；传导性耳聋
眼	眼眶炎性假瘤：巩膜炎（穿通性巩膜软化）；表层巩膜炎；葡萄膜炎	偶有眼部受累：巩膜炎；表层巩膜炎；葡萄膜炎	偶有眼部受累：巩膜炎；表层巩膜炎：葡萄膜炎
肺	结节；固定浸润病灶；空洞；肺泡出血	肺泡出血	哮喘；迁移性浸润病灶；肺泡出血
肾	节段性坏死性肾小球肾炎，偶有肉芽肿形成	节段性坏死性肾小球肾炎	节段性坏死性肾小球肾炎
心脏	偶有心脏瓣膜损害	少见	心功能衰竭
外周神经	血管炎性神经病变（10%）	血管炎性神经病变（58%）	血管炎性神经病变（78%）
嗜酸性粒细胞增多	偶有轻度嗜酸性柱细胞增多	无	全部伴有嗜酸性粒细胞增多

1. 肾外表现　全身症状包括发热、疲乏、食欲减退、抑郁、体重下降、关节痛等，其中发热最常见。不同 AAV 亚型临床表现各具特色。

（1）肉芽肿性多血管炎（GPA）：典型的 GPA 表现为三联征：上呼吸道、肺和肾病变。

临床上分为 2 型：①局限型或初发型，有呼吸道病变但无肾脏受累，80% 以后累及肾脏；②暴发型，活动性或广泛性 GPA。大部分患者以上呼吸道病变为首发症状，表现为鼻炎、鼻窦炎或口腔炎症。通常表现是持续性流脓涕或血性鼻涕，而且不断加重，可导致上呼吸道的阻塞和疼痛。伴有鼻黏膜肿胀、溃疡和结痂，鼻出血，严重者鼻中隔穿孔，鼻骨破坏，出现鞍鼻。口腔炎症表现为口腔溃疡、增殖性牙龈炎、颌下腺炎、腮腺的疼痛性肿大、咽扁桃体肿大和溃疡、咽后壁肿胀和溃疡等。咽鼓管阻塞可引发中耳炎，导致听力丧失，而后者常是患者的第一主诉。部分患者可因声门下狭窄出现声音嘶哑及呼吸喘鸣。

肺部受累是 GPA 的基本特征之一，约 50% 的患者在起病时即有肺部表现，80% 以上的患者将在整个病程中出现肺部病变。胸闷、气短、咳嗽、咯血以及胸膜炎是最常见的症状。大量肺泡性出血较少见，但一旦出现，则可发生呼吸困难和呼吸衰竭。有约 1/3 的患者肺部影像学检查有肺内阴影，可缺乏临床症状。查体可有叩浊、呼吸音减低以及湿啰音等体征。因为支气管内膜受累以及瘢痕形成，55% 以上的患者在肺功能检测时可出现阻塞性通气功能障碍，另有 30% ~ 40% 的患者可出现限制性通气功能障碍以及弥散功能障碍。

除上、下呼吸道受累外，眼也是GPA的常见受累器官。GPA可累及眼的任何结构，表现为眼球突出、视神经及眼肌损伤、结膜炎、角膜溃疡、表层巩膜炎、虹膜炎、视网膜血管炎、视力障碍等。最常见的皮肤表现为紫癜，此外还可出现多形红斑、斑疹、瘀点（斑）、丘疹、皮下结节、坏死性溃疡、浅表皮肤糜烂等。约1/3的患者在病程中出现神经系统病变。以外周神经病变最常见，多发性单神经炎是主要的病变类型，临床表现为对称性的末梢神经病变。肌电图以及神经传导检查有助于外周神经病变的诊断。

（2）显微镜下多血管炎（MPA）：典型病例多具有皮肤－肺－肾的临床表现。

皮肤表现：可出现各种皮疹，以紫癜及可触及的充血性斑丘疹多见。还可有网状青斑、皮肤溃疡、皮肤坏死、坏疽以及肢端缺血、坏死性结节、荨麻疹，血管炎相关的荨麻疹常持续24 h以上。

肺部损害：有50%的患者有肺部损害，发生肺泡壁毛细血管炎，12%～29%的患者有弥漫性肺泡出血。由于弥漫性的肺间质改变和炎症细胞的肺部浸润，约1/3的患者出现咳嗽、咯血、贫血，大量的肺出血导致呼吸困难，甚至死亡。部分患者可在弥漫性肺泡出血的基础上出现肺间质纤维化。查体可见呼吸窘迫，肺部可闻及啰音。

20%～30%的MPA患者出现神经系统损害，主要为多发性单神经炎，表现为四肢麻木、刺痛感，长期失用后可出现肌萎缩。10%左右的患者可出现中枢神经系统受累，表现为癫痫发作。

（3）嗜酸性肉芽肿性多血管炎（EGPA）：呼吸道过敏性症状是EGPA的特征性表现，可表现为哮喘、支气管炎、过敏性鼻炎、鼻息肉。除此之外，可出现多系统损害，如皮肤血管炎、神经系统损害、心脏损害、消化系统损害等，组织及血管壁可见大量嗜酸性粒细胞浸润，血管周围肉芽肿形成。

2. 肾脏表现

（1）血尿：几乎每例都有，轻重不等，80%患者有镜下血尿，20%有肉眼血尿，表现为无痛性、全程性。

（2）蛋白尿：几乎所有患者都有不同程度的蛋白尿，蛋白尿一般未达到肾病综合征范围，但亦有患者可达20 g/d。

（3）管型尿：可类似急性肾小球肾炎改变，出现红细胞管型、其他细胞管型、透明管型及颗粒管型。

（4）肾功能不全：常表现为不同程度的肾功能不全（重者需透析治疗），部分患者进展迅速，表现为急进性肾小球肾炎，迅速进展至终末期肾衰竭。

（5）高血压：程度不一，一般为轻度或中度，少数较严重，可发展为高血压危象。患者肾小球滤过率下降，导致水钠潴留，血容量增加或血管痉挛，引起高血压的发生；或因缺血引起肾素－血管紧张素系统激活，导致血压升高。

（6）水肿：常在清晨起床时眼睑水肿，下肢及阴囊部水肿也常较显著，严重时可有浆膜腔积液，少数患者可出现充血性心力衰竭。

（7）少尿或无尿：肾小球毛细血管病变以及血管外的压迫，使肾血流量减少，发生滤过障碍，加之肾小管功能相对正常，以致液体重吸收相对增多，导致少尿或无尿。

五、辅助检查

1. 实验室常规检查　①血常规示白细胞、血小板升高，正细胞正色素性贫血，GPA患者可有轻度嗜酸性粒细胞增多，EGPA患者嗜酸性粒细胞明显增多；②血沉增快，C反应蛋白升高，常被视为疾病活动性指标；③血清免疫球蛋白（IgG、IgM、IgA）升高，补体正常或降低，类风湿因子、抗核抗体可有阳性；④尿常规检查示镜下血尿（RBC ＞ 5/HP）或出现红细胞管型，不同程度的蛋白尿；⑤肾功能检查示多数患者血肌酐、尿素氮升高。

2. ANCA测定　ANCA在荧光显微镜检查时分为胞质型（c-ANCA）和核周型（p-ANCA），c-ANCA靶抗原为PR3，p-ANCA靶抗原为MPO。80%～90%的GPA患者c-ANCA阳性，70%的MPA患者ANCA阳性，其中60%为p-ANCA，另有40%为c-ANCA。50%的EGPA患者ANCA阳性，主要为p-ANCA。采用ANCA诊断原发性小血管炎时须注意以下几点：①只有与AAV的临床征象相结合，ANCA才具有诊断价值。②需要ELISA法进一步验证ANCA免疫荧光检测的可靠性。③组织病理学检查仍然是诊断原发性小血管炎的金标准。④ ANCA 阴性并不能排除原发性小血管炎的存在，因为 10% ~ 50% 的原发性小血管炎患者 ANCA 阴性。⑤ ANCA 的检测结果与原发性小血管炎的病情活动、缓解或复发无必然联系。活动期 ANCA 阳性的患者，当 ANCA 持续阴性时，提示疾病处于缓解期，但并不能排除复发的可能；当处于疾病缓解期且 ANCA 阴性患者，再次出现 ANCA 阳性时，提示患者复发的危险增高，但并不能确诊为疾病复发。⑥ ANCA 的检测结果不能决定治疗方案的选择，合理的治疗方案必须结合临床病程、体检及其他血清学指标考虑。

3. 影像学检查　GPA 患者胸部 X 线检查可发现肺部浸润性病灶和结节状阴影，伴有局部肺不张。结节状阴影通常为多发和双侧的，可有空洞形成，结节可在几毫米至几厘米大小。MPA 患者胸部 X 线及 CT 检查早期可发现无特征性肺部浸润影或小泡状浸润影，双侧不规则的结节状片状阴影，肺空洞少见，可见继发于肺泡毛细血管炎和肺出血的弥漫性肺实质浸润影；中晚期可出现肺间质纤维化。当出现弥漫的毛玻璃样改变，肺透亮度下降，提示肺泡出血的可能 EGPA 胸片无特征性，多变性肺部阴影是其特点；多数患者呈现肺内浸润性病变，可呈结节状或斑片状阴影，边缘不整齐，弥漫性分布，很少形成空洞，阴影可迅速消失；部分患者伴有胸腔积液。

4. 组织病理学检查　GPA 的病理改变特征是显示三种病变：坏死、肉芽肿和血管炎。病变中呈现坏死的特征性改变是：坏死带在病变组织中分布不均，光镜低倍镜下呈地图样，边缘呈波状或锯齿状，坏死常呈嗜碱性，并有细碎的颗粒。嗜碱性坏死周围环绕栅栏状细胞，呈现肉芽肿性炎性改变；血管炎主要累及小动静脉，毛细血管，表现为纤维素样坏死，有巨细胞性肉芽肿样改变。肾组织呈现节段性坏死性肾小球肾炎，可有新月体形成，没有或少见免疫球蛋白、补体的沉积。

MPA 的血管病变表现为节段性血管坏死，中性粒细胞及单核细胞浸润，可伴有白细胞破碎和纤维素样坏死，无肉芽肿形成。肾脏、肺可出现前述典型的病理改变；皮肤紫癜，病理改变为白细胞破碎性血管炎，中性粒细胞浸润明显，伴有不同程度的嗜酸性粒细胞、单核细胞、巨噬细胞浸润；动脉受累呈动脉炎样改变，有纤维素样坏死，中性粒细胞、单核细胞浸润等。

EGPA 主要累及小动静脉，表现为肉芽肿性坏死性血管炎，同时伴有大量嗜酸性粒细胞组织浸润，后者是 EGPA 的特征性病理改变。

六、诊断及鉴别诊断

（一）原发性小血管炎肾损害的诊断

临床表现呈全身多系统受累，同时合并血尿、蛋白尿、高血压、肾功能异常等肾损害表现，如 AN-CA 阳性，应高度怀疑原发性小血管炎肾损害的可能。肾组织活检见到节段性坏死性肾小球肾炎伴或不伴新月体形成，免疫病理检查未见或仅见微量免疫复合物沉积者有助于诊断。原发性小血管炎主要包括 GPA、MPA、EGPA 三种亚型，以下为各亚型的分类标准或诊断依据。

（1）目前，CPA 的诊断采用 1990 年美国风湿病学会（ACR）分类标准（表 11-9），诊断的敏感性和特异性分别为 88.2% 和 92.0%。除此之外，也有采用 ELK 分类系统下典型的脏器受累表现，加之典型的组织病理学特征改变或 c-ANCA 阳性来诊断 GPA。

（2）MPA 尚无统一分类标准，诊断应综合分析临床表现、实验室检查及组织病理学检查。主要依据如下。

①中老年男性多见，多数起病急，进展快。

②有上呼吸道感染或药物过敏样前驱症状，如发热、乏力、皮疹、关节痛、体重下降等非特异性表现。

③多系统损害：肾损害类似急进性肾小球肾炎，表现为血尿、蛋白尿、管型尿、高血压等，肾功能进行性下降；肺部受累：主要表现为肺泡毛细血管炎和肺泡出血，常见症状为咳嗽、气短、咯血、贫血，大量肺出血可致呼吸困难，甚至死亡，病程长者可出现肺间质纤维化。皮肤损害多表现为紫癜，也可出现网状青斑、溃疡、坏死等，病理特点为白细胞破碎性血管炎。其他系统损害还包括神经系统、消化系统、心血管系统、眼、关节、肌肉等。

④ ANCA 阳性（70% 左右），其中绝大多数（60%）为 MPO-ANCA（p-ANCA），少数为 PR3-

ANCA（c-ANCA）；HBsAg 阴性。

⑤组织病理学检查：皮肤、肺、肾组织活检有助于诊断：肺泡毛细血管炎、寡免疫沉积型坏死性新月体型肾小球肾炎和皮肤白细胞破碎性血管炎对诊断的确立有重要价值。

（3）EGPA 的诊断目前多采用 1990 年美国风湿病学会（ACR）制定的分类标准（表 11-10），诊断的敏感性为 85%，特异性为 99.7%。

表 11-9　1990 年美国风湿病学会（ACR）　GPA 分类标准

标准	定义
（1）鼻或口腔炎症	痛性或无痛性口腔溃疡，脓性或血性鼻腔分泌物
（2）X 线胸片异常	X 线胸片示结节，固定浸润灶或空洞
（3）尿沉渣异常	镜下血尿（RBC > 5/HP）或出现红细胞管型
（4）病理性肉芽肿性炎性改变	动脉壁成动脉周围或血管（动脉或微动脉）外区域有肉芽肿性炎症

注：符合 2 条及 2 条以上可诊断 GPA

表 11-10　1990 年美国风湿病学会（ACR）　EGPA 分类标准

标准	定义
（1）哮喘	哮喘史或呼气时有弥漫高调啰音
（2）嗜酸性粗细胞增多	白细胞分类计数中嗜酸性粒细胞 > 10%
（3）单发或多发神经病变	由于系统性血管炎所致单神经病变、多发单神经病变或多神经病变（即手套 / 袜套样分布）
（4）非固定性肺浸润	由于系统性血管炎所致，X 胸线上为迁移性或暂时性肺浸润（不包括固定浸润影）
（5）鼻窦炎	急性或慢性鼻窦疼痛或压痛史，或影像学检查示鼻窦不遮光
（6）血管外嗜酸性粒细胞浸润	病理示动脉、微动脉、静脉外周有嗜酸性粒细胞浸润

注：符合 4 条及 4 条以上可诊断 EGPA

（二）原发性小血管炎肾损害的鉴别诊断

1. 原发性小血管炎肾损害不同亚型之间的鉴别　GPA、MPA、EGPA 均为累及小血管（小动脉、静脉及毛细血管）的系统性血管炎，多器官受累，与 ANCA 紧密相关。GPA 以 cANCA 为主，MPA、EGPA 以 p-ANCA 为主。组织病理学检查示坏死性血管炎，GPA、ECPA 有肉芽肿形成，可以与 MPA 相鉴别，EGPA 可见明显的嗜酸性粒细胞组织浸润，并伴有高嗜酸粒细胞血症，可以与 GPA 鉴别。但是即使是 GPA、EGPA 患者，也不一定在组织标本中发现肉芽肿，此时 AAV 亚型之间较难鉴别，但上呼吸道受累及 c-ANCA 阳性有助于 GPA 的诊断，而呼吸道过敏性疾病如哮喘、过敏性鼻炎、鼻息肉有助于 EGPA 的诊断。

肾局限型血管炎：除肾脏外无其他脏器受累的证据，通常与 p-ANCA 相关，病理特征为寡免疫肾小球肾炎。缺乏肾外表现、p-ANCA 阳性、寡免疫沉积型肾小球肾炎有助于本病诊断。

2. 与其他类型血管炎肾损害的鉴别

（1）结节性多动脉炎肾损害：结节性多动脉炎（poly arteritis nodosa，PAN）是一种以中、小动脉坏死性炎症为特征的全身性疾病，ANCA 常为阴性；而原发性小血管炎主要累及小动脉、微静脉、毛细血管，与 ANCA 密切相关。与原发性小血管炎肾损害不同的是，PAN 的肾损害是由于肾血管炎引发的血管性肾病（肾微动脉瘤、肾梗死、肾血管性高血压），无肾小球受累，原发性小血管炎肾损害主要表现为寡免疫坏死性肾小球肾炎；PAN 不累及肺，这也是与原发性小血管炎鉴别的要点，出现肺损伤（肺结节、空洞、浸润或肺泡出血）并伴有全身血管炎表现时，有助于原发性小血管炎的诊断。

（2）药物诱导 ANCA 相关性血管炎肾损害：部分药物可诱导 ANCA 阳性，并出现类似 AAV 肾损害的临床表现，此时详细的病史询问是与原发性小血管炎肾损害相鉴别的关键。目前已知的可诱导ANCA阳性的药物为丙硫氧嘧啶、肼屈嗪、普鲁卡因胺、青霉胺等。药物诱导的ANCA与原发性小血管炎中的ANCA具有不同的产生机制，后者一般仅识别一种靶抗原，PR3或MPO，而前者可识别多种靶抗原，如MPO、PR3、人白细胞弹力蛋白酶、乳铁蛋白、抗杀菌通透性/增高蛋白等。停用药物后临床症状缓解，抗体滴度下降有助于药物诱导ANCA相关性血管炎与原发性AAV的鉴别。

（3）肺出血－肾炎综合征：此病与原发性小血管炎均可出现肺出血及肾脏病变，但本病无其他血管炎及多系统受累表现，ANCA阴性，抗肾小球基底膜抗体阳性，肾组织病理学检查可见有明显的免疫复合物沿基底膜沉积，而原发性小血管炎肾脏病变为寡免疫坏死性肾小球肾炎。

（4）冷球蛋白血症肾损害：是与冷球蛋白相关的、以皮肤血管炎损害为主的免疫复合物病。患者可出现紫癜、皮肤黏膜溃疡、雷诺现象、血尿、蛋白尿、关节痛等，与丙型肝炎病毒感染有关。因此有丙型肝炎病毒感染的证据、血清中检测到冷球蛋白、肾组织病理学检查见大量免疫复合物沉积（以IgG、IgM为主）有助于与原发性小血管炎肾损害相鉴别。

（5）紫癜性肾炎：以皮肤紫癜及含IgA的免疫复合物在组织沉积为特征，可出现皮肤、肾、关节及胃肠道症状，肾组织病理学特征为免疫荧光镜下IgA呈颗粒样在系膜区沉积，而原发性小血管炎肾损害的病理学特征为节段性坏死性肾小球肾炎，只有微量或无免疫复合物沉积。

3. 与原发性急进性肾小球肾炎的鉴别　原发性急进性肾小球肾炎起病急骤，肾功能可在数日、数周或数月内急剧恶化，以少尿（无尿）型急性肾衰竭多见。肾组织病理为弥漫性新月体型肾小球肾炎，分为三型，Ⅰ型：IgG线性沉积（抗肾小球基底膜抗体介导）；Ⅱ型：IgG颗粒样沉积（免疫复合物介导）；Ⅲ型：少或无Ig沉积。原发性小血管炎肾损害的病理特征为局灶性节段性坏死性肾小球肾炎，伴或不伴新月体形成，无或仅有少量免疫复合物沉积，因此，肾组织病理学检查有助于原发性急进性肾小球肾炎Ⅰ型和Ⅱ型与原发性小血管炎鉴别，Ⅲ型急进性肾小球肾炎在病理上与原发性小血管炎肾损害较难鉴别，但伴有明显的肾外表现（皮肤、肺、关节等）、ANCA阳性有助于原发性小血管炎肾损害的鉴别。

4. 继发于结缔组织病的肾损害

（1）狼疮肾炎：系统性红斑狼疮（systemic lupus erythematosus，SLE）是由自身免疫介导的多系统受累的弥漫性结缔组织病，可并发血管炎性病变。SLE以育龄期女性多见；SLE患者血清中存在多种自身抗体（抗核抗体、抗双链DNA抗体、抗Sm抗体等），ANCA多为阴性；SLE肾损害的组织病理学检查可见免疫复合物沉积于上皮下、内皮下、基底膜及系膜区，免疫病理可见多种免疫球蛋白（IgG、IgM、IgA等）和补体（C3、C1q等）阳性，常称为“满堂亮”现象，而原发性小血管炎肾损害表现为节段性局灶性坏死性肾小球肾炎，只有微量或无免疫复合物沉积。

（2）类风湿关节炎肾损害：类风湿关节炎患者可见多种不同的肾损害，既可以是疾病本身所引起，也可以是由治疗疾病的药物所引起。最常见的病变为膜性肾病、继发性淀粉样变、局灶性系膜增生性肾小球肾炎、类风湿血管炎及镇痛药所引起的肾病。详细的病史询问、仔细的尿检分析以及肾组织活检是明确肾损害类型的重要手段。类风湿血管炎引起的肾损害病理表现为坏死性肾小球肾炎不伴免疫复合物沉积，可以出现ANCA阳性，应注意与原发性小血管炎肾损害相鉴别。对称性小关节炎、侵蚀性关节炎、关节畸形、类风湿结节、特异性自身抗体（抗核周因子、抗角蛋白抗体、抗环状瓜氨酸抗体）阳性有助于类风湿关节炎肾损害与原发性小血管炎肾损害的鉴别。

（3）复发性多软骨炎肾损害：复发性多软骨炎是一种较少见的炎性破坏性自身免疫性疾病，8%的患者出现肾损害，表现为血尿、蛋白尿、管型尿，最终可致肾功能不全。肾组织病理学检查示轻度系膜增生型或局灶性节段性新月体型肾小球肾炎，应注意与原发性小血管炎肾损害相鉴别。复发性多软骨炎以软骨受累为主要表现，可致鼻梁塌陷、听力障碍、气管狭窄，耳郭受累最多见，而无鼻窦受累，此点可与CPA相鉴别；实验室检查ANCA阴性，活动期抗Ⅱ型胶原抗体阳性有助于本病诊断。

5. 继发于感染性疾病的肾损害　部分感染性疾病，如亚急性感染性心内膜炎、脓毒症、深部真菌感染、分枝杆菌感染、放线菌病、梅毒，均可以出现包括肾损害在内的全身多系统损害，并可出现AN-CA阳性，此时应注意与原发性小血管炎肾损害相鉴别。感染伴发的ANCA与药物诱导的ANCA具有相似之处，即可识别多种靶抗原，如 MPO、PR3、人白细胞弹力蛋白酶、乳铁蛋白、抗杀菌通透性/增高蛋白等，而原发性小血管炎中的 ANCA 仅识别一种靶抗原，PR3 或 MPO。另外伴发 ANCA 的感染性疾病患者血清内还可出现多种自身抗体，如抗核抗体、抗 β_2 糖蛋白Ⅰ抗体，并出现冷球蛋白血症、低补体血症，此点也可与原发性小血管炎肾损害相鉴别。应用有效的抗生素治疗，能够缓解临床表现，ANCA 滴度逐渐下降甚至转阴，有助于感染性疾病的诊断。

七、治疗

治疗方案的选择应根据病情轻重、是否有重要脏器受累以及是否合并威胁生命的并发症而定，应做到因人而异。治疗可分为 3 期，即诱导缓解、维持缓解以及控制复发。2009 年欧洲抗风湿病联盟（European League Against Rheumatism，EULAR）推荐糖皮质激素联合环磷酰胺作为全身型原发性小血管炎的诱导缓解治疗；对于无重要脏器受累、无威胁生命并发症的患者，可应用糖皮质激素联合甲氨蝶呤作为诱导缓解的治疗方案。对于维持缓解阶段，可采用小剂量激素联合硫唑嘌呤，或联合甲氨蝶呤，或联合来氟米特治疗，一般维持治疗至少 1.5 ~ 2 年。

（一）药物治疗

1. 糖皮质激素　泼尼松 1 mg/（kg · d），晨顿服或分次服用，一般服用 4 ~ 8 周或以后逐渐减量，病情缓解后以维持量治疗，维持量有个体差异，建议小剂量泼尼松（≤ 10 mg/d）维持 2 年或更长。对于重症患者和肾功能进行性恶化的患者，可采用甲泼尼龙冲击治疗，每次 0.5 ~ 1.0 g 静脉滴注，每日或隔日 1 次，3 次为 1 个疗程，1 周后视病情需要可重复。激素治疗期间注意防治不良反应。不宜单用泼尼松治疗，因缓解率下降，复发率升高。

2. 环磷酰胺　可采用口服，剂量 2 mg/（kg · d）（最大量≤ 200 mg/d），持续 12 周。亦可采用环磷酰胺静脉冲击疗法，剂量 0.5 ~ 1 g/m2 体表面积，每月 1 次，连续 6 个月，严重者用药间隔可缩短为 2 ~ 3 周，以后每 3 个月 1 次，至病情稳定 1 ~ 2 年（或更长时间）可停药观察。口服不良反应高于冲击治疗。用药期间需监测血常规和肝功能、肾功能。

3. 硫唑嘌呤　由于环磷酰胺长期使用不良反应多，诱导治疗一旦达到缓解（通常 4 ~ 6 个月）后可以改用硫唑嘌呤，2 mg/（kg · d）口服，维持至少 1 年。应注意不良反应，尤其是骨髓抑制。

4. 甲氨蝶呤　甲氨蝶呤（20 ~ 25 mg/ 周，口服或静脉）可替代环磷酰胺用于无重要脏器受累及威胁生命的并发症且肾功能正常的患者。开始 15 mg/ 周，1 ~ 2 个月或以后增加至 20 ~ 25 mg/ 周，4 周后可逐渐减量，但是在最初 3 个月内不应低于 15 mg/ 周，应检测骨髓抑制、肝功异常等不良反应的发生。

5. 来氟米特　有报道来氟米特（20 ~ 30 mg/d）口服用于原发性小血管炎的维持缓解治疗疗效优于甲氨蝶呤，但不良反应多于甲氨蝶呤，用药过程中应监测肝功异常等不良反应的发生。

6. 霉酚酸酯　初始用量 1.5 g/d，分 2 次口服，维持 3 个月，维持剂量 1.0 g/d，分 2 次口服，维持 6 ~ 9 个月。

7. 丙种球蛋白　静脉注射丙种球蛋白（intra venous imune globulin，IVIG）可用于对标准治疗疗效差或复发的患者，丙种球蛋白与补体和细胞因子网络相互作用，提供抗独特型抗体作用于 T、B 细胞。大剂量丙种球蛋白还具有广谱抗病毒、细菌及中和循环性抗体的作用。一般与激素及其他免疫抑制药合用，剂量为 300 ~ 400 mg/（kg · d），连用 5 ~ 7 d。

8. 环孢素　作用机制为抑制白细胞介素 -2 的合成，抑制 T 细胞的激活。优点为无骨髓抑制作用，但免疫抑制作用也较弱。常用剂量为 3 ~ 5 mg/（kg · d）。

9. 生物制剂　利妥昔单抗（rituximab）是一种能特异性降低 B 细胞数量的单克隆抗体，多个临床试验及病例报道中显示能够诱导难治性或复发性 AAV 的缓解或部分缓解。也有研究报道抗胸腺细胞球蛋白或肿瘤坏死因子（TNF）- α 抑制药应用于难治性患者或经常规治疗多次复发患者，部分患者取得较好疗效，但最终疗效还需要更多的临床资料证实。

（二）血浆置换

对于重症原发性小血管炎患者，如伴发快速进展型肾损害，血肌酐进行性升高，或合并肺泡出血，可应用血浆置换治疗与激素、免疫抑制药合用，对于保护肾功能、提高整体存活率可能有效，但缺乏大规模临床研究的证据，现有一项评估血浆置换对 AAV 患者病死率及终末期肾衰竭的影响的多中心临床实验正在进行中。

（三）透析或肾移植

少数进入终末期肾功能衰竭者需要依赖维持性透析或进行肾移植，肾移植后仍有很少数患者会复发，复发后仍可用糖皮质激素和免疫抑制药治疗。

八、预后

近年来，由于激素和免疫抑制药应用，原发性小血管炎的预后已大为改观。影响预后的因素包括：糖皮质激素的不良反应、恶性肿瘤风险增加及进行性器官功能衰竭。血肌酐水平、肺部病变的出现、肾脏病变的严重程度及白细胞计数均对预后有重要的预测作用。肺出血的出现是决定患者生存的最重要因素。肾穿刺发现肾毛细血管襻严重坏死、新月体多且体积大、广泛肾小球及间质纤维化和小管萎缩均为不良预后的征兆。血肌酐水平升高（$>350\mu mol/L$）和外周血白细胞水平升高（$>16\times10^9/L$）也与预后不良相关。影响预后的关键是及早治疗，尤其是对呈大咯血及急进性肾炎表现者，早期诊断、早期治疗十分重要。

参考文献

[1] 周巧玲. 肾内科临床心得. 北京：科学出版社，2016.

[2] 孙世澜，关天俊，袁海. 肾脏病新理论新技术. 北京：人民军医出版社，2014.

[3] 李绍梅. 进修医师回答丛书：肾内科进修医师问答. 北京：军事医学科学出版社，2013.

[4] 于为民. 新编肾内科住院医师问答. 湖北：华中科大，2016.

[5] 陈香美. 肾脏病学高级教程. 北京：人民军医出版社，2014.

[6] 余学清. 肾内科临床工作手册：思路、原则及临床方案. 北京：人民军医出版社，2013.

[7] 才智勇，王素霞，章友康. 14 例 Fabry 病肾损害的临床、病理及基因突变特点的分析. 中华肾脏病杂志，2012.

[8] 杨黄. 肾脏与高血压. 北京：人民军医出版社，2013.

[9] 邹万忠. 肾活检病理学. 北京：北京大学医学出版社，2011.

[10] 苏涛，刘晓玲，张宜苗. 汞中毒相关肾小球疾病的临床病理分析. 中华肾脏病杂志，2011.

[11] 陈灏珠，林果为，王吉耀. 实用内科学. 第 14 版. 北京：人民卫生出版社，2013.

[12] 刁永书，文艳秋，陈林，等. 肾脏内科护理手册. 第 2 版. 北京：科学出版社，2016.

[13] 陆一春，刘海燕. 内科护理学. 北京：科学出版社，2016.

[14] 黎磊石，刘志红. 中国肾脏病学. 北京：人民军医出版社，2012.

[15] 陈楠. 肾小管间质疾病诊疗新技术. 北京：人民军医出版社，2012.

[16] 葛建国. 肾内科疾病用药指导. 北京：人民军医出版社，2012.

[17] 陆再英，钟南山，内科学. 第 7 版. 北京：人民卫生出版社，2011.

[18] 陈香美. 现代慢性肾衰治疗学. 北京：人民军医出版社，2011.

[19] 关广聚. 临床血液净化学. 济南：山东科学技术出版社，2013.

[20] 中华医学会风湿病学分会. 干燥综合征诊断及治疗指南 . 中华风湿病学杂志，2010.

[21] 王尊松，崔美玉，王建宁. 肾脏病临床诊治. 北京：军事医学科学出版社，2010.

[22] 王海燕. 肾脏病学. 第 3 版. 北京：人民卫生出版社，2010.